Konzepte in der Humanpharmakologie

Herausgegeben von

L. Lange   H. Jaeger

W. Seifert   I. Klingmann

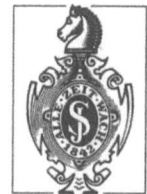

L. Lange   H. Jaeger   W. Seifert
I. Klingmann (Hrsg.)

Good Clinical Practice II

Praxis der Studiendurchführung

Mitarbeiter
R. Baß, A. Englisch, L. Fontaine, A. Fox, J. Gaßmüller, P. Günzel
D. Heger-Mahn, D. Hennig, F. Janik, A. Kecskés, I. Klingmann
H. Kwasny, J. Lange, L. Lange, T. Mager, C. de Mey, H. Ott
G. Pabst, H. D. Plettenberg, C. Reh, A. Rohloff, R. Schulz,
W. Seifert, O. Seitz, U. Siebling, B. Spiegel, T. Staks, R. A. Theodor,
R. Thoms, W. Ungethüm, W. Weber

Mit 30 Abbildungen und 46 Tabellen

Springer-Verlag

Berlin Heidelberg New York
London Paris Tokyo
Hong Kong Barcelona
Budapest

LOTHAR LANGE
WOLF SEIFERT
Schering AG
Institut für Humanpharmakologie
Müllerstraße 170-178
W-1000 Berlin 65, FRG

HALVOR JAEGER
INGRID KLINGMANN
LAB
Gesellschaft für pharmakologische
Untersuchungen mbH & Co.
Postfach 1680
W-7910 Neu-Ulm, FRG

ISBN-13: 978-3-642-84730-1   e-ISBN-13: 978-3-642-84729-5
DOI: 10.1007/978-3-642-84729-5

Die Deutsche Bibliothek - CIP-Einheitsaufnahme. Good Clinical Practice / L. Lange ... (Hrsg.). - Berlin ; Heidelberg ;
New York; London; Paris; Tokyo; Hong Kong; Barcelona; Budapest : Springer. (Konzepte in der Humanpharmakologie
NE: Lange, Lothar [Hrsg.] 2. Praxis der Studiendurchführung : mit 46 Tabellen / Mitarb. A. Englisch ... - 1992
NE: Englisch, Armin

© Springer-Verlag Berlin Heidelberg 1992
Softcover reprint of the hardcover 1st edition 1992

Satz: Reproduktionsfertige Vorlage vom Autor
21/3130-543210 – Gedruckt auf säurefreiem Papier

Inhaltsverzeichnis

Rahmenbedingungen der Durchführung

Probanden

Befunderhebung und Dokumentation

Mitarbeiterverzeichnis

Prof. Rolf Baß
  Bundesgesundheitsamt, Institut für Arzneimittel
  Seestraße 10, 1000 Berlin 65

Dr. Armin Englisch
  LAB Gesellschaft für pharmakologische Untersuchungen mbH & Co.
  Wegenerstr. 13, 7910 Neu-Ulm

Dr. Leander Fontaine
  Behringwerke, AG, Klinische Pharmakologie
  Postfach 1140, 3550 Marburg

Dr. Alanna Fox
  Schwarz Pharma AG
  Alfred-Nobel-Str. 10, 4019 Mohnheim

Dr. Johannes Gaßmüller
  Schering AG, Institut für Humanpharmakologie
  Müllerstr. 171, 1000 Berlin 65

Dr. Peter Günzel
  Schering AG, Vorklinische Entwicklung
  Müllerstr. 170, 1000 Berlin 65

Dr. Doris Heger-Mahn
  Schering AG, Institut für Humanpharmakologie
  Müllerstr. 171, 1000 Berlin 65

Daniela Hennig
  LAB Gesellschaft für pharmakologische Untersuchungen mbH & Co.
  Wegenerstr. 13, 7910 Neu-Ulm

Dr. Franz Janik
  LAB Gesellschaft für pharmakologische Untersuchungen mbH & Co.
  Wegenerstr. 13, 7910 Neu-Ulm

Dr. Andrei Kecskés
Schering AG, Institut für Humanpharmakologie
Müllerstr. 171, 1000 Berlin 65

Dr. Ingrid Klingmann
LAB Gesellschaft für pharmakologische Untersuchungen mbH & Co.
Wegenerstr. 13, 7910 Neu-Ulm

Dr. Harald Kwasny
Behringwerke AG
Postfach 1140, 3550 Marburg

Jutta Lange
Schering AG, PH-Entwicklungssekretariat
Müllerstr. 170, 1000 Berlin 65

Prof. Lothar Lange
Schering AG, Institut für Humanpharmakologie
Müllerstr. 170, 1000 Berlin 65

Dr. Torsten Mager
Schering AG, Institut für Humanpharmakologie
Müllerstr. 170, 1000 Berlin 65

Dr. Christian de Mey
Zentrum für kardiovaskuläre Pharmakologie
Mathildenstr. 8, 6500 Mainz

Dr. Helmut Ott
Schering AG, Institut für Humanpharmakologie
Müllerstr. 171, 1000 Berlin 65

Dr. Günther Pabst
LAB Gesellschaft für pharmakologische Untersuchungen mbH & Co.
Wegenerstr. 13, 7910 Neu-Ulm

Dr. Horst D. Plettenberg
LAB Gesellschaft für pharmakologische Untersuchungen mbH & Co.
Wegenerstr. 13, 7910 Neu-Ulm

Dr. Christian Reh
LAB Gesellschaft für pharmakologische Untersuchungen mbH & Co.
Wegenerstr. 13, 7910 Neu-Ulm

Aloysius Rohloff
Schering AG, Institut für Humanpharmakologie
Müllerstr. 171, 1000 Berlin 65

Dr. Rainer Schulz
Ciba Geigy
Waldhörnlestr. 22, 7400 Tübingen

Dr. Wolfgang Seifert
Schering AG, Institut für Humanpharmakologie
Müllerstr. 171, 1000 Berlin 65

Dr. Otto Seitz
Schering AG, Institut für Humanpharmakologie
Müllerstr. 170, 1000 Berlin 65

Dr. Uwe Siebling
LAB Gesellschaft für pharmakologische Untersuchungen mbH & Co.
Wegenerstr. 13, 7910 Neu-Ulm

Dr. Bernhard Spiegel
Schering AG, PCI-Angewandte Statistik
Müllerstr. 170, 1000 Berlin 65

Thomas Staks
Schering AG, Institut für Humanpharmakologie
Müllerstr. 171, 1000 Berlin 65

Dr. Rudolf A. Theodor
LAB Gesellschaft für pharmakologische Untersuchungen mbH & Co.
Wegenerstr. 13, 7910 Neu-Ulm

Ronald Thoms
Krankenhaus Berlin Spandau, Anästhesie-Abteilung
1000 Berlin 20

Dr. Wolfram Ungethüm
Merck
Frankfurterstr. 25, 6100 Darmstadt 1

Werner Weber
LAB Gesellschaft für pharmakologische Untersuchungen mbH & Co.
Wegenerstr. 13, 7910 Neu-Ulm

Voraussetzungen für Humanpharmakologische Prüfungen

Überlegungen zur Entwicklung individueller nichtklinischer Prüfstrategien in der Europäischen Gemeinschaft

P. Günzel und R. Baß

Institut für Arzneimittel des Bundesgesundheitsamtes, Schering AG, Berlin/Bergkamen

Situationsanalyse

Im Rahmen der Entwicklung neuer Wirkstoffe und deren Formulierungen zu zulassungsfähigen Arzneimittelspezialitäten ist eine Fülle pharmakodynamischer, pharmakokinetischer und toxikologischer Untersuchungen erforderlich.

Diese Untersuchungen müssen inhaltlich auf die speziellen Eigenschaften des Wirkstoffes und seiner Formulierungen und die angestrebte Indikation abgestellt sein. Sie müssen darüber hinaus in ihrer zeitlichen Abfolge mit den unterschiedlichen Phasen der Prüfung am Menschen (Humanpharmakologie und -pharmakokinetik, klinische Prüfphasen) mit dem Ziel koordiniert werden, bei ethisch akzeptabler Risikominimierung für den Menschen einen kontinuierlichen und zügigen Entwicklungsprozeß zu ermöglichen. Um für diesen Prozeß allgemein akzeptable Vorgehensweisen zu etablieren, sind in den vergangenen ca. 35 Jahren von nationalen und internationalen wissenschaftlichen Gesellschaften, gesundheitspolitischen Organisationen (z.B. WHO) und Behörden eine Vielzahl von Prüfempfehlungen und Richtlinien erarbeitet und publiziert worden. Eine umfassende Übersicht über nationale und internationale Prüfempfehlungen für toxikologische Studien von Behörden innerhalb und außerhalb der Europäischen Gemeinschaft (EG) wurde von Alder und Zbinden [1] erstellt. Sie umfaßt, ohne den Anspruch auf Vollständigkeit zu erheben, einschlägige Veröffentlichungen von 49 Ländern und Ländergruppierungen. Trotz dieser Vielzahl von Dokumenten steht außer Frage, daß diejenigen der Behörden von USA, Kanada, Japan und die gemeinsamen Verlautbarungen der im "Nordischen Rat" zusammengeschlossenen skandinavischen (Dänemark, Schweden, Norwegen, Finnland) und der in der Europäischen Gemeinschaft zusammengeschlossenen Länder einen gewissen "Leitcharakter" gewonnen haben.

Als Prinzip hat sich dabei herausgebildet, potentiellen neuen Arzneimittelwirkstoffen und deren Formulierungen in Abhängigkeit von Verabreichungsweg, vorgesehener Anwendungsdauer an Menschen und klinischer Prüfphase ein bestimmtes experimentelles Prüfprogramm zuzuordnen.

Ein Beispiel für die derartige Empfehlung subakuter und chronischer Toxizitätsprüfungen durch die FDA (USA) [2] ist in Tabelle 1 gegeben[1].

Tabelle 1. Synopsis of general guidelines for animal toxicity studies (FDA) [2]

Category	Duration of Human Administration	Phase[1]	Subacute Or Chronic Toxicity[2]
Oral Or Parenteral	Several Days	I, II, III, NDA	2 species: 2 weeks
	Up to 2 Weeks	I	2 species: 2 weeks
		II	2 species: up to 4 weeks
		IIIm NDA	2 species: up to 3 months
	Up to 3 Months	I, II	2 species: 4 weeks
		III	2 species: 3 months
		NDA	2 species: up to 6 months
	6 Months to Unlimited	I, II	2 species: 3 months
		III	2 species: 6 months or longer
		NDA	2 species: 12 months (nonrodent) 18 months (rodent)
Inhalation (General Anesthetics)		I, II, III, NDA	4 species: 5 days (3 hours/day)
Dermal	Single Application	I	1 species: single 24-hour exposure followed by 2-week observation
	Single or Short-term Application	II	1 species: 20-day repeated exposure (intact and abraded skin)
	Short-term Application	III	As above
	Unlimited Application	NDA	As above, but intact skin study extended up to 6 months
Ophthalmic	Single Application	I	
	Multiple Application	I, II, III	1 species: 3 weeks daily application, as in clinical use
		NDA	1 species: duration commensurate with period of drug administration
Vaginal Or Rectal	Single Application	I	
	Multiple Application	I, II, III, NDA	2 species: duration and number of applications determined by proposed use
Drug Combinations[3]		I	
		II, III, NDA	2 species: up to 3 months

1. Phases I, II, and III are defined in § 130.0 of the New Drug Regulations.
2. Acute toxicity should be determined in 3 to 4 species; subacute or chronic studies should be by route to be used clinically.
3. Where toxicity data are available on each drug individually.

---

[1]Sofern die Abbildungen aus Dokumenten in englischer Sprache stammen oder sich auf Textteile in diesen Dokumenten beziehen, sind sie einschließlich Legende in Englisch abgefaßt.

Die Zuordnung der anderen Untersuchungsgebiete (z.B. Pharmakodynamik, Pharmakokinetik, weitere Gebiete der experimentellen Toxikologie, siehe auch Tab. 4) ist in der Regel weniger eindeutig vorgenommen worden. Dementsprechend besteht hier auch ein größerer Ermessensspielraum, der durch temporär länder- (behörden-) und personenspezifische Entscheidungen ausgefüllt wird.

Das *Fehlen* allgemein akzeptierter Richtlinien für die Entwicklung im einzelnen *wissenschaftlich gerechtfertigter* Prüfstrategien kann sehr schnell zu einer Vorgehensweise bei der präklinischen Prüfung und Erstellung des Dossiers führen, wie sie von Alder und Zbinden sehr treffend charakterisiert wurde [1, S.9]:

And if I hope to market my drug on a worldwide basis, I am going to use the guidelines that are the most demanding with regard to numbers of species, subjects and dose levels, and duration of treatment. I can be sure that no regulatory agency will object to a toxicological dossier that is more voluminous than the one it might consider desirable or necessary.

"Vorauseilender Gehorsam" von pharmazeutischen Unternehmen bei der kritischen Diskussion mit Behörden über adäquate Teststrategien, die zu befolgen sind, hat in mancherlei Hinsicht in der Vergangenheit zu einem Prozeß der Ausweitung von Prüfprogrammen und Unterlagen geführt, wie er in der Abb. 1 dargestellt ist.

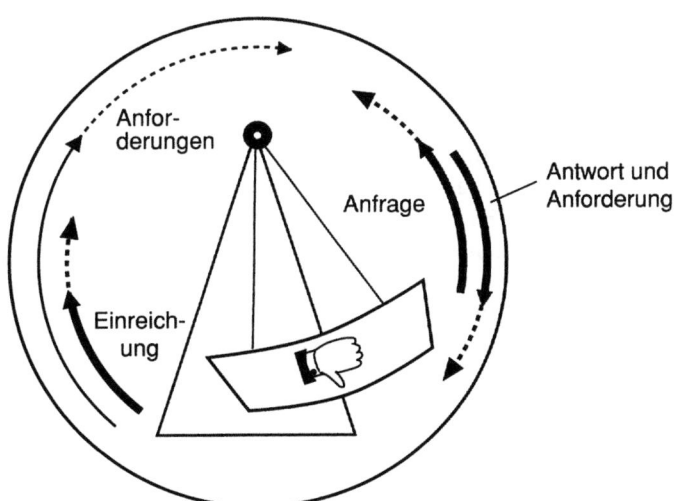

Abb. 1. Die Kommunikation zwischen Antragstellern und Behörden als "circulus vitiosus"

Die bereits erwähnte Vielzahl nationaler und internationaler Prüfempfehlungen und die Verhaltensweisen aller Beteiligten bei deren Umsetzung haben insgesamt zu einer Situation geführt, die im wesentlichen durch die in Tabelle 2 dargestellten Nachteile und Mängel gekennzeichnet ist.

Tabelle 2. Wesentliche Nachteile der gegenwärtig angwandten "multi-guideline-Methode"

- Verschiedene Testprogramme in unterschiedlichen Teilen der Welt als Voraussetzung für die Prüfung am Menschen und für die Arzneimittelregistrierung

- Wissenschaftlich unbegründete und damit ungerechtfertigte (Nicht)Durchführung von nicht-klinischen Prüfungen

- Ungenügender Tierschutz

- Zeit- und Geldverlust

Es erhebt sich in Anbetracht dieses Zustandes die Frage, ob er zwangsläufig in dieser Form in Erscheinung treten mußte. Diese Frage kann mit gutem Grund verneint werden. Bei sorgfältiger Analyse der vorhandenen Prüfempfehlungen zeigt sich nämlich, daß keine einzige eine flexible Interpretation und Anwendung verbal ausschließt. Wenn dieser Spielraum bisher nicht oder nicht in dem erforderlichen Umfang ausgenutzt wurde, muß dieses Verhalten aller Beteiligten als inadäquate Anwendung der Prüfempfehlungen ausgelegt werden.

Ohne im einzelnen in eine differenzierte Ursachenanalyse eintreten zu wollen, seien als mögliche verhaltensbestimmende Faktoren für die Beteiligten erwähnt: Einfachheit von Verfahrensweisen, Mangel an Bereitschaft zur kritischen Diskussion, Furcht vor Konfrontation, Befürchtung von Zeitverlust in der Arzneimittelentwicklung, befürchtete oder tatsächliche unzureichende fachliche Qualifikation der Gesprächspartner, Mangel an konstruktiven Bemühungen und konstruktiven Lösungsvorschlägen sowie deren didaktisch ausgereifter Umsetzung. Auf eine Weiterführung dieser Gedanken soll jedoch ganz bewußt verzichtet werden, da sie nur Anlaß für Konfrontation und Schuldzuweisungen sind, zur Verbesserung der Situation jedoch wenig beitragen können. Vielmehr soll auf diese Überlegungen in den folgenden Kapiteln dort zurückgegriffen werden, wo dieser Rückgriff einer beabsichtigten Verbesserung der Situation durch Vermeidung früherer Fehler dienlich sein kann. Dieses Verständnis der Verfahrensweisen in Vergangenheit und Gegenwart liegt der Entwicklung der "EC-Note for Guidance, Recommendations for the development of non-clinical testing strategies" [3] zugrunde, auf die nachfolgend näher eingegangen werden soll.

Gesellschaftspolitisches Umfeld

Überlegungen zur Entwicklung neuer Vorgehensweisen müssen, wenn sie Aussicht auf Erfolg haben sollen, sowohl auf die positiven Elemente der bisherigen Verfahren aufbauen als auch die Kernpunkte der gegenwärtigen kritischen Diskussion zwischen Experten und Laien-Öffentlichkeit berücksichtigen, ohne dabei in Opportunismus zu verfallen.

Die beiden Gesichtspunkten zugrundeliegenden Faktoren und ihre Wechselwirkungen sind in der Abb. 2 dargestellt.

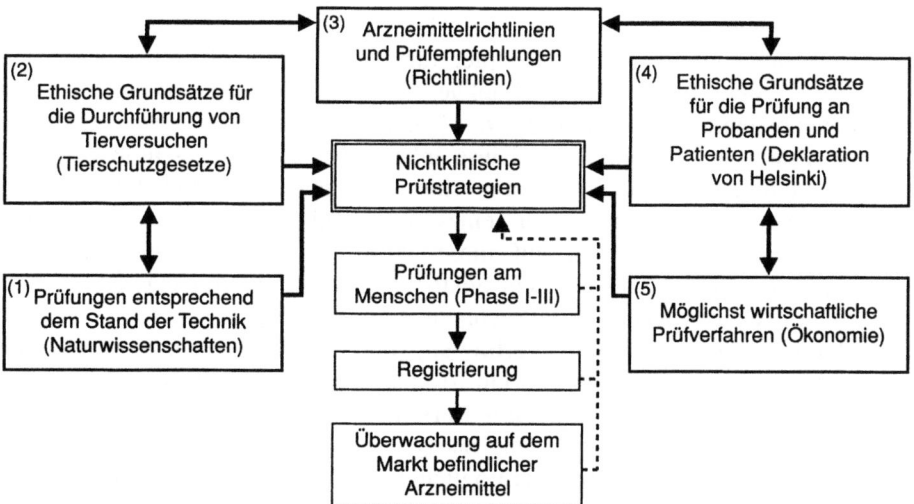

Abb. 2. Allgemeine Faktoren, die bei der Entwicklung nichtklinischer Prüfstrategien berücksichtigt werden müssen

Es steht außer Frage, daß sich jede neue Teststrategie im Rahmen bestehender nationaler Arzneimittelgesetze bewegen muß (siehe Abb. 2, Feld 3). Sie muß darauf angelegt sein, die inhaltliche Zielvorgabe dieser Gesetze zu erfüllen. Eine Teststrategie umfaßt immer die möglichst logische Koordination einzelner Prüfschritte, um über das Erreichen von Teilzielen (z.B. bestimmte klinische Prüfphasen) schließlich zur Zulassung eines neuen Arzneimittels zu kommen. Die einzelnen Prüfschritte bedeuten die Ausführung bestimmter Versuche zu bestimmten Zeitpunkten. Für solche Versuche liegen z.T. Beschreibungen von Methoden in Form der Notes for Guidance für den EG-Bereich vor, die sich bewährt haben und deshalb auch weiterhin zu berücksichtigen sind. Selbstverständlich ist darauf zu achten, daß diese Methoden jeweils dem Stand der Technik entsprechen (siehe Abb. 2, Feld 1) und, wo nötig, ständig angepaßt werden.

Es steht weiterhin außer Frage, daß neue präklinische Teststrategien uneingeschränkt den ethischen Grundsätzen für die Prüfung neuer Arzneimittel an Probanden und Patienten Rechnung tragen müssen, wie sie in der Deklaration von Helsinki [4] festgeschrieben sind (siehe Abb. 2, Feld 4).

In stärkerem Maße ist in den vergangenen Jahren die ethische Rechtfertigung der Durchführung von Tierexperimenten im Prozeß der Arzneimittelentwicklung in den Vordergrund der Diskussion gerückt (siehe Abb. 2, Feld 2). Mehr als dies in der Vergangenheit der Fall war, sieht sich der für einen Tierversuch verantwortliche Experimentator veranlaßt, die Unerläßlichkeit des von ihm geplanten Tierexperimentes im Interesse des Erkenntnisfortschritts darzulegen und zu begründen. Im Rahmen der Arzneimittelentwicklung bezieht sich dieser Erkenntnisfortschritt in der Regel auf die Verbesserung des Nutzens der Arzneitherapie für Mensch und Tier, sei es durch Erforschung neuer Arzneitherapie-Ansätze (neue Therapien für bereits behandelbare und Therapien für bisher nicht behandelbare Krankheiten) oder Verbesserung vorhandener Therapiekonzepte (Verbesserung von Qualität, Wirksamkeit, Sicherheit des Arzneimittels und Compliance). Diese inhaltliche Begründung muß plausibel und verständlich von dem Initiator eines Versuches im Einzelfall gegeben werden, sei es der Entwickler eines Arzneimittels selbst oder die ihn überwachende Behörde. Nur auf diese Weise kann dem gesellschaftlichen Anliegen des Tierschutzes auf dem Sektor der Arzneimittelforschung und -entwicklung in ausgewogener Form Rechnung getragen werden.

Natürlich dürfen bei der Verfolgung der vorher genannten Ziele die ökonomischen Aspekte (Abb. 2, Feld 5) nicht außer Acht gelassen werden. Im Interesse aller an der Arzneimittelforschung, -entwicklung und -therapie Partizipierenden muß die langfristige Sicherung der Existenz von pharmazeutischen Unternehmen ermöglicht werden. In Verfolgung dieses Zieles müssen u.a. auch präklinische Teststrategien so ökonomisch wie möglich in der Praxis umsetzbar sein - freilich ohne dabei die vorgenannten Prinzipien hinsichtlich des Standes der Kunst und der ethischen Abwägungen für Mensch und Tier in unvertretbarer und damit unzulässiger Weise einzuschränken.

EG-Empfehlungen für die Entwicklung nichtklinischer Prüfstrategien

Zielsetzung

In den Jahren 1989/90 wurde ein Entwurf für die Entwicklung nichtklinischer Prüfstrategien erarbeitet und in der gegenwärtig vorliegenden Form (Draft-no. 7) im Juli 1990 den nationalen Behörden und Verbänden der EG zur Kommentierung zugeleitet ([3]. Die Kommentierungsphase läuft am 15. Januar 1991 ab.

In diesem Richtlinienentwurf wird versucht, einmal die eingangs dargelegten gesellschaftspolitischen Überlegungen in angemessener Weise zu berücksichtigen, zum anderen aber auch dem Prinzip Rechnung zu tragen, daß jeder neue Wirkstoff und - mit Einschränkungen - die daraus hergestellte Zubereitung eine neue Entität darstellt.

Aus dem letztgenannten Prinzip folgt, daß eine neue Entität, ein bestimmtes Produkt als Individuum, auch eine individuelle Vorgehensweise bei der Arzneimittelentwicklung erfordert.

Mit diesem grundsätzlichen Ziel vor Augen wollen die Empfehlungen Wege aufzeigen, wie für einen neuen Wirkstoff eine individuelle Prüfstrategie entwickelt und umgesetzt werden kann, ohne dabei auf bewährte Prüfmethoden zu verzichten und gegen ethische Grundsätze zu verstoßen. Dabei soll eine möglichst zügige und erfolgreiche Arzneimittelregistrierung ermöglicht werden.

Die Richtlinie setzt damit an die Stelle bisher empfohlener, mehr oder weniger fixierter Prüfprogramme einen Leitfaden zum zielorientierten Nachdenken.

Experimentelle Untersuchungsgebiete, Zielgruppen und Produkte

Die zu entwickelnden Prüfstrategien betreffen die Untersuchungsgebiete Pharmakodynamik (ausführliche pharmakodynamische Charakterisierung und Sicherheitspharmakologie), Pharmakokinetik und Toxikodynamik mit dem ausdrücklichen Hinweis auf den Einsatz validierter In-vitro- und In-vivo-Methoden.

Die Ergebnisse der Untersuchungen auf den obengenannten Gebieten sollen die Voraussetzungen für weiterführende Studien an gesunden Probanden und

Patienten in den unterschiedlichen Phasen der klinischen Prüfung schaffen, d.h.
humanpharmakodynamische, -kinetische und therapeutische oder diagnostische
(s.u.) Untersuchungen ermöglichen.

Die in diesen Untersuchungen zu applizierenden medizinischen Produkte
umfassen sowohl neue Diagnostika und therapeutisch wirksame Präparate als
auch neue Anwendungsformen (z.B. neue Verabreichungswege, Indikationen,
Formulierungen) bereits bekannter Wirkstoffe.

Konzept zur Entwicklung von Teststrategien

Die Entwicklung einer präparatespezifischen, individuellen Teststrategie ergibt
sich aus der kritischen Analyse von im wesentlichen drei Problemfeldern und
deren Wechselwirkung miteinander. Auf diese Problemfelder soll nachfolgend
kurz eingegangen werden.

Zunächst einmal ist im einzelnen zu analysieren, welche charakteristischen
Merkmale die beabsichtigten Studien am Menschen haben werden (Tabelle 3),
für die eine Risikoabschätzung vorzunehmen ist.

Tabelle 3. Main characteristics of envisaged clinical studies for risk idenfication

- What type of clinical trial is envisaged?
  e.g. pharmacokinetics, tolerance, dose titration, human pharmacodynamics etc.

- Type of person to be dosed?
  e.g. healthy volunteer, patient (including sex, age, body weight etc.)

- Stage of disease in people to be dosed?
  e.g. no disease, illness requiring/not requiring treatment, life
  threatening etc.

- Envisaged dose and treatment duration?
  e.g. single or repeated dose, repeated increasing dose etc.

Die sorgfältige Analyse der Antworten zu den in Tabelle 3 gestellten Fragen wird dazu führen, die naheliegenden Risiken für den zu behandelnden Personenkreis zu identifizieren.

Der Begriff des "Risikos" umschreibt an dieser Stelle wie auch in dem weiteren Text immer die Wahrscheinlichkeit, daß etwas Unerwünschtes (Schlechtes) passiert. Der Begriff "Wahrscheinlichkeit" signalisiert, daß wir uns auf dem Gebiet der Vermutung [5] bewegen und darüber nachdenken, mit welchem Grad an Sicherheit wir aufgrund unserer Erfahrung und unseres Wissens eine Vorhersage wagen können. Dieser Grad an Sicherheit für die Vermutung eines Risikos kann sehr unterschiedlich sein. Er bewegt sich zwischen "hoch" und "niedrig", erreicht aber niemals absoluten Wahrheitsgehalt, d.h., wir können weder mit absoluter Sicherheit ein Risiko vorhersagen, noch können wir es ausschließen. Auf den konkreten Anlaß übertragen bedeutet das, nach Risikoidentifikation eine Abwägung über den Wahrscheinlichkeitsgrad für das Auftreten des Risikofalles vorzunehmen. Erscheint bei diesem Abwägungsprozeß die Wahrscheinlichkeit des Risikofalles aufgrund des vorhandenen Wissens *nicht* als vernachlässigbar gering, dann muß die geplante Prüfung am Menschen so lange unterbleiben, bis durch geeignete Untersuchungen die Wissenslücke geschlossen ist.

Der Prozeß der Risikoidentifikation durch Analyse der Antworten zu den Fragen in Tabelle 3 und die Abwägung des Wahrscheinlichkeitsgrades für das Auftreten eines bestimmten Risikos führt im Falle nicht zu vernachlässigender und damit klärungsbedürftiger Risiken zu Untersuchungen auf den in Tabelle 4 dargestellten Gebieten.

Tabelle 4. Areas of possible human damage posing risks which need to be clarified experimentally

- Acute intoxication
- Damage by repeated administration
- Fertility disturbances in males/females
- Embryotoxicity
- Peri- and postnatal toxicity
- Genotoxicity
- Tumorigenicity
- Sensitization
- Local or other special adverse effects

Die Befriedigung des Klärungsbedarfs durch Planung und Durchführung geeigneter Experimente muß wiederum unter sorgfältiger Beachtung der Leitprinzipien erfolgen, die in Tabelle 5 zusammengefaßt sind.

Tabelle 5. Mandatory Principles to be considered

State of the art in
- methodology
- knowledge on mechanism
- kinetics
- biometrics

Ethical standards in
- human ⎫
- animal ⎬ experimentation

Risikoidentifikation (Tabelle 3.), Festlegung der Untersuchungsgebiete, auf denen Klärungsbedarf besteht (Tabelle 4.), und Beachtung der Leitprinzipien für die Planung und Durchführung experimenteller Studien (Tabelle 5.) führen gemeinsam zu Entscheidungen über das letztliche Erfordernis einzelner Versuche und über die für diese Versuche festzulegenden Details (siehe Tabelle 6.).

Tabelle 6. Entscheidungen, die getroffen und Variable, die festgelegt werden müssen, um substanzbezogene Prüfstrategien zu entwickeln

- Prinzipielle Notwendigkeit und Durchführbarkeit von einzelnen Studien

- Studientyp (in vitro, in vivo, Gebiet etc.)

- Spezies: Anzahl und Art

- Dosierungen: Anzahl und Höhe

- Applikationsarten

- Versuchsdauer und Beobachtungszeiträume

Dieser logisch abgeleitete, schrittweise Aufbau des präklinischen Testprogrammes erfolgt in ganz bestimmter Weise koordiniert mit den einzelnen Schritten der klinischen Prüfung. Auch diese Koordination muß auf die Erfordernisse des zu entwickelnden Präparates im Einzelfall abgestimmt werden und kann deshalb hier nur in relativ globaler Form dargestellt werden (Abb. 3).

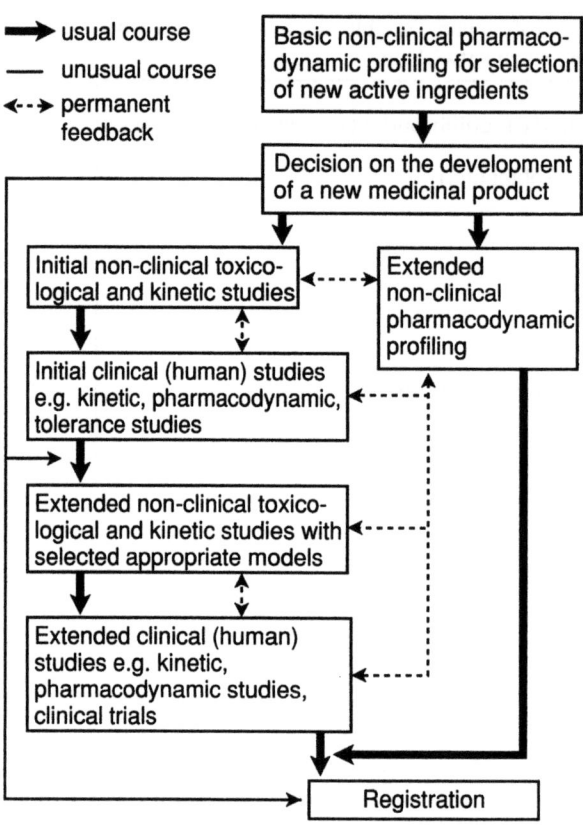

Abb. 3. General coordination of non-clinical and clinical studies

In der Abb. 3 ist die koordinierte präklinische und klinische Entwicklung im wesentlichen in die drei Abschnitte

o Substanzauswahl,
o initiale toxikodynamische, kinetische, klinische und erweiterte pharmakodynamische Untersuchung und
o erweiterte toxikodynamische, kinetische und klinische Untersuchung

unterteilt. Die Logik der Abläufe dürfte für sich selbst sprechen. Besonders hinzuweisen ist jedoch noch einmal auf das stets zu beachtende ständige "feedback" (siehe Abb. 3, gestrichelte Pfeile), das zu ständiger Fortschreibung des Prüfprogramms führen kann. Nicht zu unterschätzen ist ferner die Möglichkeit abgekürzter Vorgehensweisen (siehe Abb. 3, dünner ausgezogener Pfeil), die insbesondere im Fall neuer Anwendungsformen gegeben sein kann.

Prinzip der "Flow Charts"

Zur Verdeutlichung und Erleichterung der Vorgehensweise bei der Entscheidungsfindung, wie sie in allgemeiner Form in den vorangegangenen Abschnitten skizziert wurde, sind für einzelne Untersuchungsgebiete "Flow Charts" entwickelt worden. Das Prinzip dieser "Flow Charts", die bisher für die Gebiete akute Toxizität, Toxizität bei wiederholter Verabreichung, Reproduktionstoxizität, genetische Toxizität und Tumorigenität in die Note for Guidance aufgenommen wurden, ist in Abb. 4 dargestellt.

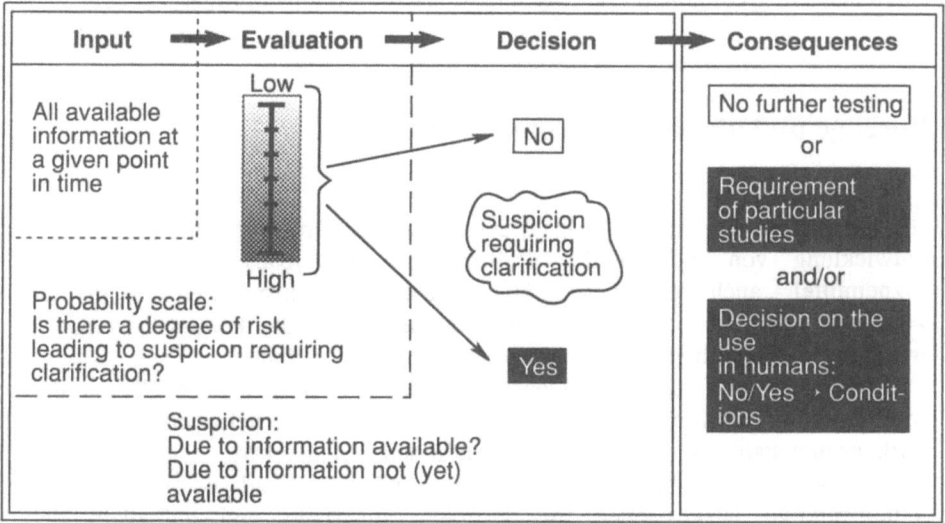

Abb. 4. The principle of the flow charts for the development of preclinical testing strategies

Von grundsätzlicher Bedeutung ist die Berücksichtigung aller verfügbaren Informationen zu dem jeweiligen Zeitpunkt, zu dem eine Entscheidung über die Ausführung experimenteller Untersuchungen getroffen werden soll (siehe Abb. 4, Input). Da die Entwicklung eines Arzneimittels ein dynamischer Prozeß ist, muß sich der Wissensstand zwangsläufig dem ständigen Erkenntniszugewinn anpassen. Informationsquellen, an die zu denken ist, sind in den einzelnen "Flow Charts" beispielhaft angeführt.

An die Informationssammlung schließt sich der Prozeß der Risikoidentifikation und -bewertung an, auf den bereits näher eingegangen wurde (siehe Tabelle 3; siehe auch Abb. 4, Evaluation). Er endet jeweils mit einer Entscheidung darüber, ob die Vernachlässigbarkeit des Risikos möglicher unerwünschter Effekte so wenig begründet ist, daß sich zwangsläufig experimenteller Klärungsbedarf ergibt (siehe Abb. 4, Decision).

Um es noch einmal hervorzuheben: Ein derartiger Klärungsbedarf besteht in der Regel immer dann, wenn die Wahrscheinlichkeit des Auftretens bestimmter Risiken aufgrund des bisherigen Wissens und der Erfahrung *nicht* vernachlässigt werden kann.

Je nach Ausgang des Bewertungs- und Entscheidungsprozesses können die in Abb. 4, Consequences, angegebenen Folgerungen resultieren, die vor allem durch ethische Erwägungen für Tier und Mensch bestimmt werden.

Vorzüge und absehbare Problemfelder

Die grundsätzliche Abkehr von fixierten Standardprüfprogrammen und die Entwicklung von individuellen Prüfstrategien für jedes neue potentielle Arzneimittel - auch wenn diese Prüfstrategien in manchen Fällen den aus der Vergangenheit bekannten Standardprogrammen sehr nahe kommen werden - erfordern mit Sicherheit einen höheren intellektuellen Aufwand.

Andererseits wird diese Vorgehensweise das wissenschaftliche Niveau der vorklinischen Prüfung hinsichtlich Methodik, Berücksichtigung von Wirkungsmechanismus und Pharmakokinetik deutlich anheben.

Dazu werden allerdings mehr kritische und manchmal vermutlich auch zeitaufwendige Diskussionen mit Experten innerhalb und außerhalb der Herstellerfirmen und mit den überwachenden Behörden erforderlich sein.

Jedoch wird nur auf diesem Wege eine Arzneimittelentwicklung etabliert werden können, die kontinuierlich dem ständig in Wandlung begriffenen Stand der Technik gerecht wird und dabei die Realisierung des Tierschutzgedankens auf dem höchstmöglichen Niveau sicherstellt. Die Verfolgung dieser Ziele setzt jedoch bestimmte Änderungen in der Verhaltens- und Vorgehensweise, sowohl auf der Hersteller- als auch auf der Behördenseite, voraus.

Für die Erarbeitung der Prüfstrategie ist in erster Linie der Hersteller, der in der Regel sein Produkt auch am besten kennt, verantwortlich. Er kann dafür natürlich den Rat externer Experten einholen, um seine Strategie möglichst fundiert darzulegen. Es ist jedoch nicht im Sinne der Note for Guidance, sich als Hersteller ohne eigene geistige Vorleistung an die Behörde mit der Frage zu wenden: "Was muß ich für die Registrierung meines neuen Präparates alles tun?" Vielmehr sind Sachverstand und Kompetenz des Herstellers dadurch unter Beweis zu stellen, daß er ein wohlfundiertes Prüfkonzept nach dem Stand des

Wissens selbst erstellt und eventuell einzelne Ermessensfragen in produktiver Diskussion mit der Behörde klärt. Darüber hinaus ist die Behörde lediglich aufgefordert, das Prüfprogramm "als kritisches Gewissen" zu begleiten.

Diese Vorgehensweise zwingt allerdings auch die überwachenden Behörden, von mehr oder weniger schematischen Vorgehensweisen abzugehen. Standardprüfprogramme sind keine ausreichende Grundlage für die Beurteilung der Vollständigkeit von Unterlagen. Forderungen oder Nachforderungen bestimmter Prüfungen im Rahmen eines Entwicklungs- oder Registrierungsprozesses bedürfen der gleichen stichhaltigen Begründung unter Wahrung der weiter oben (im Abschnitt "Konzept zur Entwicklung von Teststrategien") dargelegten Prinzipien, wie dies vom Hersteller erwartet wird.

Zusammenfassung und Ausblick

Der Wunsch von pharmazeutischen Unternehmen einerseits, möglichst verbindliche vorklinische Prüfprogramme für ein neues Produkt vorgegeben zu bekommen, und die Neigung von Behörden andererseits, die präklinische Prüfung neuer Arzneimittel bis ins Detail weitgehend zu reglementieren - und dies in multinationaler Form -, hat in der Vergangenheit weltweit zu unterschiedlichen Anforderungen und Verfahren bei der präklinischen Prüfung geführt.

Diese unterschiedlichen Anforderungen und Verfahrensweisen haben zwangsläufig unterschiedliche wissenschaftliche und, insbesondere hinsichtlich des Tierschutzes, ethische Standards nach sich gezogen, ganz abgesehen von ungerechtfertigt erscheinenden ökonomischen Mehraufwendungen. Zur Wandlung und Verbesserung dieser Situation wird, in Anlehnung an bestehende Arzneimittel-Prüfrichtlinien und Methodenempfehlungen, in einer EG-Note for Guidance die Entwicklung arzneimittelindividueller präklinischer Teststrategien vorgeschlagen.

Diese Note for Guidance zeigt generelle Wege zur Problemanalyse und Entscheidungsfindung auf und erscheint damit angeraten, praktikabel und wünschenswert. Sie erfordert die Kooperation von Arzneimittelherstellern und überwachenden Behörden auf einem hohen wissenschaftlichen und ethischen Niveau. Die Wahrung dieser Forderungen erscheint dem Stand des Wissens und dem gesellschaftspolitischen Umfeld nicht nur angemessen, sondern dringend geboten. Ihre praktische Umsetzung kann in erheblichem Maße zur Verbesserung der Arzneimittelentwicklung und zur Versachlichung der öffentlichen Diskussion beitragen.

Mit großem Interesse werden deshalb die Kommentare der Gesellschaften und Vorbände zu dem Richtlinienentwurf erwartet.

Literatur

1. Alder S, Zbinden, G National and international drug safety guidelines. MTC Verlag, Zollikon, 1988
2. US Department of Health, Education and Welfare, Public Health Service, Food and Drug Administration, Rockville, Md FDA Introduction to total drug quality. DHEW Publication No (FDA) 74-3006, November 1973
3. Commission of the European Communities, CPMP Working Party on Safety of Medicinal Products, Brüssel Note for Guidance, Recommendations for the development of non-clinical testing strategies, III/58/89-EN, Draft No. 7, 5 July 1990
4. The World Medical Association Inc, Ferney-Voltaire, France. World Medical Association Declaration of Helsinki, Recommendations guiding physicians in biomedical research involving human subjects. Last adoption by the 41st World Medical Assembly, Hong Kong, September 1989
5. Popper, KR, Objektive Erkenntnis - Ein evolutionärer Entwurf. Hoffmann und Campe, Hamburg, 1974, S.95

Allgemeine formale Anforderungen und Prüfmuster

F. Janik
L.A.B. Gesellschaft für pharmakologische Untersuchungen mbH & Co, Neu-Ulm

Während der Vorbereitung einer klinischen Prüfung sind einige allgemeine Anforderungen zu beachten. Diese Anforderungen sind im Rahmen von Gesetzen und Richtlinien schriftlich festgehalten.

Allgemein kann gesagt werden, daß die generelle Absicht dieser Vorschriften der Schutz des Teilnehmers bei der Durchführung klinischer Prüfungen ist.

Allgemeine formale Anforderungen

Nachfolgend sollen deshalb die wesentlichen Vorschriften genannt werden:
- Deklaration von Helsinki IV (Hongkong, September 1989)
  in der 4. revidierten Fassung;
- das Arzneimittelgesetz (AMG),
  wobei insbesonders die Paragraphen 9, 10, 26, 40, 41, 42 (§§ 40-42 beinhalten den Schutz des Menschen bei der klinischen Prüfung), 67 in diesem Zusammenhang maßgebend sind;
- die Bekanntmachung von Grundsätzen für die ordnungsgemäße Durchführung der klinischen Prüfung von Arzneimitteln -
  dies ist die derzeit gültige nationale GCP-Richtlinie, welche von der EG-Richtlinie abgelöst wird, die nachfolgend angeführt wird:
- die GCP-Guidance der EG:
  CPMP Working Party on Efficacy of Medicinal Products, Note for Guidance, Title: Good Clinical Practice for Trials on Medicinal Products in the European Community (GCP) -
  diese EG-GCP-Richtlinie wurde von der GPMP am 11. Juli 1990 unterzeichnet und tritt am 01. Juli 1991 in Kraft;
- die BE/BV-Richtlinien der EG:
  CPMP Working Party on Efficacy of Medicinal Products, Note for Guidance, Title: Investigation of Bioavailability and Bioequivalence

(diese Guidance liegt in einer Draft-Version mit dem Stand: Juli 1990 vor; sie ist noch in der Diskussion, hat deshalb noch Empfehlungscharakter, wird aber voraussichtlich 1991 verbindlich. Dazu kann folgendes gesagt werden: diese EG-Richtlinie, auch in der Draft-Version, kann interpretiert werden als "Stand der wissenschaftlichen Erkenntnisse". Gemäß § 40 AMG Abs. 1 Nr. 7a muß ein "dem jeweiligen Stand der wissenschaftlichen Erkenntnisse entsprechender Prüfplan vorhanden sein". Somit kann diese EG-Richtlinie schon jetzt als verbindliches Recht angesehen werden und ist deshalb auch jetzt schon zu beachten. Das Gesagte gilt natürlich auch für die neue EG-GCP-Richtlinie);

- die Berufsordnung der Ärzte;
- die Strahlenschutzverordnung, wobei hier insbesonders der § 41: Anwendung radioaktiver Stoffe oder ionisierender Strahlen am Menschen in der medizinischen Forschung anzuführen ist;
- die Betriebsverordnung für pharmazeutische Unternehmer.

Die praktische Umsetzung

Es soll im folgenden angeführt werden, welche wesentlichen praktische Schritte durchgeführt werden müssen, um diesen formalen Anforderungen zu genügen:

- die Hinterlegung der Unterlagen der pharmakologischen-toxikologischen Prüfung bei der zuständigen Behörde (BGA) (dies erfolgt üblicherweise durch den Sponsor, kann aber auch durch den Prüfer erfolgen, besonders, da der Leiter der klinischen Prüfung über die Eigenschaften der des Prüfarzneimittels - z.B. Ergebnisse der pharmakologisch-toxikologischen Prüfung - informiert sein muß und er dadurch seinen Kenntnisstand dokumentieren kann)
- Anmeldung der klinischen Studie bei der zuständigen Behörde (z.B. Regierungspräsidium Schwaben) (erfolgt durch den Prüfer)
- Dokumentenerstellung (dies kann entweder vom Sponsor, vom Prüfer oder von beiden erfolgen)
- Abschluß einer Probandenversicherung (dies obliegt in erster Linie dem Sponsor, kann aber auch durch den Prüfer erfolgen)
- Organisation der Kontrolle der Studiendurchführung (dafür ist in der EG-GCP-Richtlinie ausdrücklich ein Monitor vorgesehen)
- Gutachten der zuständigen Ethikkommission einholen (durch den Prüfer) (Anmerkung: Das derzeitig gültige Recht ist, daß der Prüfer sich um dieses Gutachten kümmern muß; laut der neuen EG-GCP-Richtlinie darf dies auch der Sponsor, gegebenenfalls mit dem Prüfer)
- Prüfpräparate (GMP-gerecht) zur Verfügung stellen (durch den Sponsor)
- Aufbewahrung von Referenzpräparaten (durch den Sponsor)

Es ist allerdings gemäß der EG-Richtlinie möglich, daß der Sponsor an ein Auftragsforschungsinstitut einige seiner Aufgaben/Verpflichtungen delegieren kann,wobei deren Umfang und Art schriftlich fixiert werden soll.

Prüfmuster

Wie oben schon erwähnt, müssen die Prüfmuster *GMP-gerecht* (entsprechend der EG-GCP-Richtlinie) hergestellt worden sein.

Die Weitergabe von Arzneimitteln zur klinischen Prüfung an Kliniken und/oder Ärzte ist ein *Inverkehrbringen von Arzneimitteln* (gemäß einer Entscheidung der zuständigen Landesbehörde).

Dabei soll hier zwischen *2 Möglichkeiten* unterschieden werden:
1. § 9 und § 10 AMG erfüllt,
2. § 9 und/oder 10 AMG nicht erfüllt.

Deshalb sollen beide Paragraphen nochmals kurz skizziert werden:

§ 9 AMG: Der Verantwortliche für das Inverkehrbringen

Absatz 2 des Gesetzes besagt, daß Arzneimittel... nur durch einen pharmazeutischen Unternehmer in den Verkehr gebracht werden, daß der seinen Sitz in der EG hat.

§ 10 AMG: Kennzeichnung der Fertigarzneimittel

Regelt und beschreibt die Kennzeichnung der Arzneimittel.

ad 1: hierbei handelt es sich um *keinen Herstellungsvorgang:* somit müssen Rückstellmuster (laut EG-GCP) aufbewahrt werden (was üblicherweise durch den Sponsor erfolgt);

ad 2: in diesem Fall müssen die Medikamente umgepackt und gelabelt werden, was einen *Herstellungsvorgang* darstellt. Dies erfolgt im Fall der L.A.B. unter der Verantwortung des Kontrolleiters, der hier auch als Hersteller fungiert.

Somit sind:
• *Rückstellmuster* beim Hersteller aufzubewahren,
• eine *Qualitätskontrolle* gemäß der *PharmBetrV* beim Hersteller durchzuführen.

Diese Qualitätskontrolle umfaßt 3 Punkte:

- Gehaltsbestimmung
- Wirkstoffreisetzung bzw. Zerfallszeit
- Wirkstoffeinheitlichkeit

Dafür ist gemäß dem *Deutschen Arzneimittelbuch* für feste Darreichungsformen notwendig:

- Gehaltsbestimmung: 20 Stück
- Wirkstoffreisetzung: 6 Stück
- Wirkstoffeinheitlichkeit: 10 Stück
  = 36 Stück + Rückstellmuster: min.   72 Stück

Das heißt, mindestens 36 Einheiten sind zur Qualitätskontrolle erforderlich; damit diese Prüfung auf Qualität mit den Rückstellmustern nochmals durchgeführt werden kann, sind somit mindestens 72 Einheiten mehr als zur klinischen Prüfung benötigt als "Rückstellmuster" anzufordern.

In der Praxis wird bei L.A.B angefordert:
- 80 Stück für feste, einzeldosierbare Darreichungsformen (z.B. Tabletten)
- 20 Stück für Injektionslösungen (z.B. Ampullen)
-   5 Stück (Flaschen) für flüssige orale Zubereitungen

Bei Vorliegen eines Analysenzertifikats (nur innerhalb der EG) kann auf einen Teil der Qualitätskontrolle verzichtet werden.

In jedem Falle wird bei der L.A.B. GmbH & Co. vor Beginn einer Studie die *Identität* der Prüfpräparate untersucht (Ausnahme: ein in der Bundesrepublik Deutschland zugelassenes und in Originalverpackung belassenes Präparat).

Als wesentliche Punkte können zusammenfassend genannt werden:
- Hinterlegung der Unterlagen,
- Anmeldung der klinischen Prüfung,
- Probandenversicherun,
- Gutachten der Ethikkommission,
- Aufbewahrung der Rückstellmuster,
- Prüfung der Identität, gegebenenfalls Qualitätskontrolle.

Design

Grundprinzipien empirischer Planung

B. Spiegel
Institut für Biometrie, Geschäftsbereich Pharma, Schering AG, Berlin

In diesem Beitrag sollen allgemeine, grundlegende Gesichtspunkte der Planung empirischer Studien erörtert werden. Eingeleitet wird dies durch einen Blick auf das Wesen und die Ziele empirischer Studien. Zum Abschluß werden die allgemeinen Gesichtspunkte auf das Design von Phase-I-Studien bezogen.

Empirische Studien: Wesen und Ziele

Der optimalen Planung empirischer Studien nähert man sich am besten über eine Betrachtung der angestrebten Ziele. Diese sollen hier mit vier Kategorien beschrieben werden.

Da ist zunächst das Aufspüren neuer gesetzesmäßiger Zusammenhänge zu nennen, die Hypothesengenerierung; dann davon abgegrenzt, die empirische Überprüfung von bereits formulierten Hypothesen, also die Hypothesenprüfung; weiterhin bezweckt man mit Studien die Charakterisierung von Zuständen und Zustandsänderungen. Schließlich ist zu nennen, daß empirische Untersuchungen auch durchgeführt werden, um anderen etwas zu demonstrieren, was man bereits weiß oder zu wissen glaubt; z.B. für Behörden.

Die präzise Einordnung realer Untersuchungen zu diesen Kategorien fällt schon deshalb schwer, weil oft mehrere Ziele mit einer Untersuchung oder Studie verfolgt werden. Unter Planungsgesichtspunkten ist es oft lohnend, dann die wesentlichen (Haupt-)Ziele zu präzisieren. Die Generierung und Prüfung derselben Hypothese mit denselben Daten ist bekanntermaßen nicht möglich, wohl aber wird häufig eine zur Hypothesenprüfung angelegte Studie Anlaß für die Formulierung neuer Hypothesen geben.

Was macht nun eine empirische Untersuchung aus? Zunächst ist festzuhalten, daß eine systematische Erfassung von Meßgrößen an gewissen Studienobjekten vorgenommen wird, mit dem Ziel, wissenschaftliche Aussagen daraus

abzuleiten. Dieser Vorgang der Beobachtung ist wohl zu unterscheiden von dem
der beiläufigen, passiven Wahrnehmung. Bereits die Art der Gewinnung der
Information unterliegt dem gestaltenden Einfluß des Untersuchenden.

In einer Studie müssen das Objekt der Beobachtung und das Merkmal - also
das, was beobachtet werden soll - möglichst gut definiert werden. Das Merkmal
wird erst durch eine genaue Beobachtungsvorschrift operational beschrieben. Die
zur Gewinnung des Beobachtungsergebnisses vorzunehmenden "Operationen"
müssen genau festgelegt sein. Zur Definition eines Merkmales gehört
insbesondere die Festlegung der zulässigen Ausprägungen; d.h. also der Werte,
die das Merkmal annehmen kann. Statt Merkmal werden auch die
Bezeichnungen "Variable" und "Item" verwendet, bei medizinischen Merkmalen
auch "Parameter" oder "Methode".

Der Vorgang der Beobachtung besteht in der Zuordnung genau einer
zulässigen Ausprägung des betreffenden Merkmals zum konkreten Objekt gemäß
der gerade erwähnten Beobachtungsvorschrift (Abb. 1.).

Abb. 1. Der Beobachtungsvorgang

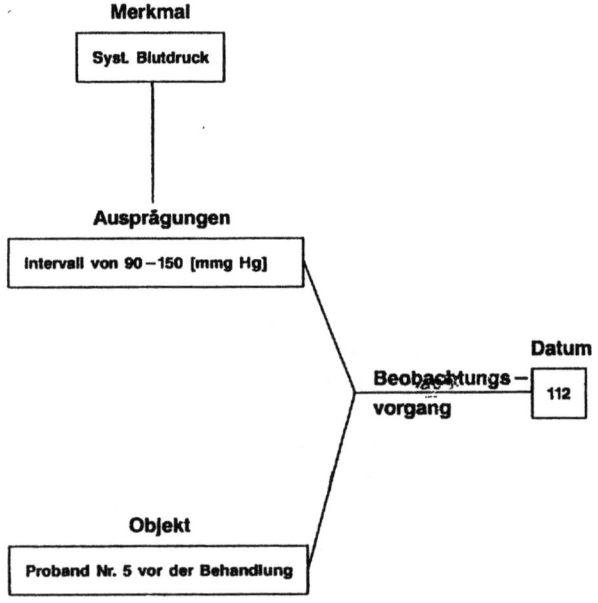

Bei der Ableitung von wissenschaftlichen Aussagen aus den Beobachtungs-
ergebnissen spielen Vergleiche eine besondere Rolle. Es gibt verschiedene
Möglichkeiten zu vergleichen (Tabelle 1.). Man kann z.B. mit Sollwerten
vergleichen, man kann das Vorher mit dem Nachher bezüglich eines Ereignisses
vergleichen, man kann historische Daten heranziehen, und man kann eine

Vergleichsgruppe simultan mitlaufen lassen. Nur vom letztgenannten Vergleich kann erwartet werden, daß er nicht durch Veränderungen, die mit dem Zeitablauf verbunden sind, verfälscht sein wird.

Tabelle 1. Werturteile beruhen auf Vergleichen!

Vergleichsmöglichkeiten:

* Vergleich mit Sollwerten oder Hoffnungen
* Vorher/ Nachher - Vergleich
* Historischer Vergleich
* Simultane Vergleichsuntersuchung
   * Randomisierte Zuordnung
   * Nichtrandomisierte Zuordung

Damit solche Aussagen als wissenschaftlich bezeichnet werden können, müssen sie stets gewisse methodische Anforderungen erfüllen; so wird von wissenschaftlichen Aussagen z.B. Allgemeingültigkeit verlangt; das beinhaltet sowohl die Forderung nach Verallgemeinerbarkeit der Aussage wie auch ihre intersubjektive Überprüfbarkeit.

Anforderung an Studiendesigns

Aus diesen einleitend genannten Aspekten empirischer Untersuchungen lassen sich drei für die Planung wesentliche Anforderungen an Studien herauskristallisieren, nämlich
* Klarheit,
* Vergleichbarkeit und
* Verallgemeinerbarkeit.

Von diesen Anforderungen lassen sich dann geeignete Maßnahmen für das Design von Studien ableiten (vgl. z.B.[1]).

Klarheit

Unter dem Gesichtspunkt 'Klarheit' (Tabelle 2.) ist zunächst die Auswahl und Präzisierung geeigneter, medizinisch bedeutsamer Zielgrößen zu nennen.

Weiterhin soll die Struktur einer Studie möglichst einfach sein, und es ist wünschenswert, nur wenige Hauptzielgrößen im Ansatz zu haben. Klarheit bedeutet dann, daß die zur Debatte stehenden Effekte an diesen Merkmalen möglichst deutlich zur Geltung kommen, d.h., daß zum Beispiel die Stichprobenumfänge (Gruppengrößen) so groß sind, daß medizinisch relevante Effekte hinreichend gut von der Versuchsstreuung zu trennen sind.

Tabelle 2. Klarheit

* Definition der Zielgrößen

* Fallzahlen ($\alpha, \beta, \Delta, \sigma$)

* Reduktion der Variabilität durch geeignetes Design

   * Blöcke, Schichten
   * Vorwerte
   * Methodenverbesserung

Ein Designkonzept zur Reduktion der Versuchsstreuung ist die Einführung von Blöcken oder Schichten. Dabei werden untereinander ähnliche Versuchseinheiten zusammengefaßt. Der Vergleich wird dann zwischen diesen Einheiten bei entsprechend reduzierter Versuchsstreuung durchgeführt. Der intrasubjektive Vergleich ist ein bekanntes Beispiel für dieses Vorgehen. Ergebnisse unterschiedlicher (Behandlungs-)Perioden des jeweils gleichen Probanden werden dabei untereinander verglichen.

Diese Art des Vergleichs ist unter dem Gesichtspunkt der Streuungsreduktion nur dann hilfreich, wenn die intrasubjektive Streuung deutlich kleiner als die Gesamtstreuung ist. (Möglicherweise sind mit dem intrasubjektiven Vergleich jedoch Verzerrungen durch unbekannte zeitliche Einflüsse verbunden.)

Eine weitere Maßnahme zur Streuungsminderung ist die Einbeziehung geeigneter Vorwerte als Baseline und die Formulierung der untersuchten Effekte mittels der Abweichung von der Baseline.

Nicht zuletzt sollte im Zusammenhang mit der Reduktion der Versuchsstreuung immer auch über eine Verbesserung der zugrundeliegenden (technischen) Meßmethoden nachgedacht werden.

Vergleichbarkeit

Die zweite Forderung, die 'Vergleichbarkeit' (Tabelle 3.), besagt, daß geeignete Kontrollinformation zu erzeugen ist und daß der vorzunehmende Vergleich nicht systematisch verzerrt sein darf; z.b. durch das Einwirken von im Design nicht berücksichtigten Störgrößen.

Tabelle 3. Vergleichbarkeit

• Art des Vergleichs und Randomisierung

• Probanden- und Datenorganisation
  (Verblindungsmaßnahmen)

• Einhaltung des Studienplans

• Adjustierung in der Analyse

Ideal wäre, die Vergleichsinformation an der gleichen Population unter gleichem Protokoll vom gleichen Untersucher zur gleichen Zeit an möglichst ähnlichen Versuchseinheiten zu gewinnen. Selbst dann könnten weitere unbekannte Störgrößen das Vergleichsergebnis systematisch verzerren; dem versucht man durch den Kunstgriff der Randomisierung zu begegnen. Durch die Randomisierung wird die Vergleichbarkeit zwischen Gruppen hergestellt, indem mittels einer Zufallsprozedur theoretisch gleiche Verteilungen erzeugt werden; damit wird auch die Basis für den statistischen bzw. wahrscheinlichkeitstheoretischen Umgang mit den Ergebnissen gelegt. Durch die Randomisation wird in einem Gang der systematisch wirkende Einfluß aller Störgrößen ausgeschaltet - seien diese bekannt oder nicht.

Eine adäquate, d.h. möglichst wirkungsvolle Randomisierung ist nicht immer leicht zu erzielen, und es sollte vermieden werden, daß durch nachfolgende Maßnahmen der "Randomisationseffekt" wieder durch neue Störeinflüsse überdeckt wird. Das könnte z.B. eintreten, wenn Probanden mit gleicher zugeteilter Behandlung nachträglich denselben Behandlungstagen oder betreuenden Personen zugeordnet werden.

Die bisher genannten Maßnahmen beziehen sich auf die Herstellung der sogenannten 'Strukturgleichheit' bei Behandlungsbeginn. Während der Studie ist die 'Behandlungsgleichheit' und die 'Beobachtungsgleichheit' zu gewährleisten. Dafür ist ein entsprechendes Patienten- und Daten-Management erforderlich. Hier ist der Einsatz geeigneter Verblindungsprozeduren zu erwägen, und es ist darauf zu achten, daß kontrollierte Bedingungen während der Dauer einer Studie auch durchgehalten werden; d.h. also insbesondere, daß zugunsten einer guten Datenqualität das Studienprotokoll konsequent einzuhalten ist.

Schließlich kann die Vergleichbarkeit von Behandlungs- und Kontrollgruppen in der Phase der statistischen Analyse durch geeignete Adjustierungen - wie z.B. durch die Kovarianzanalyse -verbessert werden. Solche Methoden können bereits von Anfang an eingeplant werden. Die Herstellung der Vergleichbarkeit mittels geeigneter Designs ist jedoch einer nachträglichen Adjustierung vorzuziehen.

Verallgemeinerbarkeit

Hinter der dritten Forderung, der 'Verallgemeinerbarkeit' (Tabelle 4.), steckt das Bestreben, den Gültigkeitsbereich der Untersuchung möglichst weit auszudehnen - das betrifft sowohl die Wiederholbarkeit durch andere Untersucher, ggf. in anderen Labors, als auch die Stabilität der Ergebnisse hinsichtlich unterschiedlicher Studienpopulationen und Umfeldbedingungen.

Tabelle 4. Verallgemeinbarkeit

• Gültigkeitsbereich

• Wiederholbarkeit (Untersucher, Zentren)

• Übertragbarkeit auf andere Population

Planung von Phase-I-Studien

Unter einigen Aspekten soll nun betrachtet werden, wie diese genannten Anforderungen Eingang finden beim Design von Phase-I-Studien. Je nach Studienziel sind sie unterschiedlich zu gewichten. Im allgemeinen haben die frühen Studien tendenziell eher einen hypothesenbildenden Charakter, und erst in fortgeschrittenen Stadien der Entwicklung geht es darum, Hypothesen zu prüfen; man tastet sich anfänglich sozusagen in das Problemfeld hinein.

Die letztgenannte Anforderung, die Verallgemeinerbarkeit, spielt im Rahmen der Phase I, die ja im gesamten Entwicklungsprozeß ein frühes Stadium ist, keine besondere Rolle, zumindest nicht innerhalb der einzelnen Studie. Die Beschränkung auf ein spezielles, homogenes Probandenkollektiv ist nicht erheblich, da die Ausweitung des Gültigkeitsbereiches von Untersuchungen auf andere Populationen in der Regel im Rahmen weiterer Studien erfolgt.

Eine gute Vergleichbarkeit ist auch in Phase-I-Studien ein wichtiges Ziel, dessen Unterstützung durch ein geeignetes Design erforderlich ist.

Die Anforderung der Klarheit beinhaltet neben den konzeptionellen Fragen die Problematik der Wahl einer geeigneten Fallzahl. Lehrbuchmäßig wird die Fallzahl aus dem als relevant erachteten Unterschied, der Standardabweichung und den Fehlentscheidungswahrscheinlichkeiten berechnet. Je nach Zielsetzung sind diese Fehlentscheidungen jedoch ganz unterschiedlich zu bewerten Tabelle 5).

Tabelle 5. Bedeutung von Fehlentscheidungen

α-Fehler:
- Verträglichkeitsstudie:
  Fehlentscheidung: nicht verträglich

- Pharmakodynamik:
  Fehlentscheidung: Wirkung

β-Fehler:
- Verträglichkeitsstudie:
  Fehlentscheidung: verträglich

- Pharmakodynamik:
  Fehlentscheidung: keine Wirkung

Der β-Fehler in einer Verträglichkeitsstudie heißt "falsche Entscheidung gegen Verträglichkeit", d.h., der β-Fehler einer Pharmakodynamikstudie besteht in der falschen Entscheidung für das Vorliegen einer Wirkung. Umgekehrt verhält es sich mit dem α-Fehler. Im Sinne der Sicherheit ist also für Verträglichkeitsstudien der β-Fehler interessant, im Sinne der Wirkung der α-Fehler. Der β-Fehler "fälschliche Ablehnung einer Wirkung" hat in dieser frühen Phase jedoch andere Konsequenzen als z.B. am Ende der Phase III. Im magischen Viereck aus α-Niveau, Testgüte, erkennbarem Unterschied und Fallzahl sollte nicht von vornherein die dogmatische Festlegung auf $\alpha = 0,05$ dominieren. Ohnehin sind für die Fallzahlfestlegungen zusätzliche Gesichtspunkte (z.B. Probandenrisiko, Praktikabilität) zu berücksichtigen, und die formale Fallzahlberechnung gestaltet sich schwierig, weil man klinisch bedeutsame Unterschiede nicht beziffern und die auftretenden Streuungen nicht einschätzen kann.

Am Ende dieses Teils soll noch ein Beispiel dafür gegeben werden, wie bescheiden die Entscheidungsqualität ausfallen kann, wenn aus vielerlei gerechtfertigten Überlegungen mit kleinen Fallzahlen gearbeitet wird. Dieses Beispiel wird von Metzler und Vanderlugt [2] angeführt, um auch den Nutzen einer Placebo-Gruppe zu hinterfragen.

Angenommen, man hat vier Probanden in einer Placebo-Gruppe und zehn in der Behandlungsgruppe einer Phase-I-Studie zur Untersuchung der Verträglichkeit bei der Erstanwendung. Falls unter der Behandlung die Wahrscheinlichkeit für eine bestimmte Nebenwirkung 10% beträgt, so ist die Wahrscheinlichkeit, unter zehn Probanden keinen mit dieser Nebenwirkung zu beobachten, immerhin 39%. Nimmt man umgekehrt einmal an, aufgrund eines Umwelteffektes sei z.B. eine Wahrscheinlichkeit von 5% für das Auftreten eines Infektes in der Studienpopulation gegeben, dann beträgt die Wahrscheinlichkeit, daß diese Infektion *nur* in der Behandlungsgruppe auftritt, 33%. Das ist also die Wahrscheinlichkeit, mit der man diese Infektion für einen Substanzeffekt halten könnte.

Dieses Beispiel zeigt auch, daß es durchaus sinnvoll ist, sich ein aus einschlägigen Gründen bereits feststehendes Design noch einmal auf Fehlentscheidungswahrscheinlichkeiten hin anzusehen. Wegen dieser enttäuschenden quantitativen Charakteristiken auf die Placebo-Gruppe ganz zu verzichten ist keine Lösung; wie sonst soll man überhaupt eine Bewertung herbeiführen, und wie sonst wird man z.B. zur Erforschung eventuell vorhandener Umwelteinflüsse angeregt?

Zusammenfassung

Unter den Begriffen 'Klarheit', 'Vergleichbarkeit' und 'Verallgemeinerbarkeit' wurden Anforderungen an das Design von Studien diskutiert; diese Anforderungen ergeben sich aus der Forderung der Wissenschaftlichkeit und der allgemeinen Zielsetzung empirischer Studien; sie sind im Lichte spezieller Ziele weiter zu präzisieren.

Literatur

1. Koch, G G, Sollecito W A, Statistical considerations in the design, analysis and interpretation of comparative clinical studies. Drug Info. J, 1984;18:131-151
2. Metzler C M, VanderLugt J T, Medical and statistical design issues in clinical pharmacology. Drug Info. J, 1990;24:281-288
3. Überla K, Die biometrische Planung und Auswertung klinischer Prüfungen. In: Eickstedt, K.-W. und Gross F, Hrsg. Klinische Arzneimittelprüfung, Stuttgart, 1975:137-144

Geeignete Designs für typische Fragestellungen

B. Spiegel
Institut für Biometrie, Geschäftsbereich Pharma, Schering AG, Berlin

Unterschiedliche Zielsetzungen humanpharmakologischer Studien, die die Untersuchung der Verträglichkeit bei der Erstanwendung am Menschen wie auch pharmakodynamische und pharmakokinetische Fragen umfassen, erfordern differenzierte Studiendesgins. Nachfolgend werden exemplarisch für die drei Fragenkomplexe Verträglichkeit, Bioverfügbarkeit/-äquivalenz, Kombinationswirkungen Designs vorgestellt und diskutiert.

Verträglichkeit

Die frühesten humanpharmakologischen Studien sind in der Regel die Verträglichkeitsprüfungen bei Erstanwendung am Menschen durch einmalige Verabreichung der zu prüfenden Substanz. Oft sind diese Studien auch bereits mit der Frage nach einer Zielwirkung verknüpft. Im allgemeinen werden dabei gesunde, junge Probanden eingesetzt. In diesen Studien werden die Dosierungen sukzessiv gesteigert; um das Risiko klein zu halten, geht man jeweils erst nach Kenntnisnahme des Ergebnisses der bereits verabreichten Dosierung zur nächsten Dosisstufe über.

Grundsätzlich gibt es hier die Möglichkeit des intraindividuellen und des interindividuellen Vergleichs der unterschiedlichen Dosierungen.

Im intraindividuellen Vergleich (Tabelle 1) bekommt jeder Proband die jeweiligen Dosierungen in aufsteigender Reihenfolge, wobei allerdings Placebo-Behandlungen dazwischen eingefügt werden. Die Plazierung der Placebo-Behandlung wird so randomisiert, daß jeweils unterschiedliche gleichgroße Teilgruppen zu den verschiedenen Zeitpunkten Placebo bekommen. Der Vergleich mit Placebo erfolgt also zunächst zu jedem Zeitpunkt interindividuell zwischen den Probanden.

Tabelle 1. Intraindividuelles Design einer Verträglichkeitsstudie
x: angegebene Dosis Verum
P: angegebene Dosis Placebo

	Behandlung			
Proband	D1	D2	D3	D4
1	x	p	x	x
2	p	x	x	x
3	p	x	x	x
4	x	x	x	p
5	x	p	x	x
6	x	x	p	x
7	x	x	p	x
8	x	x	x	p

$$\longrightarrow$$
Zeitablauf

Im interindividuellen Design (Tabelle 2) werden mit der niedrigsten Dosis beginnend jeweils m Probanden mit Verum und zeitgleich n andere Probanden mit Placebo behandelt. Die Zuteilung der jeweiligen Dosierung Verum oder Placebo erfolgt randomisiert.

Tabelle 2. Interindividuelles Design einer Verträglichkeitsstudie

	Behandlung					
Gruppe	P	D1	D2	D3	D4	Zeitablauf
I	n	m				
II	n		m			
III	n			m		
IV	n				m	

Der Abbruch erfolgt in beiden Designs, wenn sich unerwünschte Ereignisse einstellen oder wenn die höchste geplante Dosis erreicht ist.

Die Auswertung kann im ersten Fall durch Vergleich innerhalb der Individuen mittels der Differenz zum Placebo-Wert bzw. mittels Varianzanalyse mit den

Faktoren Proband und Behandlung erfolgen. Beim interindividuellen Design kann man zu jeder Periode einen Vergleich zwischen Dosis und Placebo durchführen, der allerdings nicht sehr scharf sein wird. Nachträglich wird man eventuell die Kontrollen zu einer Gruppe zusammenfassen, was aber nur geht, wenn keine Periodeneffekte aufgetreten sind. Der Vergleich der zusammengefaßten Kontrollen mit den Dosisgruppen wird allerdings nicht durch die vorgenommene Randomisierung gestützt.

In diesen Studien mit aufsteigenden Dosierungen sind Dosis und Zeiteffekte vermengt; d.h., wenn es zu Akkumulationen, zu Gewöhnungen, Lerneffekten oder ähnlichem kommt, so sind diese Effekte nicht von dem der Dosierung zu trennen.

In beiden Ansätzen kann nur der Vegleich zwischen Verum und Placebo doppelblind durchgeführt werden, nicht jedoch der zwischen den Dosierungen.

Für die Entscheidung zwischen diesen beiden Möglichkeiten spielt das Streuungsverhältnis (inter/intra) eine Rolle, die Anzahl eingesetzter Probanden, die Möglichkeit von Überhangeffekten und die (vermutete) Steilheit der Dosis-Wirkungs-Beziehung. Bei vergleichsweise großer Streuung zwischen den Probanden oder bei steiler Dosis-Wirkungs-Beziehung wird man die intraindividuelle Dosissteigerung vorziehen. Will man Überhangeffekte zwischen aufeinanderfolgenden Behandlungen ausschließen, so ist ein interindividueller Ansatz zu wählen.

Zum interindividuellen Design gibt es interessante Modifikationen (Tabelle 3). Beim 'Pioneer'-Design werden während des Vergleichs der aktuellen Dosis Verum mit Placebo gleichzeitig bereits l Probanden (l < m) mit der nächst höheren Dosis behandelt. Das verringert zwar das Risiko für die m Probanden bei der aktuellen Dosis, aber die 'Pioniere' werden jeweils auf eine Dosis gesetzt, deren Vorgängerdosis noch nicht umfassend untersucht ist. Bei diesem Vorgehen wird die Bewertung bzw. die Abbruchregel komplizierter. Man orientiert sich dann vielleicht nur an den wenigen 'Pionieren'.

Tabelle 3. Pioneer - Design für eine Verträglichkeitsstudie

	Behandlung				
Gruppe	P	D1	D2	D3	D4
I	n	m	l		
II	n		m	l	
III	n			m	l
IV	n				m

Ein Versuch, die Placebo-Kontrolle auf das allernotwendigste einzuschränken, wird in dem vom Metzler und Vanderlugt [2] als "reactive placebo as required" bezeichneten Design unternommen (Tabelle 4). Hierbei werden Gruppen von jeweils m Probanden mit sukzessiv aufsteigenden Dosierungen des Verumpräparates behandelt, und zwar zunächst ohne Gegenüberstellung von Placebo-Gruppen; erst wenn Wirkungen auftreten, wird auf der aktuellen Dosisstufe ein Vergleich zwischen Verum und Placebo auf der Basis von je m/2 Probanden durchgeführt. Läßt sich die gesehene Wirkung nicht auch im Vergleich mit Placebo reproduzieren, so fährt man fort wie vorher. Da bei diesem Design die Einsetzung der Placebo-Gruppen von Zwischenergebnissen abhängig gemacht wird, kann man hier auf keinen Fall eine Globalauswertung vornehmen.

Tabelle 4. "Reactive placebo as required" - Design für eine Verträglichkeitsstudie

		Behandlung				
Gruppe	**P**	**D1**	**D2**	**D3**	**D4**	
I	0	m				
II	0		m			< Problem
III	m/2		m/2			< kein Problem
IV	0			m		< Problem
V	m/2			m/2		
.						
.						
.						

Eine Mischform aus intra- und intersubjektivem Design stellt das "alternating planel design" dar (Tabelle 5). Dabei werden die zu überprüfenden Dosierungen in zwei ineinander verschränkte Dosisreihenfolgen zerlegt, und jede für sich wird jeweils an denselben Individuen verglichen. Nach Prüfung einer Dosisstufe erfolgt jeweils ein Übergang zum anderen Planel. Gegenüber einem einfachen intraindividuellen Design wird im angegebenen Beispiel die doppelte Anzahl an Probanden benötigt; da für jeden Probanden eine Placebo-Behandlung vorgesehen ist, wird damit mehr Placebo-Information erzeugt.

Tabelle 5. Alternating-planel-Desing für eine Verträglichkeitsstudie
x: angegebene Dosis Verum
p: angegebene Dosis Placebo

	Behandlung					
Proband	D1	D2	D3	D4	D5	D6
1	x		p		x	
2	p		x		x	
3	x		x		p	
4	p		x		x	
5	x		p		x	
6	x		x		p	
7		p		x		x
8		x		p		x
.						
.						
.						

Bioverfügbarkeit/-äquivalenz

Im folgenden geht es um den bei Bioverfügbarkeits- und Bioäquivalenzstudien weit verbreiteten Designtyp, das Cross-over-Design.

Blut- und Urinspiegelmeßwerte unterliegen bekanntermaßen großen interindividuellen Schwankungen, weshalb hier gerne Vergleiche innerhalb der Probanden vorgenommen werden. Im Cross-over-Versuch mit zwei Behandlungsperioden (Tabelle 6) fungieren die Probanden als Blöcke. Jeder Proband stellt zwei Versuchseinheiten zur Verfügung, nämlich seine beiden konsekutiv angeordneten Probandenperioden. Um die Effekte unterschiedlicher Behandlungsreihenfolgen berücksichtigen zu können, erhalten Probanden der ersten Gruppe die Behandlungen in der Reihenfolge (A, B), und die Probanden der zweiten Gruppe erhalten zuerst B und dann A. Die Probanden werden den Reihenfolgen zufällig zugeordnet, was einer Randomisation der Behandlungen innerhalb der Blöcke gleichkommt. Man wird den Versuch in aller Regel so planen, daß beide Reihenfolgen gleich häufig vorkommen.

Tabelle 6. Cross-over-Design, zwei Behandlungen

Proband	Gruppe	Periode 1	Periode 2
1			
2			
3	I	A	B
4			
5			
6			
7	II	B	A
8			

Tabelle 7. Cross-over-Design, vier Behandlungen.
Lateinisches Quadrat (residualbalanciert)

Gruppe	Behandlung			
I	A	B	C	D
II	B	D	A	C
III	C	A	D	B
IV	D	C	B	A

Ob die Behandlungen sich unterscheiden, überprüft man, indem man die Differenz der beiden Behandlungen zwischen den Reihenfolgegruppen vergleicht. Das funktioniert jedoch nur dann, wenn die Überhangeffekte gleich sind, d.h., wenn sich die Tatsache, daß Behandlung A auf B folgt, auf A in der gleichen Weise auswirkt wie die umgekehrte Reihenfolge auf B. Wenn die Überhangeffekte nicht gleich sind, kann man nur die erste Periode für den Behandlungsvergleich heranziehen.

Bei der Versuchsplanung wird man die Cross-over-Anordnung also nur dann erwägen, wenn unterschiedliche Überhänge nicht zu erwarten sind. Hier ist aber Vorsicht geboten! Auch wenn man zwischen die Perioden längere Wash-out-Phasen legt, können durchaus unterschiedliche Überhänge auftreten. Da bei Bioäquivalenzversuchen keine pharmakologischen Wirkungen, sondern Konzentrationen chemischer Verbindungen im Gewebe gemessen werden, sind Cross-over-Versuche in diesem Bereich am weitesten verbreitet. Aber auch hier kann es zu Problemen kommen, wenn irreversible Veränderungen, z.B. Eiweißbindungen, im Spiele sind.

Wählt man nun andererseits eine besonders lange Wash-out-Phase, so fragt es sich, ob die Vorteile des Vergleichs innerhalb der Individuen bestehen bleiben.

Im Falle eines Vergleichs mehrerer Behandlungen - nehmen wir an, die Anzahl sei K - gibt es K-Fakultät unterschiedliche Reihenfolgen der zeitlichen Anordnung. Wegen möglicher Periodeneffekte sollte man nicht überall die gleiche Anordnung verwenden. Es gibt vielfältige Gründe, weshalb man Periodeneffekte nicht grundsätzlich ausschließen sollte. D. Schuirmann, [4] fand z.B. bei 8 von 43 Zweifach-Cross-over-Studien zur Bioverfügbarkeit/-Bioäquivalenz auf dem 5%-Niveau signifikante Periodeneffekte.

Möchte man den Periodeneffekt abspalten, so erreicht man das am besten durch ein Design, in dem Perioden und Behandlungen orthogonal zueinander angeordnet sind. Das wird durch ein Lateinisches Quadrat erzielt; d.h., es werden K Reihenfolgen herangezogen, die die Eigenschaft haben, daß jede Behandlung in jeder Periode genau einmal auftritt (Tabelle 7). Ein ganzzahliges Vielfaches von K Probanden wird dann den Reihenfolgen randomisiert zugeordnet.

Auch für die Anwendung eines Mehrfach-Cross-over muß selbstverständlich vorausgesetzt werden, daß alle Überhangeffekte gleich sind. Um eine geeignete Möglichkeit zur Untersuchung dieser Annahme zu schaffen, werden manchmal 'residualbalancierte' Designs vorgeschlagen. Bei einem solchen Lateinischen Quadrat folgt jede Behandlung genau einmal jeder anderen (Tabelle 7).

Kombinationswirkungen

Die Untersuchung von Kombinationswirkungen kommt zum einen in Verträglichkeitsstudien vor, wenn man wissen möchte, ob eventuell eine gemeinsame Verabreichung verschiedener Substanzen zu unerwünschten Erscheinungen führt; zum anderen ist manchmal die Frage interessant, ob es durch Kombination zu einer Verstärkung der Wirkung kommt, so daß man bereits bei niedrigeren Dosierungen der Einzelsubstanz den gewünschten Effekt erzielt.

Ein Design zur Untersuchung von Kombinationswirkungen wird im allgemeinen eine orthogonale Anordnung haben (Tabelle 8). Im Falle einer festen Kombination möchte man meistens den Effekt dieser Kombination sowohl mit Placebo als auch mit den Einzelsubstanzen vergleichen. Für Studien zur Erforschung von Dosis-Wirkungs-Beziehungen wird man eine entsprechende Anordnung von allen Kombinationen mehrerer Dosisstufen verwenden.

Tabelle 8. Orthogonales Design zur Untersuchung
der Kombinationswirkung von A und B

		Dosisstufen von A			
	0	A1	A2	A3	
Dosisstufen	B1				
von B	B2		A + B		
	B3				

Das in Tabelle 9 aufgeführte Beispiel einer Studie zeigt auch, daß solche
Designs viele Fragen aufwerfen.

Abb. 9. Beispiel für ein Design zur Untersuchung einer Kombinationswirkung
(A: Prostaglandin - Analogon, B: Acetylsalicylsäure, P: Placebo)

Gruppe	Periode										
	1	2	3	4	5	...	13	14	15	16	17
I	P	A1	A2	A3	B1	...	B1	B1 + P	B1 + A1	B1 + A2	B1 + A3
II	P	A1	A2	A3	B2	...	B2	B2 + P	B2 + A1	B2 + A2	B2 + A3

Im Beispiel ist das Ziel der Studie, den verstärkenden Effekt der Verabreichung
von Acetylsalicylsäure (B) vor der Gabe eines Prostaglandin-Analogons (A) auf
die Thrombozyten-Aggregation zu untersuchen.

Nach dem angegebenen Schema werden zwei Behandlungsgruppen gebildet;
in beiden werden mit Placebo beginnend zunächst aufsteigende Dosierungen von
A gegeben; danach wird für mehrere Tage Acetylsalicylsäure verabreicht, um
einen 'steady state' herbeizuführen; die Acetylsalicylsäure-Dosis ist in beiden
Gruppen unterschiedlich. Daran anschließend werden die anfänglichen
Behandlungen in der gleichen Reihenfolge zu den jeweiligen Acetylsalicylsäure-
Verabreichungen addiert.

Hier wird also der Vergleich zwischen den beiden Acetylsalicylsäure-Dosen
durch die Randomisierung gestützt; er ist jedoch möglicherweise nicht sehr
trennscharf, da er interindividuell vorgenommen wird.

Der Vergleich zwischen den verschiedenen Dosierungen von A und den entsprechenden Kombinationen erfolgt intraindividuell; dieser Vergleich ist aber möglicherweise mit Periodeneffekten und Überhangeffekten vermengt.

Zur Vermeidung von Periodeneffekten müßten unterschiedliche Reihenfolgen verwendet werden. Wenn jedoch die Reihenfolgen hinsichtlich der Dosierungen von A am Anfang (ohne B) und am Ende (mit B) nicht übereinstimmen, so enstehen etwaige Überhangeffekte aus unterschiedlichen Konstellationen.

Man macht also offensichtlich starke Annahmen über das Nichtauftreten von Perioden- und Überhangeffekten, um das Design so einfach und übersichtlich zu halten.

Zusammenfassung

Zur Untersuchung von Verträglichkeit, Bioverfügbarkeit und Kombinationswirkungen anwendbare Designs wurden vorgestellt. Bei der Verwendung eines Designs sollten die damit verbundenen Annahmen (z.B. keine Periodeneffekte) einer kritischen Würdigung unterzogen werden. Ein gutes Design muß zur Vereinfachung und darf nicht zur Komplizierung der Studie beitragen.

Literatur
1. Koch GG, Stinnett S, Sollecito WA, Summaray and discussion for experimental design considerations in drug development, Drug Info J, 1990; 24:407-418
2. Metzler CM, VanderLugt JT, Medical and statistical design issues in clinical pharmacology, Drug, Info J, 1990; 24:281-288
3. Rodda BE, Tsiano MC, Bolognese JA, Kersten MK, Clinical Development. In: Pearce KE (ed). Biopharmaceutical statistics for drug development, New York, 1988: 273-328
4. Schuirmann D, Design of bioavailability/bioequivalence studies, Drug Info J, 1990, 24:315-323

Studientypen

R. A. Theodor

L.A.B. Gesellschaft für pharmakologische Untersuchungen mbH & Co, Neu-Ulm

Nach Beendigung der tierexperimentellen Untersuchungen sind die in der Humanpharmakologie zu beantwortenden Fragestellungen für neu entwickelte Moleküle relativ konstant. Diese Fragestellungen werden im Annex zu der EC-GCP-Note-for-Guidance vom 11. Juli 1990 im "Punkt 3: Definition klinischer Prüfungen" in zwei Sätzen zusammengefaßt:

"a) Phase I:
   Erste Studien mit einer neuen aktiven Substanz am Menschen, häufig an gesunden Freiwilligen. Das Ziel ist, eine erste Beurteilung der Sicherheit und erste Hinweise auf das pharmakokinetische/pharmakodynamische Profil der neuen aktiven Substanz zu erhalten."

Nach unserer im Juni 1990 in Berlin getroffenen Definition der Humanpharmakologie können auch noch die zwei folgenden Sätze in diese Betrachtung mit einbezogen werden:

"b) Phase II:
   Therapeutische Pilotstudien. Das Ziel ist, die Wirkung und die Kurzzeit-verträglichkeit der aktiven Substanz in Patienten, die an einer Erkrankung oder einem Zustand leiden, für deren/dessen Behandlung die aktive Substanz vorgesehen ist, zu bestimmen."

Im "Punkt 5" des "Annex" wird nochmals und erheblich ausführlicher über Hintergrund und Anforderungen an humanpharmakologische Studien referiert:

"5. Daten vor Studiendurchführung (Pre-Trial Data)
   Vor der Untersuchung eines neuen Produktes in klinischen Studien müssen chemische, pharmazeutische, tierpharmakologische und -toxikologische Daten über die Substanz und/oder die zu untersuchende pharmazeutische Form vorliegen und kompetent ausgewertet werden. Es wird betont, daß es in der Verantwortung des Sponsors liegt, eine erschöpfende, vollständige

und relevante Materialsammlung, z.B. innerhalb einer Investigator's Brochure, zur Verfügung zu stellen.

Soll eine aktive Substanz in den Phasen II, III oder IV untersucht werden, müssen alle existierenden Forschungsergebnisse aus Studien am Menschen berücksichtigt werden. Bevor Phase-II-Studien initiiert werden, ist das Vorliegen der Ergebnisse vorangegangener humanpharmakologischer Studien unabdingbar. Außer den Wirkungen auf die Zielfunktionen müssen mögliche Wirkungen auf andere Organsysteme in relevanten Dosierungen untersucht worden sein, wobei dies nicht immer bei allen Studien möglich ist. Ergebnisse aus Kinetikstudien mit der aktiven Substanz, ihrer Verteilung und/oder Elimination, unter Umständen bei verschiedenen Verabreichungswegen und Ergebnisse aus anderen Untersuchungen, auf denen die Wahl der Dosis basiert, z.B. Studien zur Untersuchung von Dosis-Wirkungsbeziehungen oder Konzentrations-Wirkungsbeziehungen und Studien zur Verträglichkeit und Sicherheit, müssen berücksichtigt werden. Bevor Phase-III-Studien begonnen werden, müssen die Ergebnisse aus früheren klinischen Studien ausgewertet werden. Die Möglichkeit der Interaktion mit Medikamenten, die andere aktive Substanzen enthalten, muß bedacht werden."

In diesen drei Textstellen aus der EC-GCP-Note-for-Guidance werden bereits die Typen der durchzuführenden Studien aufgezählt:

1. Erstanwendung am Menschen mit Hauptaugenmerk auf Sicherheit und Verträglichkeit
2. Pharmakokinetik einschließlich ADME (Absorption, Distribution, Metabolismus, Exkretion)
3. unterschiedliche Verabreichungswege (einschließlich absoluter Bioverfügbarkeit)
4. erste Pharmakodynamikstudien zur Feststellung von Wirkungs- und Nebenwirkungsbeziehungen in Abhängigkeit von Dosis und/oder Konzentration
5. Interaktionsstudien.

Erstanwendung am Menschen / Sicherheit und Verträglichkeit

Der erste große und oft wichtigste Schritt in der Entwicklung eines neuen Moleküls ist die Erstanwendung am Menschen. Mit diesem Studientyp soll untersucht werden, in wieweit die Ergebnisse aus den Tierversuchen auf den Menschen übertragbar sind. Üblicherweise wird dabei in einem Single-Rising-

Dose Verfahren vorgegangen, wobei für die erste Dosis ca. 1/1000 bis 1/100 der LD50 der empfindlichsten Tierspezies zugrundegelegt wird.

Im Gegensatz zu früheren Auffassungen wird heutzutage nicht mehr die höchste verträgliche Dosis (Maximum Tolerated Dose, MTD) bestimmt, da dieses Vorgehen ein Fortsetzen der Tiertoxikologie mit anderen Mitteln darstellen würde, also eine Art 'Humantoxikologie'. Vielmehr wird versucht, anhand der Tierdaten einen therapeutischen Dosisbereich zu definieren, und diesen im Single-Rising-Dose-Verfahren auf Sicherheit und Verträglichkeit zu prüfen. Im besten Fall treten in dem vorher definierten Bereich keine schweren oder ernsten unerwünschten Wirkungen auf. Selbstverständlich muß der definierte Testbereich einer solchen Studie, soweit es die untersuchte Substanz zuläßt, den erwarteten Dosisbereich um einen bestimmten Faktor übersteigen (z.B. 2 oder 4), um schon früh Daten über die Konsequenzen einer bewußten oder versehentlichen Überdosierung (im Verhältnis zum definierten Dosisbereich) zu erhalten.

Die Ziele dieser Studien sind:

1. Hauptzielgröße
Erfassen der absoluten unerwünschten Wirkungen (UW), sowohl hinsichtlich subjektiver (subjektive Befindlichkeit der Studienteilnehmer) als auch objektivierbarer UW (körperliche Symptome; Veränderung von Laborwerten; Veränderung meßbarer Funktionen wie Blutdruck, Puls; psychometrisch erfaßbare Leistung; etc.)

2. Nebenzielgröße(n)
Erfassen von Wirkungen, die beim Einsatz der Substanz in der Therapie erwünscht sind, bei gesunden Probanden jedoch als relative unerwünschte Wirkungen zu betrachten sind. Dies geschieht durch Erfassen erster pharmakodynamischer Wirkungen (z.B. Blutdrucksenkung bei Anti-Hypertonika; Sedierung oder EEG-Veränderungen bei Tranquilizern; Blutzuckersenkung bei Anti-Diabetika; etc.). In den Untersuchungen kann also neben der Erfassung der allgemeinen Verträglichkeit und Sicherheit der neuen Substanzen auch versucht werden, erste Anhaltspunkte für die erwünschte pharmakodynamische Wirkung zu gewinnen, um auf diesen Ergebnissen basierend aussagekräftige pharmakodynamische Modelle entwickeln zu können, anhand derer wiederum die Pharmakodynamik in entsprechenden Studien an Gesunden oder Patienten untersucht wird.

Da Erstanwendungen zur Untersuchung von Sicherheit und Verträglichkeit aufgrund der unbekannten und primär unvorhersehbaren Wirkungen und Nebenwirkungen nur an kleinen Probandengruppen ethisch vertretbar sind, dabei jedoch ein Maximum an Information gewonnen werden soll, ist für diese Studien eine wohlüberlegte und detaillierte Planung notwendig.

Die in der Note-for-Guidance in "Kapitel 2: Verantwortlichkeit, Sponsor" im "Punkt 2.3.b" beschriebenen Pflichten des Sponsors dürfen im Laufe keiner klinischen Prüfung relativiert werden, im Rahmen von Erstanwendungen haben sie jedoch ultimative Bedeutung:

"Der Sponsor muß, als Voraussetzung für die Planung der Studie, den Prüfer informieren über die chemisch/pharmazeutischen, toxikologischen, pharmakologischen und klinischen Daten (eingeschlossen frühere und noch laufende Studien), die angemessen sein müssen, um Art, Umfang und Dauer der geplanten Studie zu rechtfertigen. Der Sponsor muß den Prüfer von jeder relevanten neuen Information, die im Laufe der Studie verfügbar wird, in Kenntnis setzen. Alle relevanten Informationen müssen in der Investigator's Brochure enthalten sein. Diese muß vom Sponsor ergänzt oder auf den aktuellen Stand gebracht werden, sobald neue relevante Informationen erhalten oder verfügbar werden."

Zum Design von Erstanwendungsstudien in ansteigender Dosierung gibt es immer wieder Diskussionen. Die drei am häufigsten diskutierten Alternativen sind:

1. Parallele Gruppen, von denen jede Gruppe jeweils nur eine Dosis erhält. Alle notwendigen Daten können erhoben werden, ohne den einzelnen Studienteilnehmer zu sehr zu belasten oder zu gefährden. Zudem erhält man dadurch innerhalb einer Studie Daten einer relativ hohen Anzahl von Probanden (z.B. 6 Probanden in jeweils einer von 5 Dosishöhen ergibt Daten von 30 Personen).

2. Eine einzige Gruppe, die alle Dosierungen erhält, um einigermaßen verläßliche Daten über Vertäglichkeit zu erhalten, die unabhängig von interindividueller Variabilität sind. Das Risiko für die Probanden muß dabei in einem vernünftigen Nutzen/Risiko-Verhältnis stehen. Allerdings kann am Schluß nur auf Daten von 6 Personen zurückgegriffen werden, und die Studie dauert meist recht lange, da die wash-out Zeiten zwischen aufeinanderfolgenden Durchgängen unter Umständen zwei und mehr Wochen betragen können.

3. Es werden mehrere Gruppen gebildet, die versetzt behandelt werden, z.B. Gruppe 1 mit Dosis 1, 3 und 5, Gruppe 2 mit Dosis 2, 4 und 6. Wir erhalten hier Daten von 12 Personen, von denen jede 3 unterschiedlich hohe Dosen bekommen hat. Es kann somit inter- und intra-individuell verglichen werden, die Zahl der Probanden hält sich insgesamt in Grenzen und trotzdem werden mehr Personen untersucht als bei einem Design mit nur eine Gruppe. Zudem verlängert sich für den Einzelnen die wash-out Zeit ohne daß die Studie länger dauert. Meines Erachtens ein sehr guter Kompromiß zwischen allen Forderungen.

Bei Studien zur Untersuchung von Verträglichkeit muß immer ein Placebodurchgang eingeschlossen werden, um echte Substanzwirkungen von subjektivem Mißempfinden abtrennen zu können. Darüberhinaus ist eine Verblindung zumindest der Studienteilnehmer hinsichtlich Verum und Placebo zu fordern. Einer echten Doppelblindstudie wäre auf jeden Fall der Vorzug zu geben. Leider ist eine völlige Doppelverblindung bei aufsteigenden Dosierungen und damit eventuell linear ansteigenden UW nicht möglich, trotz oder gerade wegen der Placeboteilnehmer: diese werden bei Substanzen mit geringer Verträglichkeit selbst unter Berücksichtigung gruppendynamischer Prozesse subjektiv meist nicht so schwer 'leidend' sein. Objektive Parameter wie Laborergebnisse sind noch leichter zuzuordnen. Dennoch sollte der Gedanke an eine möglichst weitgehende Verblindung nicht schon allein aufgrund dieser Überlegungen abgetan werden.

Bei Substanzen, von denen vermutet werden kann, daß sie viele oder schwere Nebenwirkungen für gesunde Studienteilnehmer haben könnten, sollte die Durchführung mit einem oder zwei sogenannten Dose-Leadern geplant werden. Hierbei erhalten immer ein bis zwei Probanden eine Dosis, die um mindestens eine Stufe höher liegt als für den Rest der Teilnehmer. Um eine Single-Rising-Dose Studie im Dose-Leader-Verfahren einigermaßen doppelblind zu erhalten, sind allerdings zwei Placebodurchgänge für alle Studienteilnehmer erforderlich, die zwischen die Verumgaben hineinrandomisiert werden. D.h. die Studie hat zwei Durchgänge mehr als Dosisstufen untersucht werden. Ein Randomisierungsschema für eine solche Studie könnte wie folgt aussehen:

Proband:	1 (D)	2 (D)	3	4	5	6
Durchgang:			Behandlung			
1	I	I	P	P	P	P
2	II	II	P	I	I	I
3	III	III	I	P	II	II
4	IV	IV	II	II	P	III
5	P	P	III	III	III	IV
6	P	P	IV	IV	IV	P

(D): Dose Leader; I-IV: ansteigende Dosisstufen; P: Placebo

Pharmakokinetikstudien

- Single-Dose-Pharmakokinetik
- absolute Bioverfügbarkeit
- Multiple-Dose/Steady-State-Pharmakokinetik
- Dosisproportionalität nach Single- und/oder Multiple-Dose
- Interaktionsstudien
- Pharmakokinetikstudien an Sonderkollektiven

Zu den hier genannten Studien sind viele verschiedene Designs denkbar und hinlänglich bekannt.

Eine Anmerkung zu Interaktionsstudien: Diese Studien können nicht immer im Single-Dose-Design durchgeführt werden. Weisen Substanzen, sei es die zu untersuchende oder die interagierende, enzyminduzierende oder -hemmende Wirkung auf oder werden beide Substanzen über den selben metabolischen Weg verstoffwechselt, ist die Untersuchung im Steady-State notwendig, da nur so die tatsächlichen Interaktionen bei dauerbehandelten Patienten einigermaßen korrekt widergespiegelt werden können.

Biotransformationstudien

- Untersuchung von Absorption, Distribution, Metabolismus und Exkretion (ADME)

Auch hier gilt das oben gesagte zu Stoffwechselwegen und Studiendesign: im Zweifelsfall sollte die Untersuchung nach Single-Dose und im Steady-State erfolgen. Wird eine Multiple-Dose ADME-Studie mit radioaktiv markierter

Substanz geplant, soll die Aufsättigung mit kalter Substanz erfolgen und erst die
letzte Dosis radioaktiv markiert werden.

Pharmakodynamikstudien an gesunden Probanden

• EEG-Ableitung und Durchführung gezielter psychometrischer Untersuchungen bei ZNS-aktiven Substanzen
• EKG-Veränderungen bei kardial wirksamen Substanzen
• gezielte Untersuchung der Zielgrößen, auf die die Substanz wirkt (Vital Signs,
  Labor, etc.)

Pharmakodynamische Untersuchungen können unter Umständen in die bereits
genannten Kinetikstudien integriert werden, soweit sie die Zielgröße
Pharmakokinetik nicht stören. Das Eingehen von Kompromissen bei multiplen
Fragestellungen innerhalb einer Studie gefährdet die Aussagekraft aller
erhobenen Daten, seien sie kinetischer oder dynamischer Natur. Damit wird der
Zweck dieser Studien in Frage gestellt. Dabei stellt sich auch die Frage, ob ein
solches Vorgehen ethisch noch vertretbar ist: eine Studie, deren Datenqualität
absehbar zu wünschen übrigläßt, darf nicht durchgeführt werden. Vergleiche EC-
Note-for-Guidance, "Kapitel: Statistik "unter "Punkt 4.3: Studiendesign"

*"Die wissenschaftliche Integrität und die Kredibilität der generierten Daten
hängen zu allererst vom Studiendesign ab. Der Prüfplan muß deshalb
Maßnahmen zur Vermeidung von Streuungen oder Verzerrungen (Bias)
beschreiben."*

Sofern ein ungestörtes Nebeneinander von Zielen nicht mit Sicherheit
gewährleistet werden kann, müssen Prioritäten definiert und eingehalten werden.
Unter Umständen müssen für unterschiedliche Fragestellungen auch jeweils
eigene Studien durchgeführt werden.

Pharmakokinetikstudien an Sonderkollektiven

• Studien an älteren Probanden
• Studien an leberinsuffizienten Probanden
• Studien an niereninsuffizienten Probanden
• Studien an weiteren Sonderkollektiven (z.B. an post-menopausalen Frauen)
• Studien an 'symptomatischen Probanden', die an einer Erkrankung leiden, zu
  deren Behandlung die neue Substanz vorgesehen ist

Die beste Datenqualität mit der höchsten Aussagekraft wird in Studien mit Matched-Pairs-Design erzielt. In diesen Studien wird jeweils eine Person aus einem Sonderkollektiv mit einer gesunden Person gleichzeitig behandelt und untersucht (z.B. bei Leberinsuffizienzstudien wird ein Zirrhotiker mit einer gesunden Person gleichen Alters, Geschlechts, Gewichts, etc. 'gematcht'; bei Studien mit Älteren wird ein älterer Studienteilnehmer mit einem jungen gleichen Geschlechts, Gewichts, etc. 'gematcht'). Damit sind äußere Einflüsse auf die Vergleichbarkeit der Daten weitestgehend ausgeschlossen, da die Umgebung, die Zeit und die Standardisierung zumindest für die jeweiligen Paare ein Höchstmaß an Übereinstimmung aufweisen, was der vorher zitierten Stelle aus der Note-for-Guidance hinsichtlich Biasvermeidung entspricht.

Ganz allgemein gilt für diese Studien sinngemäß dasselbe wie für Kinetikstudien an Gesunden, jedoch muß auf Besonderheiten dieser Populationen bei der Planung und Durchführung Rücksicht genommen werden. Ältere und kranke Menschen sind bei weitem nicht so stark belastbar wie junge Gesunde, selbstverständliches Übertragen von Anforderungen von Jungen oder Gesunden auf Ältere oder Kranke kann eine Studie unter Umständen gänzlich unmöglich machen. Eine sehr kritische Nutzen/Risiko-Abwägung ist für alle Studien notwendig, eine Fehleinschätzung kann aber in Fällen mit älteren oder organinsuffizienten Studienteilnehmern besonders ungünstige Auswirkungen haben.

Geeignete Populationen

G. Pabst
L.A.B. Gesellschaft für pharmakologische Untersuchungen mbH & Co, Neu-Ulm

Einleitung

Die Auswahl bzw. das Festlegen einer für die jeweilige Prüfung geeigneten Studienpopulation erfolgt im Spannungsfeld zwischen dem Studienziel, der praktischen Durchführbarkeit und ethischen Anforderungen, wobei der Ethik eine gewisse Sonderrolle zukommt. Im Sinne der praktischen und einfachen Rekrutierung der Studienteilnehmer dürfte es überhaupt keine Ein- und Ausschlußkriterien geben, für eine möglichst exakte Aussage zum Studienziel wünscht man sich 1000 identische Probanden, und vom Standpunkt der Ethik wäre es vorzuziehen, daß alles in vitro anstatt in vivo untersucht werden könnte.

Die Studienpopulation wird in den Ein- und Ausschlußkriterien festgeschrieben, die also die Auswahl eines Kollektivs gewährleisten sollen, mit dem das Studienziel bestmöglich - und das heißt in der Regel auch mit der geringsten Anzahl an Studienteilnehmern - erreicht werden kann. Andererseits sollen die Ein- und Ausschlußkriterien, als ethische Anforderung, sicherstellen, daß für die Studienteilnehmer keine unvertretbaren gesundheitlichen oder sozialen Risiken bestehen. In dieser Arbeit soll nicht näher auf die ärztlichen Kriterien eingegangen werden, die z.B. während einer Einschlußuntersuchung abgeklärt werden können, sondern hier sollen die demographischen Kriterien, die festgelegt werden könnten, diskutiert werden (ausschl. Rasse, vgl. [1]). Die nachfolgenden Ausführungen beziehen sich dabei im wesentlichen auf solche humanpharmakologische Prüfungen, bei denen die Pharmakokinetik von vorrangigem Interesse ist.

Harmonisierung des Kollektivs, Übertragbarkeit der Ergebnisse auf die Zielpopulation

Bei Pharmakokinetikstudien ist der absolute Wert der wichtigsten pharmakokinetischen Kenngrößen zu bestimmen. Es handelt sich also um ein Schätzproblem. Eine Harmonisierung des Kollektivs führt in der Regel zu geringeren Streuungen und damit zu einer besser abgesicherten Schätzung der Zielparameter. Die Ergebnisse einer Pharmakokinetikstudie sollen aber nach Möglichkeit auch eine Verallgemeinerung auf die Zielpopulation erlauben, und die Studienpopulation sollte daher vorzugsweise repräsentativ für die Zielpopulation sein. Eine Harmonisierung des Kollektivs führt damit zu einem teilweisen Verlust der Verallgemeinerungsmöglichkeiten.

Bei einer Äquivalenzfragestellung interessiert die absolute Größe der abgeleiteten pharmakokinetischen Parameter nicht so sehr, sondern das Hauptinteresse konzentriert sich auf den Vergleich der zu untersuchenden Präparate oder Behandlungsbedingungen. Wenn nun die Studie wie allgemein üblich im randomisierten Cross-over-Design durchgeführt wird, bietet sich als statistisches Auswertungsverfahren die Varianzanalyse an mit der Konsequenz, daß probandenspezifische Effekte abgespalten werden können. Die Trennschärfe und damit die Aussagefähigkeit der Studie hängt dann nicht mehr von der interindividuellen Varianz ab, der Varianz zwischen den Probanden, sondern im wesentlichen nur noch von der intraindividuellen Varianz, der Varianz innerhalb des Studienteilnehmers. Da sich also die interindividuelle Varianz herausrechnet, ist eine Harmonisierung des Probandenkollektivs insofern nicht notwendig.

Es bleibt zu bedenken, daß die implizite Annahme, daß von einer Äquivalenz bei gesunden Freiwilligen auf eine Äquivalenz in der i.a. recht heterogenen Population der behandlungsbedürftigen Kranken geschlossen werden kann, bisweilen auf größere Skepsis stößt. Um dieser prinzipiellen Kritik etwas entgegenzuwirken, wäre auch bei Äquivalenzfragestellung eine etwas breiter gefaßte Studienpopulation von Vorteil.

Größe und Gewicht

Weil Größe und Gewicht - nicht unbedingt im Einzelfall, jedoch in der Gesamtbevölkerung - miteinander korreliert sind, ist es nicht sinnvoll, separate Grenzwerte für diese beiden Parameter vorzuschreiben, sondern es wird i.a. ein Gewicht innerhalb gewisser, von Geschlecht und Größe abhängiger Grenzen gefordert. Die z.T. immer noch angewandte Broca-Formel ist hierfür allerdings nicht besonders geeignet, denn sie läßt die unterschiedlichen Konstitutionstypen außer acht. Die Metropolitan-Life-Tabellen sind der derzeit am weitesten verbreitete Standard. Dort werden Normalbereiche angegeben für das Gewicht in Abhängigkeit von Geschlecht, Größe und Körperbau.

Ein- und Ausschlußkriterien wie z.B. "Gewicht innerhalb von ±15% des Normalbereichs" sind einerseits für die Probandensicherheit wichtig, aber sie haben auch Sinn bei reinen Äquivalenzuntersuchungen, denn Über- oder Untergewicht ist nach Definition kein Normalzustand und es muß daher mit Gewichtsveränderungen im Laufe der Studie gerechnet werden.

Alter

Viele Körperfunktionen verändern sich mit zunehmendem Lebensalter, und demzufolge muß über mögliche Altersgrenzen nachgedacht werden, vorausgesetzt daß nicht vom Studienziel her bedingt eine gewisse Altersgruppe von vornherein auszuwählen ist.

Das Mindestalter sollte die Volljährigkeit sein, aber die Festlegung eines Höchstalters ist zu hinterfragen, insbesondere bei Substanzen, bei denen keine mit dem Lebensalter korrelierten Veränderungen der Pharmakokinetik zu erwarten sind. Hier kommt stark der Praktikabilitätsgesichtspunkt zum Tragen, denn selbst mit einer Reduktion des Höchstalters um nur 10 Jahre, z.B. von 50 auf 40 Jahre, wird bereits die Anzahl potentieller Studienteilnehmer stark eingeschränkt.

Um den Einfluß geänderter Altersgrenzen auf die Aussagefähigkeit einer Studie mit Äquivalenzfragestellung abschätzen zu können, werden Informationen darüber benötigt, ob die intraindividuelle Varianz des Zielparameters altersbedingt ab- oder zunimmt oder annähernd gleich bleibt. Derartige Ergebnisse sind aus der Literatur nicht bekannt, jedoch läßt sich der Erfahrungsschatz der L.A.B., ergänzt durch die von Blume und Mutschler [2] publizierten Angaben zur Bioäquivalenz deutscher Generika, entsprechend aufbereiten.

Als Beispiel wurde die Substanz Nifedipin gewählt, und zwar C_{max}, die Maximalkonzentration, denn C_{max} variiert beim Nifedipin intraindividuell so stark, daß der statistische Äquivalenznachweis für diesen Parameter eine höhere Zahl von Studienteilnehmern erforderlich macht, als z.B. bei ausschließlicher Betrachtung der AUC notwendig wäre.

Da eine ausreichend große Datenbasis vorliegt, um zuverlässige Schlüsse daraus ziehen zu können, kann die Auswertung eingeschränkt werden ausschließlich auf Studien, bei denen ein schnell freisetzendes 10-mg-Präparat untersucht wurde. Ausgewertet wurde der intraindividuelle maximale Restfehler in der Varianzanalyse nach logarithmischer Transformation.

In Tabelle 1 erkennt man, daß es nur geringfügige alterskorrelierte Änderungen der intraindividuellen Varianz gibt mit einem leichten Trend zu einer niedrigeren Varianz bei älteren Studienteilnehmern - und das hieße, daß es vorteilhaft wäre, Probanden im Alter über 30 Jahre zu rekrutieren. Dieser Trend könnte allerdings auch ein Artefakt sein, denn bei erheblich mehr Studienteilnehmern in den unteren Altersklassen sind dort auch mehr der seltenen Fälle einer verzögerten Absorption zu beobachten, was natürlich Auswirkungen auf die Varianz hat.

Tabelle 1. Intraindividuelle Varianz von ln (C_{max}) von Nifedipin nach Einmalgabe von 10 mg in schnell freisetzenden Arzneiformen. Varianz ausgedrückt als Variationskoeffizient

Altersgruppe	n	Mittelwert	Std.Abw.
18-24 J.	89	28,1%	21,9%
25-29 J.	89	24,2%	21,8%
30-39 J.	73	19,2%	17,9%
40-50 J.	20	18,5%	15,0%
Geschlecht			
männlich	233	24,3%	21,0%
weiblich	39	19,8%	17,5%

Geschlecht

Die meisten humanpharmakologischen Studien werden ausschließlich an Männern durchgeführt, aber es ist zu fragen, ob sich Untersuchungen an Männern auch auf das weibliche Geschlecht verallgemeinern lassen. Wenn man auf Frauen in Studien verzichtet, reduziert sich zudem die Zahl der möglichen Studienteilnehmer um mehr als die Hälfte, und die Probandensuche wird erschwert.

Die Einbeziehung von Frauen in humanpharmakologische Untersuchungen ist bekanntlich problematisch: Bei Frauen sind vorerst strengere ethische Kriterien zu beachten, beispielsweise sollte eine Schwangerschaft mit Sicherheit ausgeschlossen werden. Frauen ohne sicheren Empfängnisschutz dürfen demnach nicht an humanpharmakologischen Studien teilnehmen - und dieses Kriterium schließt viele Frauen von der Teilnahme aus.

Bei Untersuchungen von Hormonpräparaten machen die endogenen Hormonspiegel eine Baseline-Korrektur erforderlich - und dies ist immer etwas problematisch. Aber auch wenn keine Hormonpräparate zu untersuchen sind, bereiten die bei Frauen im gebärfähigen Alter unvermeidlichen hormonell bedingten, d.h. mit dem Zyklus korrelierten Variationen der Körperfunktionen Probleme - vor allem beim extrazellulären Flüssigkeitshaushalt; aber es gibt

kaum einen Parameter, für den nicht bereits irgendwann einmal zyklusabhängige
Schwankungen behauptet worden wären - bis hin zur Magenentleerung, von der
berichtet wird, daß sie in der Lutealphase des Zyklus langsamer sei als in der
Follikelphase [3].

Bei der intraindividuellen Varianz von C_{max} von Nifedipin (Tabelle 1) ist der
Unterschied zwischen Männern und Frauen nicht besonders ausgeprägt, jedoch
wurde bei den Frauen die niedrigere Varianz gefunden - und es gibt hier keinen
Grund, die Frauen auszuschließen. Aber dies gilt ohne weitere Belege vorerst nur
für C_{max} von Nifedipin.

Patienten oder gesunde Freiwillige

Eine wesentliche Frage ist, ob humanpharmakologische Untersuchungen vorzugsweise an Patienten oder an gesunden Freiwilligen durchgeführt werden
sollten [4].

Wenn es noch keine Humandaten zur Wirkung gibt, z.B. bei Toleranzstudien,
sind Patientenstudien ethisch fragwürdig, denn den Patienten müßte eine wirksame Therapie vorenthalten werden. Sobald es aber genügend Unterlagen zur
Wirksamkeit gibt, ist zu überlegen, ob es nicht sinnvoller sein kann, auch die
Untersuchungen zur Pharmakokinetik an Patienten durchzuführen, denn es
interessiert ja gerade die Pharmakokinetik des Wirkstoffes in der Zielpopulation,
und das sind die Patienten. Bei manchen Substanzen, wie z.B. Zytostatika, sind
aus ethischen Gründen wiederum Untersuchungen an Gesunden von vornherein
ausgeschlossen. Untersuchungen zur Pharmakokinetik, die meist invasiv sind,
weil z.B. zahlreiche Blutproben entnommen werden, und bei denen ein streng
festgeschriebener Prüfplan zu beachten ist, können allerdings manchen
Patientengruppen nicht zugemutet werden. Aus diesen Gründen ist es auch
erheblich einfacher, Probanden für eine Pharmakokinetikstudie zu rekrutieren als
Patienten. Patienten erhalten meist auch andere weitere Medikamente, die nicht
ohne weiteres abgesetzt werden können, die aber die Ergebnisse in unbekannter
Weise beeinflussen könnten. Bei Patienten ist häufig auch eine zusätzliche
medizinische Überwachung erforderlich, u.U. mit stationärem Aufenthalt,
während Probandenstudien zu einem gewissen Teil ambulant durchgeführt
werden können. Nicht zuletzt ist Krankheit kein stationärer Zustand, sondern es
gibt unterschiedliche Krankheitsstadien, was die Varianz erhöht. Schließlich,
wenn der Wirkstoff tatsächlich die gewünschte Wirksamkeit hat, ist die Situation
des Patienten nach der Behandlung anders als vor der Behandlung - was ein
Cross-over-Design unmöglich macht mit der Folge, daß für eine gleich scharfe
Aussage eine höhere Fallzahl benötigt wird.

Aus diesen Gründen werden die meisten Pharmakokinetikstudien an
Probanden und nicht an Patienten durchgeführt.

Allerdings, bevor man sich für Probanden als die Studienpopulation entscheidet, ist zu überlegen, ob die zu gewinnenden Daten auf die klinische Situation extrapoliert werden können. Dies erfordert die Beantwortung von zwei Fragen:

* Ob die Krankheit, die behandelt werden soll, die Pharmakokinetik des Medikaments oder die zu untersuchende Variable eventuell beeinflußt. Dies hätte zur Folge, daß Ergebnisse von gesunden Probanden von dem abweichen könnten, was bei Patienten zu beobachten ist.
* Ob die Ergebnisse der abgegrenzten Studienpopulation auf den gesamten demographischen Bereich der Patientenpopulation extrapoliert werden können.

Beide Überlegungen sind wichtig, und die Antwort auf diese Fragen erfordert umfangreiche Kenntnisse und große Erfahrung.

Sonderkollektive

Immer wieder ist es angebracht, die Pharmakokinetik eines Wirkstoffes auch in Sonderkollektiven zu untersuchen, z.B. bei Leber- oder Niereninsuffizienten, bei postmenopausalen Frauen, bei Personen mit einem abweichenden Metabolisierungsmuster, bei Senioren [5], bei Kindern und Jugendlichen, bei schwangeren Frauen oder stillenden Müttern (Grundsätze [6], Absatz 3.2) usw. Diese Sonderkollektive können entweder als besondere Patientengruppen an der zu behandelnden Krankheit leiden oder auch nicht, sollten dann aber zu den potentiellen Patienten gehören. Vereinfachend sei deshalb im Nachfolgenden von Patientengruppen gesprochen.

Untersuchungen bei den genannten Sonderkollektiven müssen besonders strengen ethischen Kriterien genügen. Pharmakokinetikstudien in spezifischen Gruppen sind nur dann gerechtfertigt - oder sogar notwendig -, wenn derartige Patienten zur therapeutischen Zielgruppe gehören und wenn das pharmakokinetische Profil relevante Abweichungen bei diesen Patienten erwarten läßt [7]. Grob gesagt, wenn ein Medikament auch für eine Anwendung bei bestimmten Patientengruppen vorgesehen ist, ist eine Dokumentation erforderlich, daß tatsächlich mit dem vorgeschlagenen Dosierungsschema die angestrebte Konzentration erreicht wird. Um diese Fragen abzuklären, wird aber häufig auch ein wesentlich reduziertes Studiendesign ausreichend sein.

Zusammenfassung

Die obigen Ausführungen lassen sich folgendermaßen zusammenfassen: Wenn Unterschiede zwischen den verschiedenen zur Verfügung stehenden Kollektiven, z.B. nach Alter, Geschlecht, gesund/krank erwartet werden oder nicht ausgeschlossen werden können, sind in der Regel auch die Kollektive für sich zu untersuchen, oder die Studienpopulation ist entsprechend zu stratifizieren. Wenn es aber keine Unterschiede gibt, besteht keine Notwendigkeit, die Studienpopulation einzuschränken und damit die Durchführung der Studie zu erschweren.

Eine optimale Studienpopulation zu definieren, die gut geeignet ist, das Studienziel zu erreichen, dabei keine unüberwindbaren Hindernisse für die Rekrutierung und damit die Durchführbarkeit der Studie aufwirft und auch noch ethischen Kriterien genügt, ist keine leichte Aufgabe, aber es handelt sich um einen sehr wichtigen Schritt bei der Studienkonzeption.

Literatur
1. Weissmann, A: On the designation of race in clinical pharmacology reports. Drug Information J 23 (1989), 679-685
2. Blume, H, Mutschler, E, Hrsg: Bioäquivalenz. Qualitätsbewertung wirkstoffgleicher Fertigarzneimittel, Anleitung - Methoden - Materialien. Govi-Verlag Frankfurt/Main 1989
3. Gill, RC, Murphy, PD, Hooper, HR, Bowes, KL, Kingma, YJ: Effect of the menstrual cycle on gastric emptying. Digestion 36 (1987), 168-174
4. Brazell, RK, Colburn, WA: Controversy I: Patients or healthy volunteers for pharmacokinetic studies? J Clin Pharmacol 26 (1986), 242-247
5. Kittler, ME: The elderly in clinical trials: Regulatory concerns. Drug Information J 23 (1989), 123-137
6. Der Bundesminister für Jugend, Familie, Frauen und Gesundheit: Bekanntmachung von Grundsätzen für die ordnungsgemäße Durchführung der klinischen Prüfung von Arzneimitteln. BAnz (1987), 16617
7. Salmonson, T, Rane, A: Clinical pharmacokinetics in the drug regulatory process. Clin Pharmacokinet 18 (1990), 177-183

Dokumentenerstellung

Der Prüfplan

T. Mager

Institut für Humanpharmakologie, Schering AG, Berlin

Eine Beschreibung des Prüfplan-Umfeldes, eine kurze Kommentierung ausgewählter "Grundsätze für die ordnungsgemäße Durchführung der klinischen Prüfung von Arzneimitteln" (BAMZ. S 16617 v. 09.12.1987) und das Beispiel der formalen Gestaltung und Gliederung eines Prüfplans der Humanpharmakologie der Schering AG sind die 3 wesentlichen Abschnitte der folgenden Ausführungen.

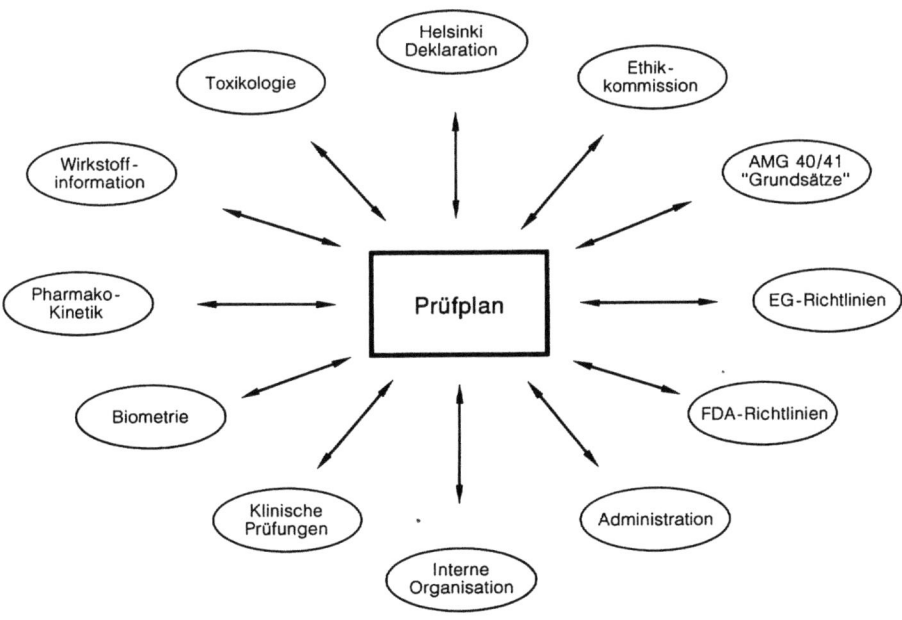

Abb. 1. Umfeld

Das auf Abb. 1. skizzierte "Umfeld" eines Prüfplans setzt sich aus
Gesetzen/Richtlinien, Regularien und fachlichen Inhalten zusammen. Allen
Bereichen gemeinsam ist ein Einfluß auf die Gestaltung eines Prüfplans, sei es
auf einer formalen, prozeduralen oder inhaltlichen Ebene. Entsprechend läßt sich
das zunächst recht komplex wirkende Umfeld eines Prüfplans zur Vereinfachung
in 3 verschiedene Bereiche einteilen.

Der Bereich höchster Priorität bezieht sich auf das Arzneimittelgesetz (AMG)
und die "Grundsätze für die ordnungsgemäße Durchführung der klinischen
Prüfung von Arzneimitteln", auf die Helsinki- Deklaration des Weltärztebundes
in der zuletzt revidierten Fassung von 1989 (Hongkong), auf Leitlinien, wie sie
sich in den EG-Guidelines wiederfinden und Vorschriften der Food and Drug
Administration (FDA) der Vereinigten Staaten (Abb. 2).

Ein weiterer Bereich betrifft die fachlichen Inhalte, vertreten durch die
Beziehungen   zu   Fachabteilungen   wie   Biometrie,   Pharmakokinetik,
Pharmakologie/Toxikologie, spezielle Pharmakologie und auch die Verknüpfung
zu anderen klinischen Prüfungen im Rahmen von Netzplänen.

Ein dritter Bereich umfaßt die interne Organisation der Abteilung oder des
Institutes, wo eine klinische Prüfung durchgeführt wird, und die Administration,
die sich im Verhältnis zum Auftraggeber oder Sponsor ausdrückt.

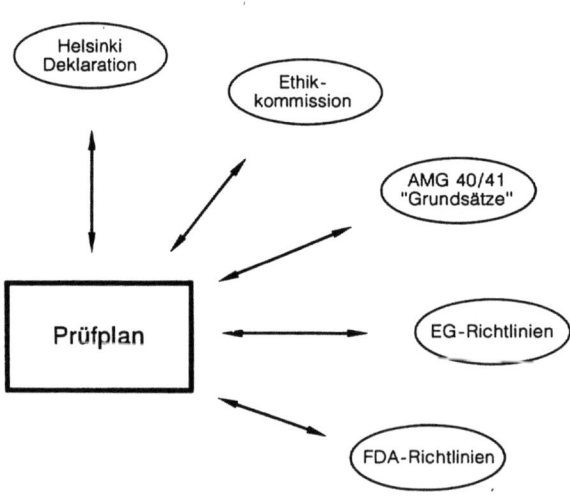

Abb. 2. Gesetze und Richtlinen

Grundlage für die Tätigkeit innerhalb der Humanpharmakologie sind deutsche Gesetze, Verordnungen und Richtlinien. Diese müssen berücksichtigt und eingehalten werden; ihre Einhaltung wird durch zuständige Behörden überprüft. Grundlage für humanpharmakologische Prüfungen ist somit das Arzneimittelgesetz in seiner zuletzt geänderten Version vom 11.04.1990 und hier vor allem der 7. Abschnitt "Schutz des Menschen bei der klinischen Prüfung."

• *AMG Paragraph 40:*
"Die klinische Prüfung eines Arzneimittels darf beim Menschen nur durchgeführt werden, wenn und solange...

7. der Leiter der klinischen Prüfung durch einen für die pharmakologisch toxikologische Prüfung verantwortlichen Wissenschaftler über die Ergebnisse der pharmakologisch-toxikologischen Prüfung und die voraussichtlich mit der klinischen Prüfung verbundenen Risiken informiert worden ist,

7.a ein dem jeweiligen Stand der wissenschaftlichen Erkenntnisse entsprechender Prüfplan vorhanden ist..."

Unter Punkt 7.a wird von einem Prüfplan gesprochen, dessen Inhalte in den "Grundsätzen für die ordnungsgemäße Durchführung der klinischen Prüfung von Arzneimitteln" (BAMZ. S.16617 v. 09.12.1987) unter Abschnitt 2.5 konkretisiert und als Mindestinhalt definiert werden. Anhand der in den "Grundsätzen" genannten Mindestinhalte wird überprüft, ob ein dem jeweiligen Stand der wissenschaftlichen Erkenntnis entsprechender Prüfplan vorliegt.

• *"Klinische Prüfung im Sinne des Arzneimittelgesetzes ist die Anwendung eines Arzneimittels zu dem Zweck, über die Behandlung im Einzelfall hinaus nach einer wissenschaftlichen Methodik (Prüfplan) Erkenntnisse über den therapeutischen Wert des Arzneimittels zu gewinnen"* (entsprechend Abschnitt 1.2 der "Grundsätze", Dr. A. Sander 1988).

Bei der Festlegung dieses gesetzlichen Rahmens hat man sich an den ethischen Normen orientiert, die weltweit anerkannt sind und sich in der Helsinki-Deklaration des Weltärztebundes niedergeschlagen haben. Medizinische Ethik und staatliche Normen bilden deshalb keine Gegensätze, sondern lassen sich miteinander in Verbindung bringen.

§ 40 Abs. 1 Nr. 1 des AMG fordert, daß mit der klinischen Prüfung notwendiger Weise verbundene Risiken, gemessen an der voraussichtlichen Bedeutung des Arzneimittels für die Heilkunde, ärztlich vertretbar sein müssen. In erster Linie muß die ärztliche Vertretbarkeit an den weltweit anerkannten ethischen Normen gemessen werden. Diese Grundsätze werden somit einer richterlichen Entscheidung zugänglich gemacht. In der revidierten Deklaration von Helsinki (Hongkong 1989) heißt es:

Abschnitt I

Nr. 2:
"Die Planung und Durchführung eines jeden Versuchs am Menschen sollte eindeutig in einem Versuchsprotokoll niedergelegt werden; dieses sollte einem besonders berufenen unabhängigen Ausschuß zur Beratung, Stellungnahme und Orientierung zugeleitet werden."

Nr. 3:
"Biomedizinische Forschung sollte am Menschen nur von wissenschaftlich qualifizierten Personen und unter Aufsicht eines klinisch erfahrenen Arztes durchgeführt werden."

Nr. 12:
"Das Versuchsprotokoll sollte stets die ethischen Überlegungen im Zusammenhang mit der Durchführung des Versuches darlegen und aufzeigen, daß die Grundsätze dieser Deklaration eingehalten sind."

Abschnitt III ("nicht therapeutische biomedizinische Forschung am Menschen")

Nr. 4:
"Bei Versuchen am Menschen sollte das Interesse der Wissenschaft und der Gesellschaft niemals Vorrang vor den Erwägungen haben, die das Wohlbefinden der Versuchsperson betreffen."

Die Maßstäbe für die klinische Prüfung am gesunden Probanden sind besonders streng, weil der Vorteil ausschließlich von Dritten oder der Gemeinschaft genutzt werden kann. Potentielle Nachteile müssen dagegen vom Probanden voll übernommen werden. Die ethische Leistung ist deshalb als sehr hoch zu bewerten. Dem Probanden muß daher ein hoher Vertrauensschutz an die medizinische Berechtigung zur Durchführung der klinischen Prüfung entgegengebracht werden. Dies bedeutet im Einzelfall, daß die klinische Prüfung am Probanden höchsten qualitativen Ansprüchen genügen muß. Es ist äußerst bedenklich, klinische Prüfungen am Probanden zu wiederholen, wenn aufgrund unzureichender Planung das Hauptzielkriterium verfehlt wurde. Bei der Erstellung eines Prüfplans und der damit verbundenen konkreten Prüfplanung ist aus diesem Grunde besondere Sorgfalt geboten.

Der Prüfplan ist nicht nur Ausgangsbasis für die Durchführung einer klinischen Prüfung, sondern dient auch den Ethikkommissionen als Grundlage hinsichtlich der Beurteilung und Beratungen. Gemäß § 1 Abs. 4 der Musterberufsordnung (MBO) besteht für Ärzte, die klinische Prüfungen durchführen, die Berufspflicht, eine Ethikkommission anzurufen, die in unserem Lande von den Landesärztekammern und Universitäten als sog. "amtliche" Kommissionen eingerichtet sind und Priorität haben gegenüber privaten Ethikkommissionen, deren Anrufung zusätzlich jedoch nicht untersagt ist. Die Anforderung gegenüber einer Ethikkommission ist in den bereits genannten Leitlinien definiert. Hervorzuheben sind eine besondere Qualifikation, Unabhängigkeit und Vertraulichkeit. Die Aufgabe besteht in der Beurteilung ethischer und rechtlicher Probleme, somit einer Überprüfung, ob eine Zuwiderhandlung gegen § 40 Abs. 1 und die "Grundsätze der klinischen Prüfung" vorliegen. Bleiben Bedenken gegenüber einem Forschungsvorhaben oder die Art und Weise der Durchführung bestehen, so ist dies schriftlich von der Ethikkommission zu begründen.

Die Leitlinien der Europäischen Gemeinschaft beziehen sich inhaltlich auf die genannten Gesetze, Deklarationen und Grundsätze. Sie berücksichtigen auch praktische Aspekte bei der Durchführung und Planung von klinischen Prüfungen, z.B. das Glossar der gebräuchlichen Terminologie für klinische Prüfungen. Im Anhang an die EG-Leitlinien werden in Form einer Checkliste auch Inhalte eines Prüfplans aufgelistet (6.1 - 6.1.6), weitgehend entsprechend den "Grundsätzen".

Auch die Vorschriften der Food and Drug Administration (FDA) entsprechen inhaltlich den zuvor genannten Leitlinien und Gesetzen. Humanpharmakologische Prüfungen werden bei Schering in der Regel nicht unter einer 'investigational new drug application' (IND) durchgeführt, da diese von Schering erst zur klinischen Phase II bei der FDA beantragt wird. Eine gesetzliche Verbindlichkeit besteht somit erst, wenn die klinischen Prüfungen unter einer IND in USA durchgeführt werden. Bezüglich der Vorschriften zur Sicherheit und Wahrung der Rechte von Probanden gilt jedoch generell für die Humanpharmakologie bei Schering der FDA-Standard als Maßstab für Einsatz, Information und Umgang mit Probanden. Allgemeine und spezielle Probandeninformation der Humanpharmakologie berücksichtigen diese FDA-Anforderungen.

Der zweite Bereich des Prüfplan-Umfeldes bezieht sich auf fachliche Inhalte, die in einem wechselseitigen Verhältnis zu unterschiedlichen Fachabteilungen entstehen (Abb. 3).

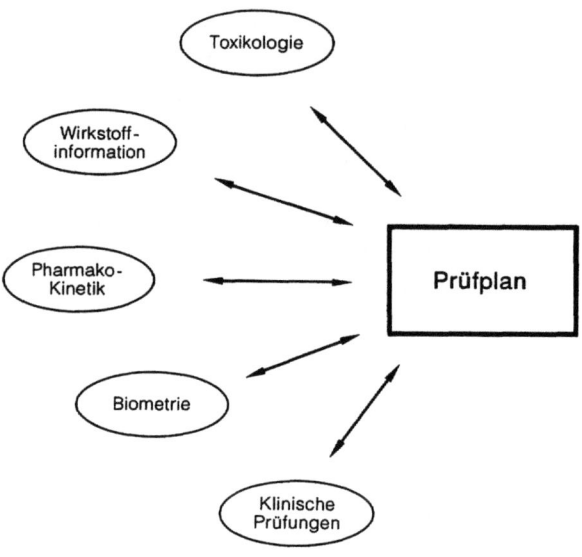

Abb. 3. Fachliche Qualität

Entsprechend dem praktischen Vorgehen sei zuerst das pharmakologisch-toxikologische Gutachten genannt. Der Leiter der klinischen Prüfung ist über die Ergebnisse der pharmakologisch-toxikologischen Prüfung durch einen verantwortlichen Wissenschaftler zu informieren, dessen Name im Prüfplan auch anzugeben ist. Ebenso ist der Leiter der klinischen Prüfung fortlaufend über alle weiteren Vorgänge auf dem pharmakologisch-toxikologischen Gebiet zu unterrichten, da er nur so die ärztliche Vertretbarkeit der klinischen Prüfung beurteilen kann. Das pharmakologisch-toxikologische Gutachten entspricht inhaltlich im wesentlichen den Hinterlegungsunterlagen.

Bei Schering erfolgt die formale Dokumentation der Information an den vorgesehenen Leiter der klinischen Prüfung über Ergebnisse der pharmakologisch-toxikologischen Prüfung gem. AMG § 40 Abs. 1 Nr. 7 mit den Unterschriften auf dem "Antrag auf Durchführung einer klinischen Prüfung". Dem Antrag werden der Prüfplan inkl. spezieller Probandeninformation und die vorbereiteten Hinterlegungsunterlagen beigefügt. Mit der Genehmigung dieses Antrags erklären sich die Genehmigungsberechtigten ferner damit einverstanden, daß eine Prüfung entsprechend den im Prüfplan gemachten Angaben durchgeführt werden kann.

Der zuletzt genannte Punkt betrifft den dritten, regulatorischen Bereich eines Prüfplans (Abb. 4).

Als weiterer fachlicher Beziehungspunkt sind vorangegangene und noch geplante klinische Prüfungen zu nennen, die im Rahmen eines Netzplanes oder Phasenplanes in einem engen dynamischen Bezug zueinander stehen.

Der Leiter der klinischen Prüfung muß über Kenntnisse der speziellen Pharmakologie verfügen, die ihm in Form einer ausführlichen Wirkstoffinformation zur Verfügung stehen und mit deren Hilfe er Zielsetzung und Begründung der Prüfung ebenso wie Charakterisierung des zu prüfenden Arzneimittels formulieren kann. Eine enge Zusammenarbeit bei der Prüfplanerstellung besteht zusätzlich mit der Biometrie und der Pharmakokinetik.

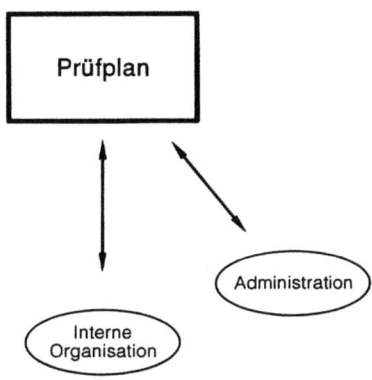

Abb. 4. Regularien

Neben den bereits oben genannten administrativen Anforderungen bezüglich der Genehmigungsregeln sind auf der dritten, regulatorischen Ebene die intern organisatorischen Anforderungen zu nennen, insbesondere in der Zusammenarbeit mit den technischen Mitarbeitern und den betreuenden Ärzten. Verstehen von Zusammenhängen ist eine Voraussetzung für Motivation, und diese ist wiederum unabdingbare Voraussetzung, um die aufgezählten Anforderungen und Ziele einer Prüfung gemeinsam erfüllen zu können.

Im folgenden sind einige Punkte hervorgehoben, die in den "Grundsätzen zur Durchführung einer klinischen Prüfung" als Mindestinhalt eines Prüfplans unter Abschnitt 2.5.1 - 2.5.24 genannt sind.

2.5.1 "Zielsetzung und Begründung der Prüfung; Festlegung des Hauptzielkriteriums und Begründung seiner Eignung für die Erreichung des Prüfziels."

Unter 2.5.1 ist zu beherzigen, daß von dem Hauptzielkriterium i. S. eines Singulars gesprochen wird. Viele Zielkriterien erhöhen nicht die Qualität der Prüfung, sondern führen zu eher widersprüchlichen Ergebnissen und erschweren die klinische Beurteilung und statistische Auswertung. Zusätzliche Kriterien sollten deshalb als Begleitvariablen deskriptiv dargestellt werden.

2.5.4 "Definition der Zielpopulation durch Ein- und Ausschlußkriterien".

Hierbei ist zu beachten, daß mit einer Zunahme von Ein- und Ausschlußkriterien (s. spezielle Probandenauswahl) das Kollektiv der Probanden zunehmend homogener wird und damit die Ergebnisse der Prüfung weniger generalisierbar sind.

2.5.6 "Handhabung des Randomisierungsverfahrens und Beschreibung der Dekodierung bei Doppelblindstudien".

Die Randomisierung sollte für jeden Probanden in Einzelumschlägen versiegelt vorliegen, so daß bei Öffnen der "Randomisierung, deren Kriterien auch im Prüfplan beschrieben sein sollten", nur der betroffene Proband entschlüsselt wird. Nach Beendigung der Prüfung sollten sämtliche Einzelumschläge versiegelt an den Leiter der klinischen Prüfung oder den entsprechend Verantwortlichen zurückgegeben werden. Der Einzelumschlag sollte mit Studientitel und Probanden-Nr. identifizierbar sein.

2.5.12 "Die verwendeten Meßverfahren und deren Validierung.
Bei multizentrischen Prüfungen müssen die entscheidenden Meßmethoden standardisiert sein."

Hinsichtlich klinisch chemischer und hämatologischer Laborparameter ist diese Forderung allgemein anerkannter Standard. Bei multizentrischen Prüfungen und der häufig damit verbundenen Integration von verschiedenen Laboren ist zu beachten, daß die Referenzbereiche eines Labors die entscheidende Größe darstellen, und nicht die absoluten Werte eines Laborparameters. Bei der Untersuchung spezifischer Größen, wie z. B. der Erhebung testpsychologischer Parameter, bestehen hinsichtlich der Realisierung eines einheitlichen Standards und in vielen Fällen auch bezüglich der Validierung von Methoden noch große Schwierigkeiten. Die Ergebnisse sind häufig laborspezifisch und lassen sich nur schwer verallgemeinern bzw. mit Ergebnissen anderer Labore vergleichen. Dies ist vor allem im Rahmen von multizentrischen Prüfungen zu beachten.

2.5.22 "Quellenangaben der verwendeten Informationen, insbesondere der benutzten oder zu benutzenden historischen und bibliographischen Daten."

Neben bibliographischen oder historischen Quellenangaben sind hier auch für die Prüfplanung relevante Quellenangaben, wie z. B. der verantwortliche Autor der Wirkstoffinformation und des pharmakologisch-toxikologischgen Gutachtens (Hinterlegung), gemeint.

Die folgende Abbildung (Abb. 5.) gibt einen Eindruck von der formalen und inhaltlichen Gliederung eines Prüfplans, wie er bei Schering verwandt wird. Es wurde dabei auch beachtet, daß Abschnitte des Prüfplans in die spezielle Probandeninformation und den Forschungsbericht integriert werden können. Mit einem einheitlichen Schreibsystem ist es ferner möglich, daß sämtliche beteiligten Fachabteilungen an diesem Dokument arbeiten können.

SCHERING	Prüfplan	
	Nr.	
Humanpharmakologie		Seite:

Inhaltsverzeichnis

Abb. 5. Prüfplangliederung

2.5. 24 " Name, Qualifikation im Verantwortungsbereich des jeweiligen Arztes, für die einzelnen Abschnitte der klinischen Prüfungen. Der Prüfplan muß vom Leiter der klinischen Prüfung unterzeichnet werden. "

Ein approbierter Arzt mit der vom Gesetz vorgeschriebenen zweijährigen Erfahrung auf dem Gebiet der klinischen Prüfung kann jederzeit als Leiter auftreten. Dies gilt auch für einen in der pharmazeutischen Industrie tätigen Arzt. Er sollte dem Prüfplan eine differenzierte Eigenerklärung beifügen, zu welchen Zeiten und an welchen Orten die zweijährige Erfahrung gesammelt wurde. Die Unterschrift des Leiters der klinischen Prüfung dokumentiert, daß er von dem Inhalt des Prüfplans in allen Einzelheiten Kenntnis genommen hat und diesen als Grundlage für die Durchführung der klinischen Prüfung bestätigt. Einen rechtsverbindlichen Charakter kann diese Unterschrift jedoch nicht haben, da die ärztliche Verantwortung bei der Durchführung einer klinischen Prüfung allein bei dem Leiter der klinischen Prüfung liegt.

Zusammenfassung

1. Der Prüfplan ist die allseits verbindliche Informations- und Planungsgrundlage, die Auskunft über Einzelheiten einer klinischen Prüfung gibt. Die Formulierungen eines Prüfplans müssen daher klar und bindend sein, Empfehlungen oder Unwägbarkeiten sind zu vermeiden.
2. Der Prüfplan dient der Information über alle Aspekte einer klinischen Prüfung. Er richtet sich an genehmigende Stellen, die der klinischen Prüfung auf Basis des Prüfplans zustimmen (z.B. bei Schering mit dem "Antrag auf Durchführung einer klinischen Prüfung"), an prüfungsbeteiligte Mitarbeiter zur Kenntnisnahme ihrer Aufgaben sowie anderer Einzelheiten bei der Prüfung, an zuständige Vorgesetzte bei deren Abstimmung, an externe Stellen, die an der Erstellung von Teilen des Prüfplanes mitgewirkt haben oder die andere Aufgaben wahrnehmen, an Ethikkommissionen zur Begutachtung und Abgabe von Empfehlungen.
3. Die Prüfplanung ist eine Herausforderung für den Leiter einer klinischen Prüfung, die neben Fachwissen, Organisationsgeschick und Kooperationsfähigkeit auch eine sozial und politisch engagierte Persönlichkeit verlangt.

Prüfplanänderung, -ergänzung

C. Reh

L.A.B. Gesellschaft für pharmakologische Untersuchungen mbH & Co, Neu-Ulm

Zur Problematik

Herr Dr. Mager hat in seiner Arbeit über den Prüfplan gezeigt, wie ein Prüfplan entsteht und welche administrativen Richtlinien hierbei zu berücksichtigen sind.

Häufig ergibt sich im Rahmen der Vorbereitung einer klinischen Prüfung die Situation, daß sich erst nach Fertigstellung und Begutachtung des Prüfplans durch die Ethikkommission zeigt, das z.B. mit geringem Mehraufwand bzw. durch eine geringe Mehrbelastung der Probanden ein deutlicher Gewinn an Information zu erzielen ist. Hierzu ein Beispiel: Im Rahmen der Entwicklung einer transdermal zu applizierenden Substanz soll eine klassische Irritations- und Sensibilisierungsstudie am Menschen durchgeführt werden. Üblicherweise sind bei der Durchführung dieser Studien keine Blutentnahmen vorgesehen. Doch können durch die Entnahme von wenigen Blutproben nach der letzten Kammerapplikation zwei wesentliche Informationen gewonnen werden: Wurden meßbare Plasmaspiegel nach transdermaler Applikation erzielt, so sind erstens sicher auch die Langerhans-Zellen, die in der Haut für die zellvermittelte Immunität hauptsächlich verantwortlich sind, ausreichend mit der Substanz in Kontakt gekommen, und zweitens kann man erste Informationen über die Pharmakokinetik der Substanz erhalten, die für die Planung der folgenden Pharmakokinetikstudien hilfreich sein können.

Auch können häufig zusätzliche Untersuchungen die Sicherheit der Probanden deutlich erhöhen. Die Pflicht, die im Prüfplan festgehaltenen Untersuchungsmethoden anzuwenden, darf nicht zur Folgen haben, daß derartige Sicherheitsaspekte bei der Durchführung der Studie vernachlässigt werden.

Auch hierzu ein Beispiel: Nehmen wir an, die zu testende Substanz sei eine kardiovaskulär wirksame Substanz, die die Herzarbeit ökonomisieren soll. Eine Steigerung der Herzfrequenz gilt hier als Zeichen der Überdosierung. Die Gefahr

der Überdosierung könnte jedoch z.B. durch die Durchführung von
Kreislaufbelastungstests (z.B. Schellong-Test) verringert werden.

Auch auf die Situation, daß sich erst bei der praktischen Durchführung der
Studie zeigt, daß im Studienverlauf Hindernisse auftreten, die das Ziel der Studie
gefährden, soll hingewiesen werden. Es ist sicher nicht sinnvoll, die Studie trotz
dieser Hindernisse prüfplangemäß durchzuführen, da es schon zu diesem
Zeitpunkt absehbar ist, daß eine Interpretation der so gewonnen Daten
unmöglich wird. So zeigt sich zum Beispiel bei der Testung der obengenannten
Substanz, daß die Testkammer als solche, die zur Prüfung auf irritative und
sensibilisierende Eigenschaften der Substanz benutzt wird, selbst zu einer
Sensibilisierung der Probanden führt. Mit einer anderen Testkammer könnten die
Irritationen und Sensibilisierungen vermieden werden.

Der Leser wird sicher darin übereinstimmen, daß es nicht Sinn eines Prüfplanes
sein kann, solche Designverbesserungen unmöglich zu machen. Daher müssen
Änderungen des Prüfplanes möglich sein; sie sollten jedoch ebenso wie das
Protokoll selbst gewissen Ansprüchen genügen.

Formale Voraussetzungen für Prüfplanänderungen in Deutschland

In Deutschland gibt es nur wenige Vorschriften zu Prüfplanänderungen. So wird
im Arzneimittelgesetz §26, der mit dem Titel "Arzneimittelprüfrichtlinien"
überschrieben ist, und in den sich hierauf beziehenden Verwaltungsvorschriften
auf die "Grundsätze für die ordnungsgemäße Durchführung der klinischen
Prüfung von Arzneimitteln" verwiesen. In diesen ist unter Punkt 3.4 zum Thema
Prüfplanänderung folgendes festgehalten: *"Der Prüfplan muß grundsätzlich
eingehalten werden. Ergeben sich zwingende Gründe für eine Änderung des
Prüfplanes und ist der Abbruch der Prüfung deshalb nicht notwendig, so ist der
Prüfplan unter Angabe der Gründe zu ergänzen. Jede Änderung des Prüfplanes
ist vom Leiter der klinischen Prüfung zu unterzeichnen."*
Hieraus geht hervor, daß es sich um Änderungen handeln muß, die so
gravierend sind, daß eine Änderung vorgenommen werden muß, und die nicht
gravierend genug sind, die Studie abzubrechen. Ob diese Bedingungen für eine
Prüfplanänderung erfüllt sind, liegt im Ermessensspielraum des Leiters der
klinischen Prüfung. Auch ist hier festgelegt, daß eine solche Änderung in
schriftlicher Form erfolgen muß.

Formale Voraussetzungen für Prüfplanänderungen in der EG und in den USA

In den neuen Richtlinien der EG zu Good Clinical Practice (GCP) sind leider keine Hinweise auf die formalen Anforderungen an Prüfplanänderungen zu finden.

Dagegen ist im Federal Register der Food and Drug Administration (FDA) den Prüfplanänderungen (protocol amendments) der Paragraph § 312.30 gewidmet. Hierin gibt die FDA folgende zwingende Gründe für die Anfertigung einer Prüfplanänderung vor, die auch innerhalb der Europäischen Gemeinschaft angewandt werden sollten:

Prüfplanänderungen müssen angefertigt werden,
- wenn die Änderungen des Protokolls die Sicherheit des Probanden beeinflussen (hierunter fallen z.b. jede Erhöhung der Dosierung oder der Zeitdauer der Behandlung im Vergleich zu der im Protokoll genannten Applikation oder jedes Hinzufügen oder Weglassen eines Testes zur Erhöhung der Probandensicherheit);
- wenn die Änderungen des Protokolls den Rahmen der Prüfung grundsätzlich ändern (hierunter ist z.b. jede Erhöhung der Probandenzahl einer Studie, oder jede Änderung im grundsätzlichen Design der Studie zu verstehen, wie z.b. das Hinzufügen oder Entfernen einer Kontrollgruppe);
- wenn die Änderungen des Protokolls die wissenschaftliche Qualität der Prüfung verändern (hierunter fallen alle Änderungen im Bereich der Auswertung der Studien; z.b. in der Biometrie oder im Bereich der Analytik [z.b. Änderung der Analysenmethode]).

Die FDA unterscheidet grundsätzlich zwei Formen von Prüfplanänderungen:
1. Wird ein Wunsch nach grundlegender Änderung des Prüfplanes vor Beginn der Studie deutlich, so kann zu diesem Zeitpunkt noch eine neue Version erstellt werden, die die Änderungen beinhaltet. Das Genehmigungsprozedere ist dann in diesem Fall zu wiederholen. Die ursprüngliche Version des Prüfplanes verliert hierdurch ihre Gültigkeit.
2. Die zweite Form einer Prüfplanänderung ist die eines sog. Amendments. Ein solches Amendment kann sowohl vor als auch nach Beginn der Studie erstellt werden. Hierin werden nur Teile der auch weiterhin gültigen Prüfplanversion geändert. Diese Änderungen werden dann selbst zum Teil des Prüfplanes. Daher muß das Amendment zumindest folgende Informationen enthalten:
   - Es muß als solches gekennzeichnet sein.
   - Amendments müssen durchnumeriert und mit einem Datum versehen werden.

- Es muß auf dem Amendment angegeben werden, auf welche
  Prüfplanversion sich das Amendment bezieht und wann der Prüfplan
  erstellt wurde.

  Inhaltlich sollte das Amendment folgende Angaben beinhalten:
- Begründung der Änderung,
- Zeitpunkt ihres Inkrafttretens,
- die Information, welche Teile des Prüfplans geändert werden.

Nach deutschem Arzneimittelrecht muß diese Prüfplanänderung zumindest vom
Leiter der klinischen Prüfung unterschrieben sein. Neben diesem sollte, wenn
nicht identisch, zusätzlich der Protokollautor und der Sponsor die
Prüfplanänderung unterschreiben. Da die Änderung nun Bestandteil des
Prüfplanes ist, muß vom Zeitpunkt des Inkrafttretens der Prüfplanänderung nach
dieser Änderung verfahren werden. Auch die Änderung der Prüfplanänderung ist
grundsätzlich unter den obengenannten Bedingungen möglich. Es muß jedoch
sichergestellt werden, daß keine mehrdeutige Aussage durch die
Prüfplanänderung entsteht.

Prüfplanänderung und Ethikkommission

Im Federal Register der FDA ist auch vorgeschrieben, wie die Ethikkommission
im Falle der Änderung des Prüfplanes einzubeziehen ist. Die regelnden
Vorschriften sind im §56 enthalten. Dieser Paragraph beschäftigt sich mit dem
Schutz der menschlichen Versuchsteilnehmer, der Aufklärung der
Studienteilnehmer, der Begutachtung der Studie durch die Ethikkommission und
der Erstellung von sog. Kurzgutachten. Da es im deutschen Recht zum Thema
Prüfplanänderung und Ethikkommission keinerlei Vorschriften gibt, hat sich das
Vorgehen nach FDA-Richtlinien bei der L.A.B. und bei den mit der L.A.B.
zusammenarbeitenden Ethikkommissionen bewährt.

Grundsätzlich sollten alle Änderungen des Prüfplanes der Ethikkommission
vorgelegt werden. Wird eine neue Protokollversion erstellt, so wird diese
Version der Ethikkommission zur erneuten Begutachtung vorgelegt. Die
Ethikkommission muß zu dieser Version ein komplett neues und umfassendes
Gutachten erstellen. Die vorhergehende Version des Prüfplanes wird damit außer
Kraft gesetzt.

Für Änderungen, die das Risiko der Probanden nur minimal erhöhen, und für
kleinere Prüfplanänderungen sieht die FDA eine sog. "expedited review
procedure", also ein verkürztes Begutachtungsverfahren vor, an das sich die
Ethikkommission halten kann, aber nicht muß:

Im Falle von solchen kleineren Änderungen kann der Vorsitzende oder ein anderes erfahrenes Mitglied der Ethikkommission im Auftrag und stellvertretend für die gesamte Kommission die Prüfplanänderung begutachten. In gewissen Grenzen liegt es auch im Ermessensspielraum des Gutachters, welche Prüfplanänderungen er der gesamten Ethikkommission zur Begutachtung vorlegen möchte. Der Gutachter übernimmt somit alle Rechte und Pflichten der Ethikkommission. Es besteht nur eine einzige, aber wichtige Ausnahme: Er darf die Prüfplanänderung im verkürzten Begutachtungsverfahren nicht ablehnen. Eine Ablehnung der Änderung muß immer von der gesamten Kommission beschlossen werden.

Um ein Gefühl dafür zu vermitteln, welche Änderungen in Form eines Kurzgutachtens begutachtet werden können, sollen hier einige Beispiele genannt werden.

Hierunter fallen z.B.
- die Sammlung von Exkreten oder Sekreten von Probanden, die nichtinvasiv entnommen werden können, wie z.B. Schweiß, Speichel, Urin, Fäzes, aber auch Gebärmutterschleimhaut während der Menstruation;
- nichtinvasive Messungen wie Gewichtsbestimmungen oder Ableitung von EKG und EEG;
- die zusätzliche Belastung des gesunden Probanden mit leichter bis mittelschwerer körperlicher Arbeit;
- die geringfügige Änderung der Blutentnahmemenge;
- die zusätzliche Untersuchung von bereits vorhandenem biologischen Material (Änderung der wissenschaftlichen Qualität der Studie).

Maßnahmen, die unmittelbar nötig sind, um die Gesundheit und Sicherheit der Probanden zu gewährleisten, müssen natürlich entsprechend dem ärztlichen Kodex sofort durchgeführt werden, ohne die Ethikkommission zu befragen. Diese Maßnahmen müssen dementsprechend dokumentiert werden.

Da neben dem eigentlichen Prüfplan auch Dokumente wie Prüfbögen, Aufklärungsschriften für den Probanden und Arbeitsanweisungen an den Studienbetreuer Bestandteil des Prüfplanes sind, müssen diese Dokumente natürlich auch entsprechend geändert werden, d.h., die zusätzlichen oder anderen Aktivitäten müssen in die Dokumentationsbögen aufgenommen werden. Der Proband muß über die geplante Änderung informiert werden und muß, sobald die Änderung mit einer Mehrbelastung verbunden ist, nochmals um sein Einverständnis zur Teilnahme an der Prüfung gebeten werden. Der Proband ist nicht verpflichtet, einer nachträglichen Änderung des Prüfplanes zuzustimmen. Erfahrungsgemäß lassen sich die meisten Probanden jedoch von einer Sinnhaftigkeit überzeugen.

Zusammenfassend kann man sagen, daß Amendments nicht ein lästiges Übel bei der Durchführung von Studien sind, sondern sicherstellen, daß die Durchführung einer Studie nachvollziehbar wird und ordnungsgemäß durchgeführt werden kann. Erfahrungsgemäß gibt es kaum eine Prüfung, die ohne Amendments auskommt.

Einverständniserklärung und Probandenvertrag

D. Heger-Mahn
Institut für Humanpharmakologie, Schering AG, Berlin

Wortlaut des § 40 Abs. 1 Nr. 2 AMG:

"Eine klinische Prüfung eines Arzneimittels darf beim Menschen nur durchgeführt werden, wenn die Person, bei der sie durchgeführt werden soll, ihre Einwilligung hierzu erteilt hat, nachdem sie durch einen Arzt über Wesen, Bedeutung und Tragweite der klinischen Prüfung aufgeklärt worden ist."

Damit ist die wichtigste Voraussetzung genannt, die eine Einverständniserklärung erst ermöglicht und ihr vorausgeht, nämlich die Aufklärung.

An die Aufklärung des Probanden sind bei einer Arzneimittelprüfung hohe Anforderungen zu stellen. Bei einem Patienten ist das Maß der Aufklärung an die Indikation geknüpft, d.h., je dringender und notwendiger ein Eingriff, desto weniger ausführlich die Aufklärung. Bei einer Arzneimittelprüfung fehlt nicht nur jede Indikation, darüber hinaus fehlt zusätzlich jeglicher gesundheitlicher Nutzen für den Probanden. Der Umstand, daß es hier um Eingriffe in die Körperintegrität ohne therapeutische Zielsetzung geht, läßt der Aufklärung besondere Bedeutung zukommen. Dies bedeutet insbesondere, daß auch über sehr seltene und leichte Risiken aufzuklären ist.

Die Aufklärung ist im Rahmen eines Gespräches zwischen aufklärendem Arzt und Probanden durchzuführen und in schriftlicher Form zu ergänzen. Der aufklärende Arzt wird in der Regel der Leiter der klinischen Prüfung sein oder ein anderer betreuender Arzt bei der Prüfung. Dieses Gespräch darf nicht unter Zeitdruck erfolgen. Damit es in sinnvoller Weise zu einer Verständigung führt, müssen Arzt und Proband die "gleiche Sprache" sprechen. Dabei müssen sozioökonomische, kulturelle und Bildungsunterschiede in angemessener Form berücksichtigt werden. Fachausdrücke sollten nicht verwendet oder mindestens erklärt werden.

In einer Untersuchung mit gesunden Probanden konnte gezeigt werden, daß kurze und präzise Angaben im Rahmen eines Aufklärungsgespräches besser verstanden werden und auch die Bereitschaft zur Mitarbeit erhöhen.

Die Elemente der Aufklärung

1. Ziel und Nutzen der Prüfung
2. Prüfpräparat, Wirkungen und Behandlungen
3. Unannehmlichkeiten und Risiken
4. Ablauf und Restriktionen während der Prüfung
5. Angebot zur Beantwortung von Fragen
6. Daten- und Versicherungsschutz
7. Rückzug der Einwilligung
8. Billigung durch die Ethikkommission

Ziel und Nutzen der Prüfung

Der Proband soll erkennen können, warum diese Prüfung überhaupt durchgeführt werden soll und welches ihr Ziel ist. Auch ein Laie muß, wenn nicht eine Sinnhaftigkeit, zumindest den beabsichtigten Erkenntnisgewinn nachvollziehen können.

Prüfpräparat, Wirkungen und Behandlungen

Die Prüfpräparate, die zur Anwendung kommen sollen, müssen vorgestellt werden bezüglich ihrer Wirkungen und Wirkmechanismen - sofern bekannt und möglich. Dosierung, Dosierungsschema und Behandlungen sind detailliert aufzuführen. Auf Verständlichkeit der Ausführungen muß bei diesem fachspezifischen Teil besonders geachtet werden.

Unannehmlichkeiten und Risiken

Hierbei ist es notwendig zu unterscheiden, ob ein Wirkstoff bereits in anderen humanpharmakologischen Prüfungen untersucht wurde oder ob eine Erstanwendung vorliegt.

Wenn bereits gewisse Erfahrungen mit einem Wirkstoff existieren oder sogar ein zugelassenes Medikament geprüft wird, ist es einfach, die Wirkungen und unerwünschten Wirkungen sowie die Erfahrungen, die mit dem Wirkstoff in den anderen Prüfungen gemacht wurden, darzustellen. Es kann hierbei hilfreich sein, wenn sich ein Proband in der Gruppe befindet, der in einer vorausgegangenen Prüfung mit dem gleichen Prüfpräparat schon einmal teilgenommen hatte und von seinen Erfahrungen berichtet.

Schwieriger ist die Situation bei einer Erstanwendung, bei der noch keine Aussagen über die Verträglichkeit beim Menschen gemacht werden können. Dann ist eine umfassende Information über Art und Schwere von unerwünschten

Wirkungen nicht möglich. Gross [2] schreibt über die Situation beim Patienten, die gleichermaßen für den Probanden gilt, folgendes:

"Der Arzt weiß zu Beginn einer Prüfung nicht, was sich alles ereignen kann, sondern er vermag, wenn er aufrichtig ist, lediglich dem Patienten zu versichern, daß er ihn so gut wie möglich betreuen wird; er kann auch darauf hinweisen, daß gewisse Nebenwirkungen auftreten können, deren Schwere er jedoch nicht voraussagen kann. Ehrlicher wäre es, einzugestehen, daß die Information lückenhaft bleiben muß, weil gewisse Voraussagen nicht möglich sind."

Die "gewissen Voraussagen, die nicht möglich sind" können sich z.B. auf ein mutagenes, karzinogenes oder teratogenes Risiko eines Prüfpräparates beziehen. Zu diesem Punkt gibt es nur ein limitiertes Wissen. Außerdem sind ja die vorklinischen Ergebnisse nicht uneingeschränkt auf den Menschen übertragbar. Die möglichen Risiken können nur nach bestem Wissen und Gewissen dargestellt werden.

Ablauf und Restriktionen während der Prüfung

Dem Probanden muß der Gesamtablauf der Prüfung erläutert werden. Insbesondere sollten dabei alle Restriktionen, die möglicherweise nötig sind, angesprochen werden, wie spezielle Diät, Rauchverbot oder das Verharren in einer bestimmten Körperstellung, z.B. Stilliegen, was bei langer Dauer sehr unangenehm sein kann.

Angebot zur Beantwortung von Fragen

Das Angebot, für eventuell auftretende Fragen zur Verfügung zu stehen, sollte so vorgebracht werden, daß der Proband Vertrauen gewinnt, sich mit offenen Fragen an den Leiter der klinischen Prüfung zu wenden. Die Möglichkeit, den Leiter der klinischen Prüfung zu erreichen, sollte während einer laufenden Prüfung immer gegeben sein.

Daten- und Versicherungsschutz

In dem Informationsgespräch ist auch auf die Speicherung von personenbezogenen Daten und Datenschutz einzugehen. Es muß erläutert werden, welche Daten im einzelnen gespeichert werden und daß eine Einsichtnahme in die gespeicherten persönlichen Daten möglich ist. Neben der ärztlichen Schweigepflicht unterliegen die personengebundenen Daten der Probanden dem Bundesdatenschutzgesetz. Es sollte erwähnt werden, daß die dort verankerten Schutzregeln eingehalten werden und wie dieses bewerkstelligt wird.

Den Teilnehmern muß auch gesagt werden, daß während einer Inspektion durch die Behörden und durch autorisierte Personen die Prüfungsdokumentation eingesehen werden kann, wobei in Einzelfällen eine Identifizierung des Probanden möglich ist; jedoch unterliegen auch diese Personen der Schweigepflicht.

Ein wichtiger Punkt bei der Aufklärung ist der Versicherungsschutz. Informationen darüber, in welchem Fall die Versicherung eintritt und wie die Abwicklung der Formalitäten dann ist, sind hilfreich und nützlich. Die Nennung des Versicherers und der Versicherungsnummer wird gefordert.

Deutlich muß unterstrichen werden, daß eine Gefährdung des vollen Versicherungsschutzes besteht, wenn

1. der Proband sich einer anderen medizinischen Behandlung während der Prüfungsdurchführung unterzieht, ohne darüber den Leiter der klinischen Prüfung zu informieren,
2. er eine gesundheitliche Beeinträchtigung nicht sofort meldet oder
3. die ausgesprochenen Sperrfristen nicht einhält.

Rückzug der Einwilligung

Jeder Proband muß wissen, daß er seine Einwilligung zur Teilnahme an der Arzneimittelprüfung jederzeit zurückziehen kann, ohne daß ihm daraus ein Schaden entsteht. Regeln über die Bezahlung in diesen Fällen müssen vorher festgelegt werden und dem Probanden auf Anfrage offengelegt werden.

Billigung durch die Ethikkommission

Der Proband sollte darüber informiert werden, daß die anstehende wie jede andere Prüfung durch eine Ethikkommission geprüft und gebilligt wurde.

Informed consent

Nach erfolgter Aufklärung über die genannten Einzelheiten kann der Proband sich freiwillig mit der Teilnahme an der beschriebenen Arzneimittelprüfung einverstanden erklären. Freiwilligkeit bedeutet, daß die betreffende, informierte Person in freier Wahl eine Entscheidung treffen kann, ohne: *"Einwirkung und Beeinflussung irgendeiner Spur von Gewalt, Betrug, Täuschung, Zwang, Übervorteilung oder anderweitiger Form von Nötigung und*

Willenseinschränkung" - wie es bereits im Nürnberger Code, Abs. 1 - heißt, der in der Aussage heute noch gilt.

Der Entscheidung des Probanden, ob er an der Prüfung teilnehmen möchte oder nicht, muß auf jeden Fall genug Zeit eingeräumt werden. Idealerweise sollte zwischen der Aufklärung und Einverständniserklärung oder zwischen Einverständnis und Prüfungsbeginn genügend Zeit sein, eine Entscheidung zu treffen oder zurückzutreten. Wichtig für die persönliche Entscheidungsfindung ist auch, daß der Proband die Informationsschrift mitnimmt und etwas nachlesen kann oder mit anderen darüber sprechen kann.

Abbildung 1 zeigt die Form der Einverständniserklärung. Über die Einhaltung der Sperrfristen und die Kenntnis darüber, daß jede unabgesprochene Medikamenteneinnahme während der Prüfung nicht erlaubt ist, wird ausdrücklich eine Bestätigung eingeholt. Deutlich wird der Proband auf die Sperrfrist, die nach Prüfungsteilnahme ausgesprochen wird, aufmerksam gemacht.

Einverständniserklärung *(Ausfertigung für die Prüfungsdokumentation)*

Hiermit bestätige ich, daß ich

- mit der Teilnahme an der Prüfung einverstanden bin,
- über die geplante Prüfung ausführlich sowohl mündlich als auch mit dieser Information schriftlich informiert wurde und die Inhalte verstanden habe,
- einverstanden bin, daß ggf. Rücksprache mit meinem behandelnden Arzt gehalten wird, nachdem ich darüber informiert wurde,
- mit den Prüfungsbedingungen auf der Basis der allgemeinen Probandeninformation und dieser speziellen Probandeninformation einverstanden bin,
- den zeitlichen Ablaufplan erhalten habe,
- augenblicklich keiner Sperrfrist durch ein anderes Institut oder eine andere Abteilung der SCHERING AG unterliege und während dieser Prüfung an keiner anderen Prüfung teilnehme,
- während der nach dieser Prüfung ausgesprochenen Sperrfrist weder bei SCHERING, noch an einer anderen Stelle an derartigen Prüfungen teilnehmen werde,
- über jede Einnahme oder Verabreichung von Medikamenten nach Aushändigung der speziellen Probandeninformation (Datum der Unterschrift) bis zum Ende der Prüfungsteilnahme den Leiter der klinischen Prüfung oder den betreuenden Arzt möglichst umgehend informieren werde,
- bereit bin, mich ohne Zwang an die ärztlichen Anordnungen des Leiters der klinischen Prüfung oder des betreuenden Arztes für die Zeit vor, während und nach der Prüfung zu halten.

  Weiterhin ist mir bekannt, daß das Spenden von Blut oder Blutbestandteilen (Blutzellen, Serum, Plasma etc.) im Zeitraum der Prüfungsdurchführung und der Sperrfristen unterbleiben muß.

Meine **Sperrfrist** nach Ende dieser Prüfung beträgt _____ **Monate.**

Name in Druckschrift (bitte leserlich!): _____

_____	_____
Datum	Unterschrift des Probanden
_____	_____
Datum	Unterschrift des aufklärenden Arztes

Abb. 1.

Teilung der Information

Aus den dargestellten Inhalten der Probandenaufklärung kann man ermessen, wie umfangreich eine Aufklärung im Rahmen einer Arzneimittelprüfung sein muß. Dadurch, daß bei jeder Prüfung erneut über die gleichen Inhalte zu informieren ist, die sich langfristig nicht ändern, z.B. Versicherung, Ethik-Kommission, Rückzug der Einwilligung usw., wird der Proband von den wesentlichen Informationen über die anstehende Prüfung eher abgelenkt.

Aus diesem Grunde wurde bei Schering eine sogenannte "Allgemeine Probandeninformation" eingeführt, die mit einem Aufnahmeverfahren in die "Zentrale Probandendatei" verbunden ist. Der Interessent kann sich zunächst mit dem Wesen humanpharmakologischer Prüfungen allgemein auseinandersetzen und für sich entscheiden, ob er überhaupt Proband sein will. Das Aufnahmeverfahren mit Ausfüllen des Fragebogens, Blutabnahme, Wiederkommen zum Arzneimittel-Stoffwechsel-Test erlaubt uns gleichzeitig, Probanden aufgrund von Sprachschwierigkeiten, anderer Verständnis-schwierigkeiten oder aufgrund psychischer Auffälligkeiten auszugrenzen.

Nach Teilnahme an der "Allgemeinen Probandeninformation", die der speziellen Probandeninformation in jedem Fall vorausgeht, bestätigen die Teilnehmer, daß sie allgemein bereit sind, an Arzneimittelprüfungen teilzunehmen und daß sie über das Wesen von derartigen Prüfungen sowie über ihre Rechte und Pflichten informiert wurden. Schon jetzt verpflichtet sich der Proband, Sperrfristen nach Teilnahme an Prüfungen einzuhalten (Abb. 2).

Dieses Vorgehen, die Information in einen allgemeinen und einen prüfungsbezogenen, speziellen Teil zu trennen, hat sich ausgesprochen bewährt.

Humanpharma-kologie	Einverständniserklärung nach Teilnahme an der Allgemeinen Probandeninformation (Stand: November 1990)

Durch meine Unterschrift und durch Personalausweis/Paß ausgewiesen, erkläre ich, daß ich an humanpharmakologischen Prüfungen teilnehmen will und insbesondere

- durch die Allgemeine Probandeninformation über das Wesen der humanpharmakologischen Prüfungen, meine Rechte und Pflichten bei der Teilnahme an derartigen Prüfungen aufgeklärt worden bin und verstanden habe,
- mit den medizinischen Aufnahmeuntersuchungen einverstanden bin (serologische Untersuchung, Urinuntersuchung auf Drogen),
- der Speicherung und Bearbeitung meiner Daten mittels elektronischer Datenverarbeitung zustimme,
- gegen den Austausch von Name, Vorname, Sperrfrist und Geburtsdatum mit anderen Instituten keine Einwände habe,
- gegen die Verwendung anonymer Prüfungsdaten bei Behörden, im Rahmen von Überprüfungen durch Überwachungsbehörden oder zum Zweck der Zulassung bei Zulassungsbehörden keine Einwände habe,
- Mitglied einer gesetlichen oder privaten Krankenkasse bin,
- mich dazu verpflichte, die Sperrfristen einzuhalten,
- mich freiwillig und ohne Zwang an Prüfungen beteiligen werde,
- mich ohne Zwang an die Anordnungen des Leiters der klinischen Prüfung und die des technischen Personals halten werde.

Ein Exemplar der "Allgemeinen Probandeninformation" (Stand: November 1990) habe ich erhalten.

NAME DES PROBANDEN:...

UNTERSCHRIFT DES
PROBANDEN:..DATUM:...................

Abb. 2.

Schlußwort

Jedes Aufklärungsgespräch ist dem Geschmack, dem Stil und damit auch der Willkür des aufklärenden Arztes unterworfen. Deshalb spielt die schriftliche Information eine große Rolle. Hier muß sich der Leiter der klinischen Prüfung in verständlicher Form äußern, was und wie er es dem Probanden sagen will, wobei er von der Ethikkommission gerade auf Verständlichkeit und Inhalte geprüft wird.

Inhaltlich sollte ärztliche Aufklärung für humanpharmakologische Prüfungen einen geeigneten Mittelweg beschreiten zwischen den gesetzlichen Anforderungen und den Bedürfnissen der Probanden.

Man kann einen Probanden durch die endlose Aufzählung von möglichen Risiken bei Prüfungsteilnahme - angefangen von einer möglichen Hautnervenverletzung bei Einstich einer Kanüle bis zur anaphylaktischen Reaktion auf das Prüfpräparat - ebenso beeinflussen wie durch Unterlassung. Es darf nicht sein, daß ein Proband mit Informationen überladen wurde, um dem Gesetz genüge zu tun, aber ihm keine Hilfe beim Verständnis und der Einschätzung gegeben wurde. Die Folge davon wäre ein "informed but uneducated consent".

Hier gilt es, für sich selbst einen vernünftigen Mittelweg zu finden, um allen Anforderungen gerecht zu werden, und das Einverständnis nach einer ausführlichen, verständigen Aufklärung zu erhalten.

Literatur
1. Hirsch G, Heilversuch und medizinisches Experiment: Begriffe, medizinische und rechtliche Grundsatzfragen, In: Forschung am Menschen, Eds: Kleinsorge H, Hirsch G, Weißauer W, Springer Verlag, Berlin-Heidelberg, 1985
2. Gross F, Notwendigkeit und Ethik klinisch-therapeutischer Prüfungen von Arzneimitteln, Paul-Martini-Stiftung der medizinisch-pharmazeutischen Studiengesellschaft e.V., Frankfurt, 1979

Technische Vorbereitung:
Prüfbogen und Labels

R.A. Theodor
L.A.B. Gesellschaft für pharmakologische Untersuchungen mbH & Co, Neu-Ulm

Bevor eine Studie nach Fertigstellung des Prüfplans sowie der Einverständniserklärung und des Probandenvertrags beginnen kann, fordert die *"EC-Note-for-Guidance, Good Clinical Practice"* aus gutem Grund, daß zuvor noch Prüfbögen und Labels (nicht nur für die Medikamente) erstellt werden.

Prüfbogen

Auf den Prüfbogen wird in der Note-for-Guidance an mehreren Stellen Bezug genommen:

Zunächst im *"Glossar"*, Stichwort *"Prüfbogen (englisch: CRF)"*:
"Aufzeichnungen der Daten und anderer Informationen über jeden Studienteilnehmer, wie im Prüfplan definiert. Die Daten können auf jedem Medium, einschließlich magnetischen und optischen Trägern, aufgezeichnet werden, vorausgesetzt, daß die Richtigkeit der Eingabe und der Präsentation sichergestellt und Nachprüfungen"möglich sind."

Weiter heißt es in "Kapitel 2: Verantwortlichkeit, Sponsor" unter "Punkt 2.2":

"Sponsor und Prüfer müssen dem Prüfplan zustimmen und ihn unterzeichnen als Vereinbarung über die Einzelheiten der klinischen Studie und die Art und Weise der Datenaufzeichnung, z.B. Prüfbogen"

Das heißt, mit der Unterschrift unter den Prüfplan wird auch gleichzeitig die Datenerfassung und -aufzeichnung mittels eines speziellen Prüfbogens vereinbart und Vetragsbestandteil.

In "Kapitel 3: Umgang mit den Daten, Investigator" ist unter "Punkt 3.1" zu lesen:

"Der Prüfer verpflichtet sich, sicherzustellen, daß Beobachtungen und Befunde korrekt und vollständig im Prüfbogen festgehalten werden und die Prüfbögen unterschrieben werden."

Die umfangreichsten Informationen zu diesem Thema sind im *"Annex"* der Note-for-Guidance zu finden:

"Punkt 7.: Prüfbogen
Um die Ergebnisse einer klinischen Studie in angemessener Weise darstellen zu können, ist es notwendig, daß eine vollständige Sammlung der Informationen über den Studienteilnehmer, die Verabreichung des Prüfpräparates und das Ergebnis der im Prüfplan beschriebenen Vorgehensweisen zur Verfügung steht. Dies wird durch die Verwendung eines Prüfbogens erreicht, der zur Erleichterung der Beobachtung eines Studienteilnehmers hergestellt wird und der dem Prüfplan für die jeweilige Studie Rechnung trägt. Bei der Herstellung eines Prüfbogens müssen die im folgenden genannten Punkte berücksichtigt werden. Die Aufzählung ist nicht vollständig, und im Prüfbogen muß auf die Art des Prüfpräparates Rücksicht genommen werden. Das Weglassen von einem oder mehreren der nachfolgenden Punkte muß begründet werden.

a)   Datum, Ort und Identifizierung der Studie
b)   Identifizierung des Studienteilnehmers
c)   Alter, Geschlecht, Größe, Gewicht und ethnische Gruppenzugehörigkeit des Studienteilnehmers
d)   besondere Charakteristika des Studienteilnehmers (z.B.: Rauchgewohnheiten, besondere Ernährung, Schwangerschaft, vorangegangene Behandlung)
e)   Diagnose; Indikation für die Behandlung mit dem Prüfpräparat in Übereinstimmung mit dem Prüfplan
f)   Einhalten der Ein- und Ausschlußkriterien
g)   Dauer der Erkrankung, Dauer seit dem letzten Auftreten (soweit anwendbar)
h)   Dosis, Dosierungsschema und Verabreichung des Prüfpräparates, Aufzeichnungen über Compliance
i)   Dauer der Behandlung
j)   Dauer des Beobachtungszeitraums
k)   Begleitbehandlung mit anderen Medikamenten und nicht medikamentöse Interventionen/Therapien
l)   Ernährung
m) Aufzeichnung der Wirk- oder Zielparameter (einschließlich Datum, Zeit und Unterschrift des Aufzeichnenden)

*n) Aufzeichnungen über unerwünschte Ereignisse: Art, Dauer, Schweregrad,
    etc.; Konsequenzen und ergriffene Maßnahmen*
*o) soweit anwendbar: Grund für Studienabbruch oder Öffnen des
    Verblindungscodes"*

Es werden hier eine ganze Reihe Forderungen aufgestellt, die im Grunde nichts
Neues sind. Die derzeit üblichen Prüfbögen entsprechen in der Mehrzahl der
Fälle den aufgezählten Punkten.

Unter Beachtung dieser sehr detaillierten Forderungen kann unter genauer
Kenntnis des Prüfplans ein Prüfbogen erstellt werden. Das klingt einfach, doch
bereits bei der Wahl des Computerprogrammes zur Erstellung der Bögen
beginnen die Probleme.

Eine Möglichkeit ist, ein grafisch arbeitendes Desk-Top-Publishing-Programm
(DTP) zu benutzen und am Bildschirm einen Prüfbogen zu entwerfen,
auszudrucken und während der Studie auszufüllen. Am Ende der Studie steht
man dann allerdings vor dem Problem, einen Berg Papier sichten und auswerten
zu müssen.

Am besten geschieht das über eine Datenbank. Da ein reines DTP-Programm
keine Datenbank herstellen kann, müssen mit anderen Programmen eine
Datenstruktur und mehrere Eingabebildschirme erstellt werden und alle Daten
von Hand vom Papier in den Computer eingegeben werden. 100%ige Checks auf
Richtigkeit sind dabei unabdingbar, um sicherzustellen, daß die Dateien im
Computer nicht mehr, nicht weniger und vor allem nichts anderes als die
Prüfbögen enthalten. Dieses Vorgehen ist zwar immer noch sehr weit verbreitet
aber sehr aufwendig.

Wünschenswert ist der Einsatz eines Programms, das mit grafischer
Benutzeroberfläche arbeitet, mit dem ein Prüfbogen erstellt und ausgedruckt
werden kann und das simultan mit dem optischen Bild des Prüfbogens eine
Datenbank anlegt. Der grafische Bildschirm ist gleichzeitig die Eingabemaske
für das Eingeben von Daten aus den Papier-Prüfbögen in die Datenbank. Bei
Bedarf kann die Dateneingabe direkt am Bildschirm unter Umgehung des
Papiers stattfinden. über einfache Abfragen können die Daten tabelliert,
gesichtet, ausgewertet und verglichen werden. Programme mit diesen
Eigenschaften sind erhältliche (z.B. PerFormPro® für Windows®).

Um aber als "elektronische Prüfbögen" und "Datenbank für Rohdaten"
eingesetzt werden zu können, müssen diese Programme die geforderten
Nachprüfungen erlauben. Daher ist zunächst die Frage zu klären, wie am
Bildschirm außer der Datumsangabe zum Eintrag eine dokumentenechte
Unterschrift geleistet werden kann. Weiter ist zu fordern, daß ein Programm
dieser Art ein Feld nur einmalig beschreiben läßt und alle Änderungen eines
Eintrags mit Datum, Uhrzeit und Identifizierung der ändernden Person
protokolliert. Der ursprüngliche Eintrag muß erhalten bleiben und jederzeit
wieder abrufbar sein. Auf dem Papier kein Problem: ein einfacher Strich durch
die fehlerhafte Angabe, Eintrag des richtigen Wertes, Datum, Unterschrift.

Weiterhin müssen sehr strenge Sicherheitsvorkehrungen getroffen werden, daß Daten weder gelöscht noch unerwünscht transferiert werden können. Was geschieht, falls der Computer einen Fehler hat? Wie kann garantiert werden, daß die Dateien zu jeder beliebigen späteren Zeit noch mit den Ursprungswerten identisch sind? Wieviele Sicherheitskopien der Dateien werden wie und wo aufbewahrt? Wie wird sichergestellt, daß die Sicherungskopien zu jeder Zeit mit der Originaldatei identisch sind? Die Liste könnte beliebig erweitert werden. Alle Fragen, die in diesem Zusammenhang zu bedenken sind, hängen auch an einer EC-Note-for-Guidance-Forderung:

in "Kapitel 3: Umgang mit Daten, Sponsor" steht unter "Punkt 3.10":

"Der Sponsor muß validierte und fehlerfreie Datenverarbeitungsprogramme mit adäquater Dokumentation benutzen."

Die Frage, ob es fehlerfreie Datenverarbeitungsprogramme überhaupt gibt, wurde im Juni 1990 in Berlin schon verneint.

Dennoch sollte das Machbare und Vertretbare getan werden. Das eben skizzierte Programm läßt sich sicherlich einsetzen zum Erstellen der Prüfbögen. Die Einträge können nach wie vor auf Papier vorgenommen und anschließend, unter Berücksichtigung der Checks auf Datenidentität, in die bereits bei Prüfbogenerstellung generierte Datenbank eingegeben werden. In die Datenbank kommen nur die endgültigen Daten, alle als unrichtig erkannten und korrigierten Daten sind in der Erstfassung auf Papier noch vorhanden. Die benötigten Informationen können in Form von Tabellen und Listen ausgedruckt oder als Datei erstellt werden, wobei durchaus die Möglichkeit bestehen kann, ein Datenformat zu erzeugen, das direkt in die Statistikprogramme eingelesen werden kann. Bevor dieser Schritt jedoch unternommen wird, muß entsprechend den GCP-Forderungen validiert und geprüft werden, ob die Daten wirklich unverändert und vollständig übergeben werden. Falls Fehler auftauchen, müssen diese reproduzierbar sein und sehr genau beschrieben werden. Sobald nicht reproduzierbare, also unvorhersehbare, Fehler auftreten, können die getesteten Programme und Übergabe-Schnittstellen nicht mehr verwendet werden, bis eine Erklärung für die Fehler gefunden wurde und Maßnahmen zur Vermeidung der Fehler installiert worden sind. Soviel zur Technik.

Da für die allernächste Zukunft Papier als Träger der Rohdaten und Ersteinträge nicht vollständig verschwinden wird, sollten wir uns mit den althergebrachten Prüfbögen etwas näher beschäftigen.

Jeder, der bereits einmal einen Prüfbogen erstellt hat, weiß, wie schwer das ist. Ebenso weiß aber auch jeder, der schon einmal als Prüfer einen Prüfbogen auszufüllen hatte, daß dies oftmals auch keine leichte Aufgabe darstellt.

Jeder Sponsor hat seine eigenen Vorstellungen vom Aussehen eines Prüfbogens. Die Datenstruktur seiner eigenen Datenbank, welchen Ursprungs auch immer, zwingt scheinbar zu bestimmten Anordnungen auf dem Papier, nicht zuletzt, um den Datentypistinnen die Arbeit zu erleichtern.

Derjenige aber, für den der Prüfbogen eigentlich gemacht wurde, der Prüfer, hat beim Ausfüllen oft unüberwindliche Schwierigkeiten, was zu Frustration und Resignation führen kann und letztendlich die Qualität der erfaßten Daten sehr stark in Frage stellt.

Ein Prüfbogen darf also nicht nur mit Blick auf die weitere Verarbeitung der ausgefüllten Bögen gestaltet werden, sondern muß unter rein praktischen Gesichtspunkten der Benutzbarkeit während der Studie entstehen. Beim Erstellen der Prüfbögen muß deshalb zunächst darauf geachtet werden, daß sie einfach und logisch strukturiert sind, den geforderten Arbeitsabläufen gerecht werden und daß sie selbsterklärend sind. Ein Prüfbogen, über dem erst gebrütet werden muß, um die richtige Stelle für einen Eintrag zu finden, der dabei eventuell noch Interpretationen offen läßt, der so eng beschrieben ist, daß kaum Platz für die Daten bleibt, der doppelte Einträge ein- und derselben Daten verlangt, der für eventuelle freie Kommentare oder zusätzliche Aktivitäten keinen Raum vorsieht, in dem geblättert werden muß, wenn zwei unmittelbar hintereinander erhobene Werte eingetragen werden sollen (z.B. Eintrag der Werte für den diastolischen Blutdruck auf der einen Seite, Eintrag der Werte für den systolischen Blutdruck auf der nächsten Seite), ist eine der besten Möglichkeiten, falsche, unvollständige oder unauswertbare Daten zu erhalten. Da die Fehler meist erst während eines Monitorings oder nach Studienende entdeckt werden, können sie in vielen Fällen nicht einmal mehr rekonstruiert und richtiggestellt werden.

Neben einem guten Prüfplan ist also ein guter Prüfbogen das A und O für eine gute Studie und für hohe Datenqualität.

Doch selbst gute Prüfbögen müssen mit dem Prüfer und allen beteiligten Personen, die eventuell Einträge vornehmen können und dürfen, vor Beginn der Studie Punkt für Punkt durchgesprochen werden, um Fragen vorab zu klären. 'Vorbeugen ist besser als Heilen', das gilt auch für die Vorbereitung von humanpharmakologischen Studien: 'Vorbereitung ist besser als (eventuell nicht einmal mehr mögliche) Korrektur'.

Labels

Oft wie Stiefkinder vernachlässigt, aber ebenso wie Prüfbögen von grundlegender Bedeutung für eine gute Studie sind Medikamenten-, Dokumenten- und Gefäß labels.

Wieder in "Kapitel 2, Verantwortlichkeit, Sponsor" unter "Punkt 2.3.d" steht:

"Der Sponsor hat die vollständig charakterisierten Prüfpräparate zur Verfügung zu stellen. Diese müssen in Übereinstimmung mit den GMP-Regeln hergestellt und geeignet verpackt und gelabelt sein."

Zu Labels ist im "Annex" nicht viel mehr zu finden:

"Die Vorgaben der EG-Rats Direktive 65/65/EEC mit ihrem Zusatz zum Labelling müssen analog auf das Labelling der in klinischen Studien verwendeten Prüfpräparate oder Placebos angewandt werden. Zusätzlich müssen die Labels die Angabe: "Zur klinischen Prüfung bestimmt" sowie den Namen des für die Studie verantwortlichen Arztes (des Prüfers) aufweisen."

Die üblicherweise in Deutschland verwendeten Labels sind, mit ganz wenigen Ausnahmen, den Anforderungen entsprechend, d.h. sie geben die Codebezeichnung der Studie an, die untersuchte Substanz, und sei es ebenfalls nur per Codename, die Darreichungsform, die Anzahl der Darreichungsformen pro Verpakungseinheit, den Gehalt der einzelnen Darreichungsform an aktiver Substanz, den Verabreichungsweg (per os, i.v., etc.), die Chargenbezeichnung, das Verfalldatum, den verantwortlichen pharmazeutischen Unternehmer, sowie den Zusatz "Zur klinischen Prüfung bestimmt".
    Neu ist die Forderung nach Angabe des verantwortlichen Prüfers auf dem Label.
    Bei klinischen Studien werden üblicherweise noch die Nummer des Studienteilnehmers, sowie Angaben über Durchgang und Verabreichungs- oder Einnahmezeitpunkt auf das Label gedruckt.

Unter Berücksichtigung aller Forderungen müssen Medikamentenlabels folgende Informationen enthalten:

Studie 90123	Substanz: MiracleCure
0d0h Durchgang 1	Proband Nr. 1
1 Tablette à 10 mg	zum Einnehmen per os
CH.-B.: 0815-4711	haltbar bis: 01.01.2001

Pharmazeutischer Unternehmer: L.A.B. GmbH & Co

Leiter der klin. Prüfung: Dr. Eisenbart
Zur klinischen Prüfung bestimmt

Bei der Erstellung der Medikamentenlabels sollte sinnvollerweise auch gleich an die Labels für Blutentnahmeröhrchen, Urinsammelgefäße und Aufkleber für Untersuchungsdokumente wie EKG-Ableitungen usw. gedacht werden.

Die Medikamentenlabels sind, ebenso wie die Prüfbögen, hinsichtlich ihres Inhalts sehr genau spezifiziert. Über das Aussehen und die verwendeten Materialien wurde keine Regel aufgestellt. Leider.

Wir bekommen teilweise Medikamente, die zwar korrekt gelabelt sind, die Informationen, die bei einer Medikamentengabe aber vom Label abgeschrieben und in den Prüfbogen zu übertragen sind, können sehr umfangreich sein. Deshalb ist zu fordern, daß jedes Label auf einem Medikamentenbehältnis entweder einen selbstklebenden, abtrennbaren Teil besitzt, der bei der Gabe des Medikaments abgetrennt und in den Prüfbogen eingeklebt wird, oder daß das Label vollständig vom Behältnis entfernt und als solches in den Prüfbogen eingeklebt werden kann. Damit werden nicht mehr rekonstruierbare fehlerhafte Eintragungen vermieden. Zudem kann jederzeit nachvollzogen werden, welcher Studienteilnehmer welches Medikament wann bekommen hat, auch wenn ein Fehler bei der Verabreichung aufgetreten sein sollte: das in den Prübogen eingeklebte Label gibt eindeutig Auskunft über das verabreichte Medikament. Bei Handeinträgen sind Fehler nur selten aufzuklären. Sie enthalten meist die vorgesehene Gabe und nicht den tatsächlichen Sachverhalt, da die Einträge im guten Glauben an die korrekte Vorgehensweise angefertigt werden.

Ähnliches gilt für die Labels auf den Blutentnahmeröhrchen oder anderen Gefäßen und für Labels, die auf Dokumenten angebracht werden. Wir bekommen immer wieder Blutentnahmeröhrchen von Sponsoren, die zwar gelabelt sind, auf den Labels fehlen aber wichtige Angaben. Diese fehlenden Angaben sollen vor der jeweiligen Aktivität von Hand auf dem Label nachgetragen werden. Auch hier wird eine Fehlermöglichkeit nicht von vornherein ausgeschlossen, obwohl es möglich wäre. Zudem werden oft Einträge verlangt, die bereits in den Prüfbögen enthalten sind oder dort enthalten sein müßten: Datum und Uhrzeit sowie Unterschrift der ausführenden Person haben nichts auf dem Label eines Blutentnahmeröhrchens verloren. Mit Vernichten der Probenröhrchen gehen diese Informationen verloren. Das ist oft schon nach ein paar Minuten Fall: sobald das Blut zentrifugiert und das Plasma in ein anderes Behältnis umgefällt wurde, wird das Originalröhrchen weggeworfen - und mit ihm das Label. Zu verlangen, daß das ursprüngliche Label nochmals von Hand auf ein neues übertragen wird, das sich am Plasma- oder Serumröhrchen befindet, scheint dem Grundsatz "Warum einfach, wenn es auch umständlich geht?" zu folgen. Dieses Vorgehen fordert geradezu Fehler und Falscheinträge heraus. Ganz abgesehen davon, daß die Beschriftung eines Labels, das auf einem Vacutainer oder einer Monovette klebt artistische Schreibkünste erfordert.

Soviel zur Umständlichkeit und Fehlervermeidung. Wie steht es aber mit der Datensicherheit? Kann bei einer Beschriftung von Hand sichergestellt werden, daß die verwendeten Kugelschreiber, Filzschreiber, etc. auch lösungsmittel-, fett- und wasserbeständig sind? Verblaßt die Schrift nicht bei ungünstigen Bedingungen? Hält, unabhängig von einer Beschriftung, das Label überhaupt auf dem Gefäß, wenn es bis -80°C abgekühlt wird, oder wird der Kleber spröde, so daß das Label herunterfüllt? Löst sich das Papier der Labels im Wasserbad oder im Eiswasser auf? Hält der Kleber mehrmaliges Einfrieren und Auftauen aus? Wie beständig ist der maschinelle Aufdruck?

Diese Fragen müssen vor Einsatz eines bestimmten Labels geklärt werden. Für innerhalb der L.A.B. hergestellte Labels benutzen wir nur gewebte Stofflabels aus Acetatseide, die sich weder in Wasser noch in Lösungsmittel auflösen. Die Drukerfarbe ist beständig gegen die üblicherweise verwendeten Lösungsmittel. Der Kleber, ein spezieller, stark haftender Textilgum, klebt sowohl auf Glas als auch auf Kunststoffen wie Polyethylen oder Polypropylen, ohne dabei die Kunststoffe anzulösen oder zu beschädigen, er ist wasser- und lösungsmittelbeständig. Die Labels lösen sich auch bei Trokeneislagerung nicht von den Gefäßen. Und wir erlauben keine handschriftlichen Einträge auf den Labels. Notwendige Informationen, wie etwaige Abweichungen vom vorgegebenen Schema oder andere Anmerkungen gehören in den Prüfbogen und nicht auf ein Label, das bestenfalls nachher im Gefrierschrank steht.

In beiden Fällen, beim Prüfbogen wie bei den Labels, sind in den EC-Note-for-Guidance genaue Vorgaben, welche Informationen erfaßt oder angegeben werden müssen. Das ist jedoch nur die eine Seite. Prüfbögen müssen benutzbar und Labels sicher sein. Müssen Kompromisse eingegangen werden, dann nicht an den falschen Stellen: den Aufbau eines Prüfbogens von der leichten Dateneingabe nach Studienende abhängig zu machen, dafür aber dem Prüfer ein unbenutzbares Dokument zuzumuten, ist nicht akzeptabel. Eine fehlerhafte Dateneingabe kann eher korrigiert werden als ein falsches oder fehlendes Datum.

Analoges gilt für Labels: sie müssen sicher und beständig sein, die Forderung handschriftlicher Ergänzungen auf fertigen Labels während des Studienablaufs sind sicher nicht im Einklang mit der von mir an anderer Stelle erwähnten GCP-Forderung nach Vermeidung von Bias bereits in der Vorbereitungsphase einer Studie. Es ist zu fordern, daß die Labels im Prüfplan genau beschrieben werden, ebenso wie der Prüfbogen Bestandteil des Prüfplanes sein sollte. Damit bekommen alle Beteiligten lange vor Studienbeginn die Möglichkeit, sich Gedanken zu diesen äußerst wichtigen und sensiblen Punkten zu machen und rechtzeitig Einspruch zu erheben und Verbesserungsvorschläge zu machen. Ein früher Konsens über alle die Studie betreffenden Details, insbesondere bei so wichtigen Punkten wie Prüfbogen und Labels, sichert einen reibungslosen Studienablauf und die Qualität der erhobenen Daten und damit das Erreichen des Studienziels.

Rahmenbedingungen der Durchführung

Allgemeine Notfallvorsorge

R. Thoms
Krankenhaus Berlin-Spandau, Anästhesie-Abteilung
Institut für Humanpharmakologie, Schering AG, Berlin

Die humanpharmakologische Prüfung von Arzneimitteln ist ein wichtiger Schritt in der Entwicklung neuer Therapiekonzepte. Da sich hier gesunde Probanden für eine Prüfung zur Verfügung stellen, kommt der Verhütung von Notfällen die allergrößte Bedeutung zu. Im folgenden soll auf die allgemeine Notfallvorsorge eingegangen werden. Dazu ist es notwendig, den Begriff des Notfalls einzugrenzen.

Definition des Notfalls

Der Notfall ist definiert als jede plötzlich auftretende Situation, die eine ernste Gefahr für die Gesundheit einer Person beinhaltet bzw. zu gesundheitlichen Schäden führt, wenn nicht entsprechend interveniert wird.

Ein Notfall ist um so gefährlicher, je weniger er vorhersehbar ist und je weniger man im Hinblick auf die Beherrschung der Situation vorbereitet ist. Die wichtige Grundlage jeder Notfallvorsorge ist daher die gründliche Analyse der möglicherweise zu erwartenden gefährlichen Situationen. Im zweiten Schritt muß dann nach Maßnahmen gesucht werden, die die Entstehung von Notfallsituationen von vornherein ausschließen oder zumindest in ihrer Gefährlichkeit reduzieren. Auf diese speziellen Aspekte prophylaktischer Maßnahmen wird im nachfolgenden Artikel eingegangen. Der dritte Schritt besteht darin, alles zu tun, um mögliche Notfallsituationen fachgerecht zu handhaben. Dabei ist zu betonen, daß sich die notwendige Hilfeleistung auf die Erste Hilfe beschränkt. Weiterreichende Diagnostik und Therapie ist den weiterbehandelnden Ärzten zu überlassen, denen ein Notfall-Patient in jedem Fall zuzuführen ist.

Schritte der Notfallvorsorge

- Situationsanalyse (Auflistung aller zu erwartenden Notfälle)
- Ursachenforschung
- Maßnahmen zur Notfallverhinderung (Ursachenbekämpfung)
- Maßnahmen zur Notfallhandhabung

Neben der räumlichen und apparativen Ausstattung zur adäquaten Notfalltherapie ist ein besonderes Augenmerk auf die Schulung der Mitarbeiter zu legen. Die besten Notfallgeräte nützen nichts, wenn sie im Bedarfsfall niemand richtig bedienen kann. Weiterhin ist es wichtig, für den Notfall bestimmte logistische Probleme gelöst und Therapieschemata vorbereitet zu haben (wer alarmiert wen wie von wo und was ist zu tun, bis die Feuerwehr eintrifft?).

Aspekte der allgemeinen Notfallvorsorge sind:
- räumliche Ausstattung
- apparative Ausstattung
- medikamentöse Ausstattung
- Mitarbeiterschulung
- Notfall-Logistik

Räumliche Aspekte

Die räumlichen Gegebenheiten sind im allgemeinen kaum zu verändern. Wenn irgend möglich, sollte jedoch darauf geachtet werden, daß ausreichend Platz vorhanden ist, um im Notfall Hilfe leisten zu können. Verwinkelte und mit Laborgeräten vollgestellte Gänge erschweren die schnelle Hilfeleistung oder den eventuell dringend nötigen Abtransport eines Verunfallten. Auch für lediglich ambulante Studien sollte für den Notfall ein Raum bereitstehen, und sei es nur, um einen bei der Blutentnahme Kollabierten noch einige Zeit beobachten zu können.

Apparative und medikamentöse Ausstattung

Bezogen auf den Wissens- und Erfahrungsstand der mit einem Notfall eventuell konfrontierten Personen ist für die Verfügbarkeit geeigneter Hilfsmittel zu sorgen. Dabei reicht die Liste vom Gummikeil für den epileptischen Anfall bis zum Defibrillator. Gleichfalls sollten Medikamente zur Verfügung stehen, mit denen in den häufigsten Notfallsituationen therapiert werden kann, wobei besonders auf humanpharmakologische Belange geachtet werden muß. So sollten z.B. Präparate für allergische Notfälle jeder Art (Urtikaria, Asthma, Anaphylaxie) bereitgehalten werden. Sinnvollerweise lassen sich einfache Notfallapparate zusammen mit den wichtigsten Notfallmedikamenten in einem Notfallwagen unterbringen. Die bei etwaigen Transporten der Notfalleinrichtung benötigte Flexibilität verbietet hier die Unterbringung der Gerätschaften in einem Schrank oder ähnlichem.

Die Notfallwagen des Instituts der Schering-Humanpharmakologie sind alle folgendermaßen geordnet:

1. Schub:	Nofallmedikamente (alphabetisch sortiert)
2. Schub:	Materialien zur Punktion und Injektion
3. Schub:	Materialien und Lösungen zur Infusion
4. Schub:	Diverse Kleinteile für O^2-Spende bis Beatmung
Rückwand:	Sauerstofflasche mit Kopplung für: Absaugung, O^2-Spende Beatmungsbeutel
Seitwand:	Absaugbehälter und Schläuche
	Hefter mit SOP Inventarliste
	SOP Kurzanweisungen zur Notfalltherapie
	SOP Wartung und Kontrolle
	Medikamenten-Beipackzettel

Medikamente im Notfallwagen (Indikation in Klammern)

* *Infusionen*
  HAES-steril (Volumenersatz)
  Na-Bicarbonat (pH-Pufferung)
  Ionosteril (freie Elektrolytlösung)

* *Aerosole*
  Berotec (Obstruktion / Asthma)
  Nitro-Spray (Angina pectoris / Herzinfarkt)

* *orale Medikamente*
  Adalat (Hypertonus / Angina pectoris)

* *Injektion*
  Akrinor (Hypotonie / orthostat. Dysregulation)
  Atropin (Bradykardie)
  Calcium-Gluconat (allergische Reaktionen)

Dociton (tachykarde Herzrhythmusstörungen)
Ebrantil (Hypertonie)
Euphyllin (Asthma)
Fortecortin (Schock / Asthma)
Isoptin (supraventrikuläre Tachyarrhythmien)
Lasix (Linksherzversagen / Lungenödem)
Rytmonorm (ventrikuläre Extrasystolie)
Soludecortin (Schock / Asthma)
Suprarenin (Reanimation)
Tavegil (allergische Reaktionen)
Valium (Sedierung / epileptischer Anfall)
Xylocain (ventrikuläre Tachyarrhythmie)

Materialien zur Punktion und Injektion im Notfallwagen

- Stauschlauch
- Alkohol-Tupfer
- Spritzen verschiedener Größen
- Kanülen verschiedener Größen
- Ampullensägen
- Pflaster zur Fixierung
- Plastik-Verweilkanülen (2 Größen)
- Dreiwegehähne
- Filzschreiber zur Beschriftung
- Kanülenstöpsel

Notfallwagen (Materialien zur Infusion)

- Infusionssysteme
- Schlauchverlängerungen Dreiwegehähne
- Beutel für Druckinfusionen

Der Notfallwagen soll eindeutig und übersichtlich bestückt sein; eine Inventarliste, die Beipackzettel aller bevorrateten Medikamente sowie Kurzanweisungen (SOP) zur schnellen Rekapitulation von Therapie-Ansätzen im Notfall sollten sich am Wagen selbst befinden. Schließlich ist der Notfallwagen als solcher eindeutig kenntlich zu machen und den Mitarbeitern im Rahmen einer Einweisung vorzustellen.

Da ärztliches Personal für die Betreuung humanpharmakologischer Prüfungen anwesend ist, kann die Ausrüstung so gewählt werden, daß bereits am Notfallort eine zielgerichtete Ersttherapie im Sinne der ärztlichen Ersten Hilfe eingeleitet werden kann.

Vorsorge für folgende Notfälle

•	allergische Reaktionen bis zur Anaphylaxie	
•	kardiale Notfälle:	Angina pectoris
		Herzinfarkt
		Herzrhythmusstörungen
		Herzstillstand
•	Kreislauf-Notfälle:	Hypertonien
		Hypotonien
•	pulmonale Notfälle:	Asthmaanfall
		Atemstillstand
•	zentralnervöse Notfälle:	epileptischer Anfall
•	traumatische Notfälle durch Unfall	

Wartung

Besonders wichtig ist eine regelmäßige Wartung und Prüfung der Notfallausrüstung, insbesondere weil sie nur sehr selten zum Einsatz kommt. Neben der Kontrolle des Inventars auf Vollständigkeit und Verfall (Medikamente) nach einer SOP ist die Wartung sämtlicher Geräte nach den Richtlinien der Medizingeräte-Verordnung (MedGV) notwendig; gegebenenfalls sind dafür externe Firmen zu beauftragen.

Mitarbeiterschulung

Die Schulung der Mitarbeiter sollte in der Notfallvorsorge einen breiten Raum einnehmen. Bei lebensbedrohlichen Notfällen ist sofortiges Handeln angezeigt. Deshalb sollte jeder Mitarbeiter (inklusive Ärzte) einer humanpharmakologischen Abteilung regelmäßig - d.h. einmal jährlich - in den Grundtechniken lebenserhaltender Sofortmaßnahmen (Reanimation nach ABC-Schema) unterwiesen werden. Die Mitarbeiter sollten dabei sowohl selbst zum Einsatz der entsprechenden Techniken in der Lage sein als auch darin unterwiesen worden sein, dem Arzt bei weitergehenden Maßnahmen die größtmögliche Hilfestellung geben zu können. Im Institut für Humanpharmakologie der Schering AG werden deshalb regelmäßige Kurse zur theoretischen und praktischen Fortbildung durchgeführt, an denen jeder Mitarbeiter einmal im Jahr teilnimmt. Der Durchführungsrahmen des Kurses ist in Form einer SOP vorgegeben.

Ziele des Notfallkurses
*   Erkennen von Notfallsituationen
*   Vermittlung von Kenntnissen und Praktiken zur Ersten Hilfe im Notfall
    (mögliche Notfallopfer: Proband oder Mitarbeiter)
*   Grundsätzlich nur Überbrückung bis zum Eintreffen des Notarztes

Teilnehmer des jährlichen Notfallkurse
Pflicht für: wissenschaftliche Mitarbeiter
                                  technische Mitarbeiter
                                  im Nachtdienst tätige Mitarbeiter
Freiwillig für: alle anderen Mitarbeiter

Der Notfallkurs dauert ca. 4 Stunden. Nach einer theoretischen Einführung (ca. 2
Stunden) erfolgen die praktischen Übungen (ca. 2 Stunden).

Inhalt des theoretischen Teils

Begriffsbestimmung

ausgewählte Notfallbeispiele mit Therapieempfehlungen
*   Kollaps bei der Blutentnahme
*   allergische Notfälle
*   Herz-Kreislauf-Notfall
*   Reanimation
*   Asthma-Anfall
*   epileptischer Anfall
*   Unfälle und Verletzungen

allgemeine Notfallmaßnahmen
*   ABC-Schema
*   stabile Lagerung

weiterführende Maßnahmen
*   Hilferuf
*   venöser Zugang
*   Medikamente
*   Apparate

Praktische Übungen
Transport und Lagerung Bewußtloser
Reanimation (Übungen an der Puppe)
     Beatmung (Mund-zu-Mund, Mund-zu-Nase)
     externe Herzmassage
weiterführende Maßnahmen
     Blutdruck- und Pulskontrolle
     Monitor-, EKG-, Defibrillator-Anschluß
     Bereitstellung von Notfallmedikamenten

Der Kursinhalt wird dabei so einfach wie möglich gehalten, und es wird auch auf spezifische Gefahren eingegangen. Maskenbeatmung oder Intubation werden als Notfallmaßnahme zwar erwähnt, wegen des hohen Gefährdungspotentials durch darin nicht Geübte im Kurs jedoch nicht praktiziert. Der Schwerpunkt liegt damit auf der Vermittlung von einfachen, aber sehr effektiven Maßnahmen für den Notfall. Eine gut geübte und damit sicher durchgeführte Mund-zu-Mund-Beatmung ist allemal hilfreicher als eine zwar elegante, aber vielleicht unsichere Maskenbeatmung oder oesophageale Intubation.

Spezieller Theoriekurs

Für alle ärztlichen Mitarbeiter wird einmal pro Jahr zusätzlich ein spezieller Theoriekurs durchgeführt, in dem besonders auf die Diagnostik und Therapie ausgewählter Notfälle sowie die Medikamente des Notfallwagens aus ärztlicher Sicht eingegangen wird.

Notfall-Logistik

Das schnelle Eintreffen von Feuerwehr, Notarzt oder anderen Hilfspersonen kann im Extremfall über den Ausgang eines Notfalls entscheiden. Der ergonomischen Organisation des Hilferufes kommt deshalb eine große Bedeutung zu. In größeren Instituten sollte die Werksicherheit nach Alarmierung in der Lage sein, alle Kontakte zu von außerhalb kommenden Hilfen zu organisieren. Dies beinhaltet den Hilferuf nach außen, die Begleitung der Hilfe zum Notfallort und den eventuellen Abtransport des Notfallopfers. Der Mitarbeiter am Notfallort hätte dann lediglich einen Anruf bei der Werksicherheit zu tätigen und Art, Ort und Ausmaß des Notfalls zu melden, um sich danach sofort wieder dem Notfallopfer widmen zu können. In Instituten ohne Werkanbindung mit entsprechenden infrastrukturellen Möglichkeiten muß für den Notfall eine möglichst kurze und genaue Anweisung ausgearbeitet werden (SOP), um im Notfall auch hier die zur Verfügung stehende Zeit möglichst effektiv nutzen zu können. Weiterhin empfiehlt es sich, das zuständige Krankenhaus (bei evtl. vorhandenen Notarztwagen) über die Existenz der humanpharmakologischen Einrichtung zu informieren und eventuell gemeinsam eine allgemeine Notfall-Organisation zu erarbeiten. Bei Prüfungen mit spezifischem Gefährdungspotential muß die Zusammenarbeit intensiviert werden. So kann z.B. bei bekanntem erhöhtem allergischen Potential die Anwesenheit eines Anästhesisten zumindest für die Zeit der Applikation der Prüfsubstanz organisiert werden. Das Zusammenspiel aller Beteiligten läßt sich im Rahmen einer Übung problemlos prüfen und anschließend verbessern.

Spezielle Notfallvorsorge

D. Heger-Mahn
Institut für Humanpharmakologie, Schering AG, Berlin

Nach der Beschreibung der allgemeinen Maßnahmen sollen jetzt die Vorsorge-maßnahmen dargestellt werden, die sich auf eine ganz bestimmte Arzneimittelprüfung und ein Prüfpräparat beziehen.

Um über die Verhütung von Notfallsituationen nachdenken zu können, müssen zunächst die Ursachen betrachtet werden, die dazu führen können (Tabelle 1). Hierbei sind prinzipiell die prüfungsbedingten und die prüfungsunabhängigen Notfälle zu unterscheiden.

Tabelle 1. Notfallursachen

prüfungsbedingte Notfälle	*prüfungsunabhängige Notfälle*
1. durch die ärztliche Behandlung	plötzliche Erkrankung
2. durch das Prüfpräparat bedingt	Unfälle
• dosisabhängig	
• dosisunabhängig	

Prüfungsbedingte Notfälle

Bei den prüfungsbedingten Notfällen ist eine Abgrenzung möglich zwischen Notfallsituationen, die sich
1. auf Grund der ärztlichen Behandlungen und Manipulationen im Rahmen der Arzneimittelprüfung entwickeln oder
2. durch das applizierte Prüfpräparat entstehen.

Notfälle durch ärztliche Behandlung

Es ist vorstellbar, daß durch die ärztlichen Behandlungen während einer Arzneimittelprüfung eine Notfallsituation entsteht, z.B. durch Perforationen durch einen Katheter, ein Endoskop oder bei einer Biopsie.

Verhinderung von Notfällen, die einem Probanden durch ärztliche Manipulationen während einer humanpharmakologischen Prüfung zugefügt werden, kann erreicht werden durch Unterlassung derartiger Manipulationen. Wenn eine Behandlung per se das Risiko birgt, eine Notfallsituation zu verursachen, sollte sie in einer humanpharmakologischen Prüfung nicht angewendet werden; zumindest nicht, wenn keine Spezialisten bei der Ausführung dieser Behandlung zur Verfügung stehen und wenn keine Anbindung an eine intensivmedizinische Versorgung vorhanden ist.

Wahrscheinlich würde auch bei einem solchen Vorhaben keine Ethikkommission zustimmen.

Notfälle durch Applikation des Prüfpräparates

Das größte Augenmerk zur Verhütung von Notfällen in der Humanpharmakologie muß auf das Prüfpräparat gerichtet sein. Hierbei ist zu unterscheiden zwischen *dosisabhängigen* und *dosisunabhängigen* Reaktionen (Tabelle 2).

Tabelle 2. Notfälle bedingt durch Applikation des Prüfpräparates

dosisabhängig		dosisunabhängig	
Ursache:	Prophylaxe:	Ursache:	Prophylaxe:
falsches Design	Erfahrung, Kontrolle, Ethikkommission	Anaphylaxie	ø (Anamnese)
menschliches Versagen	Qualitätssicherung GMP/GCP, Erfahrung	toxische Metabolite, Giftung	ø (Anamnese: Enzymhemmung? Enzyminduktion?)
individuelle Fehldosierung	Pharmakogenetik		

Dosisabhängige Reaktionen

Mit "Dosisabhängigkeit einer solchen Reaktion" ist eine Überdosierung gemeint. Wie schon Paracelsus festgestellt hat: "Allein die Dosis macht, daß ein Ding kein Gift ist", so kann man andersherum folgern, die Dosis kann machen, daß ein Ding zum Gift wird. Eine wesentliche Aufgabe der Humanpharmakologen ist es, einen Notfall aufgrund einer Überdosierung eines Prüfpräparates nach menschlichem Ermessen auszuschließen. Hier gilt es die vorklinischen Untersuchungen zur Toxizitätsprüfung und Kinetik genau zu prüfen und diese daraus gewonnenen Erkenntnisse in die Planung der Arzneimittelprüfung am Menschen einfließen zu lassen. Diese wichtigen Informationen aus der Vielzahl der vorklinischen Untersuchungsdaten herauszulesen ist nur aufgrund von Erfahrungen und Spezialkenntnissen möglich. Das Design der humanpharmakologischen Prüfungen muß entsprechend vorsichtig ausgelegt werden; dies gilt besonders für Erstanwendungen neuer chemischer Substanzen.

Vorstellbar ist weiter, daß durch fehlerhafte Abpackung des Prüfpräparates seitens der Galenik oder falsche Dosierung in der Humanpharmakologie in einer Arzneimittel-Prüfung die Probanden eine Überdosierung erhalten. Diese Fehlermöglichkeiten müssen durch entsprechende Überprüfungen durch die Qualitätssicherung und Verfahrensweisen ausgeschaltet werden. GMP- und GCP-gerechtes Arbeiten ist hierbei zur Verhinderung derartiger vermeidbarer Fehlerquellen die Voraussetzung.

Eine weitere Möglichkeit, eine dosisabhängige Arzneimittelreaktion bei höheren Dosen zu provozieren, kann in begrenzten Arzneimittelstoffwechsel-Kapazitäten begründet sein; z.B. ist der Vorrat an Glutathion bei Mangelernährung (insbesondere Eiweißmangel) herabgesetzt. Metabolisierungs-Reaktionen, die Glutathion verbrauchen, sind dabei nur in begrenztem Umfang möglich (z.B. bei Paracetamol-Überdosierung).

Ein anderes Beispiel aus dem Arzneimittel-Stoffwechsel: es gibt genetisch festgelegte Unterschiede in der individuellen Kapazität, die Acetylierungs-Reaktion auszuführen. Etwa 55 % der Bevölkerung hier gehört zu den sogenannten "slow-acetylizern" - bei ethnischen Unterschieden. Reaktionen des oxidativen Arzneimittelstoffwechsels sind ebenfalls genetischer Variation unterworfen. Diese Unterschiede beruhen auf unterschiedlichen Cytochrom-P-450-Isoenzymen. Bei uns gibt es knapp 10 % in der Bevölkerung, die zu den sogenannten "poor metabolizern" gehören und die oxidative Hydroxylierungs-Reaktion nur in beschränktem Maße ausführen können.

Bei Arzneistoffen, die mit diesen Stoffwechsel-Reaktionen abgebaut werden und außerdem eine geringe therapeutische Breite haben, besteht die Gefahr, einen zu hohen Wirkspiegel bei einem Probanden zu erzeugen. Dies kann geschehen, wenn die Kenntnisse über die Biotransformation der Substanz nicht berücksichtigt werden oder unzureichend vorhanden sind.

Dieses kann an folgendem Beispiel deutlich gemacht werden: Bei einem langsamen Metabolisierer kann es zu einer Kumulation eines Medikamtes mit geringer therapeutischer Breite kommen, wenn dieser das Medikament 2mal täglich — statt wie anhand der Spiegel sinnvoll — nur einmal täglich bekommt. So erfährt dieser eine chronische Überdosierung.

Um sich vor diesen individuellen Fehldosierungen zu schützen, wird bei Schering seit 1987 bei allen Probanden der Humanpharmakologie der Arzneimittelstoffwechsel-Test durchgeführt und die individuelle Stoffwechsel-kapazitäts-Bestimmung. Die Berücksichtigung dieser Informationen bei der Planung von Prüfungen mit Arzneistoffen, die der Biotransformation unterliegen, kann hier zur Prophylaxe von Notfällen beitragen. Zum Teil wird gefordert, keine Erstanwendungen mit Probanden durchzuführen, die einen nachweisbaren Metabolisierungs-Defekt haben.

Verhinderung größerer Schäden

Da Dosisabhängigkeit der toxischen Reaktion auf Dosis, Einwirkungsort, -häufigkeit und -zeit beruht, muß die Therapie und Verhütung größerer Schäden darauf ausgerichtet sein, den Kontakt des Toxins mit dem Organismus zu verhindern.

Gegenmaßnahmen bei Intoxikation

1. Exposition unterbrechen (Infusion abstellen, Hautkontakt verhindern usw.)
2. Resorption verhindern (z.B. Emesis fördern, Bindung des Toxins an Kohle)
3. Antidot bereithalten und verabreichen (wenn möglich)
4. Ausscheidung beschleunigen (Laxation und/oder Diurese, Dialyse).

Vorsorglich sollte bei der Planung einer Arzneimittelprüfung immer überlegt werden, ob ein Antidot im weiteren Sinne existiert, und dieses bereitgestellt werden.

Von den zur Verfügung stehenden, vom Deutschen Anästhesiekongreß für den Rettungsdienst empfohlenen Antidota (Tabelle 3) sind einige für den Bereich der Humanpharmakologie im allgemeinen überflüssig; im ZNS-Bereich gibt es für manche Prüfpräparate direkte Antidota. Allgemein einsetzbar sind Apomorphin-Hydrochlorid und Medizinal-Kohle.

Tabelle 3. Antidota im Rettungsdienst

Apomorphin-Hydrochlorid	Auslösen von Erbrechen
Atropinsulfat	bei Vergiftung mit ChE-Hemmern (Phosphorsäureestern / E 605)
4-DMAP (Dimethylaminophenol)	bei Vergiftungen mit Zyaniden, Nitrilen, Azilen, Schwefelwasserstoffen
Kortison-Spray	Reizgasintoxikationen
Medizinal-Kohle	Universaladsorbens bei oraler Giftaufnahme
Natriumthiosulfat	Zyanidintoxikationen
Physostigmin-Salicylat	bei anticholinergem Syndrom (ausgelöst z.B. durch Atropin, Antidepressiva, Antihistaminika, Antiemetika, Antiallergika, Antiparkinsonmittel, Antivertiginosa, Spasmolytika) cave: Kontraindikationen!

fakultativ:

Biperiden (Akineton)	synth. Anticholinergikum bei bizarrem neurologischem Syndrom ausgelöst durch Neuroleptika
Flumazenil (Anexate)	Benzodiazepin-Antagonist
Naloxon (Narcanti)	Opioid-Antagonist
Obidoxim (Toxogonin)	Cholinesteraseaktivator bei Vergiftungen mit ChE-Hemmern
Toluidinblau (Toluidinblau)	bei Methämoglobin-Intoxikationen mit Phenolen, Rauchgasen

Dosisunabhängige Reaktionen

Die wichtigste dosisunabhängige Arzneimittelreaktion, die während einer humanpharmakologischen Prüfung zu einem Notfall führen kann, ist die allergische Reaktion: vom allergischbedingten Asthma-Anfall bis zur Anaphylaxie. Die "allgemeinen Notfall-Vorsorge-Maßnahmen" sind im vorangehenden Beitrag bereits dargestellt. Besonders wichtig erscheint mir die Erhebung der Anamnese. Probanden mit bekannter Atopie sollten in eine Arzneimittelprüfung mit einem Medikament mit wahrscheinlich höherer allergener Potenz nicht eingeschlossen werden. Ansonsten ist eine über "allgemeine Vorsorge" hinausgehende Prophylaxe bisher nicht möglich.

Weitere Arzneimittelreaktionen können sich aufgrund besonderer individueller Metabolisierungs-Reaktionen ergeben. Ein Beispiel wäre die Bildung toxischer Arzneimittel-Metabolite z.B. bei Valproinsäure, einem an sich gut verträglichen Medikament, daß bei einigen Individuen auf Grund der Bildung von toxischen Metaboliten in Verbindung mit gesteigerter Hypersensitivität zum tödlichen Leberkoma führte. Ein weiteres bekanntes Beispiel ist die Halothan-Hepatitis.

Ein anderer Mechanismus ist die kovalente Bindung eines Fremdstoffes an Cytochrom-P-450-Enzyme, womit durch die Blockierung der Enzymmoleküle eine weitere Biotransformation verhindert wird. Dies kann zur direkten Leberzellschädigung führen.

Die Wahrscheinlichkeit, solch ein Ereignis in einer Arzneimittelprüfung zu erleben - zumal bei einer Einzeldosierung, aber auch nach Mehrfachdosierung-, ist sicher nicht groß. Diese Reaktionen sind erst nach längerer Exposition mit dem Arzneistoff bekannt geworden. Wahrscheinlich würden sie auch nicht in Form eines ganz akuten Notfallgeschehens in Erscheinung treten. Trotzdem sollte diese Möglichkeit in diesem Zusammenhang erwähnt werden, auch wenn dieser Notfall sich erst später in der Klinik als solcher darstellen würde.

In diesem Zusammenhang möchte ich noch auf eine andere Verknüpfung hinweisen: Das Maß der Entstehung solcher toxischer Arzneimittel-Metabolite ist oft von einer Enzyminduktion der Leber abhängig. Klassische Enzyminduktoren sind bekanntermaßen Phenobarbital, Rifampicin oder Methylcholanthren aus dem Zigarettenrauch. Die Drogenscreening-Untersuchung auf Barbiturate, sorfältige Anamnese der Medikamenteneinnahme und Ein- oder Ausschluß von Rauchern als Probanden haben also durchaus ihre Berechtigung.

Prüfungsunabhängige Notfälle

Ein "nicht-prüfungsbedingter" Notfall entsteht, wenn ein Proband während der Prüfung ein Notfallpatient wird, z.B. einen Herzinfarkt erleidet, ohne daß ein Zusammenhang mit Prüfpräparat und Prüfung besteht. Vorstellbar ist dies vor allem bei älteren Probanden, die bei radioaktiver Applikation eingesetzt werden müssen.

Wenn ein Notfallgeschehen während einer humanpharmakologischen Prüfung auftritt, ist es den Verantwortlichen oft nicht möglich festzustellen, ob ein prüfungsbedingter oder nichtprüfungsbedingter Notfall vorliegt. Daß im Notfall eine Verschlüsselung der Behandlungen aufgedeckt werden muß, ist klar, jedoch hilft diese Information zunächst nur weiter, wenn der Proband ein Placebo bekommen hat.

Eine völlige Verhinderung derartiger Notfallgeschehen ist nicht möglich, obgleich auch hier Prophylaxemaßnahmen anzuführen sind:

Festlegung von sinnvollen - auf die Prüfung und das Prüfpräparat abgestellten - Ausschlußkriterien. Ebenso muß die sorgfältige Voruntersuchung immer auch auf die Prüfung und das jeweilige Prüfpräparat abgestimmt sein. Dabei sollten besonders die Voruntersuchungsergebnisse betrachtet werden, die in bezug auf Wirkmechanismus und Kinetik der Prüfsubstanz relevant sein können. Probanden mit erhöhtem gesundheitlichen Risiko müssen im Zweifelsfall ausgeschlossen werden.

Auch eine exakte Anamnese der Medikationen, die möglicherweise mit dem Prüfpräparat interaktiv sein könnten, muß erhoben werden. Ein Proband muß wissen, daß er wichtige Informationen über seinen Gesundheitszustand oder medikamentöse Therapien nicht verschweigen darf. Das dieses in erster Linie zu seinem eigenen Nachteil wäre, muß ihm verständlich gemacht werden.

Schlußwort

Zum Schluß sei noch einmal zusammengefaßt, was man tun kann, um Notfälle in der Humanpharmakologie zu verhindern:

Das wichtigste ist, bei der Prüfplanung alle vorklinischen Daten entsprechend zu berücksichtigen und das Prüfdesign nach den verfügbaren Informationen oder Erfahrungen über Toxizität, Kinetik und Metabolisierung des Arzneistoffes auszurichten. Sinnvolle Aus- und Einschlußkriterien sind festzulegen. Damit erfolgt eine wissenschaftlich fundierte Risikominimierung.

Von den Probanden ist eine genaue Anamnese zu erheben. Sie ist nur möglich mit einem gut und verständlich aufgeklärten Probanden, der auch ausreichend intellektuelle Fähigkeiten hat.

Weiter ist die Bereitstellung von Notfallmedikamenten und -gerät sowie entsprechende Schulung aller Mitarbeiter im Umgang mit Notfallsituationen gefordert. Wenn möglich, sollte ein Antidot verfügbar gemacht werden.

In der Humanpharmakologie kann nur Erste Hilfe geleistet werden. Deshalb sollte die Kooperation mit der Klinik, der Transport dorthin sowie die Bereitstellung aller Informationen an die Klinikärzte prinzipiell vorbereitet sein.

Literatur
1. Lewis JH; Zimmerman HJ; Garrett CT; Rosenberg E; Valproate-induced hepatic steatogenesis in rats, Hepatology, 2, 870-73, 1982
2. Zimmerman HJ; Ishak KG; Valproate-induced hepatic injury: Analysis of 23 fatal cases, Hepatology, 2, 591-97, 1982
3. Sack W; Die Arzneimittelprüfung in Klinik und Praxis - Aspekte der Arzneimittelsicherheit, Klin. Wochenschrift, 67, 1015-19, 1989
4. Harloff M; Intoxikationen: Welche Antidota sind im Rettungsdienst notwendig? Notfallmedizin, 15, 519-26, 1989
5. Dengler HJ; Eichelbaum M; Polymorphismen und Defekte des Arzneimittelstoffwechsels als Ursache toxischer Reaktionen, Arzneim. Forschung / Drug res., 27, 1836-44, 1977

Abschluß der Prüfungsvorbereitung
- Studienfreigabe -

A. Kecskés
Institut für Humanpharmakologie, Schering AG, Berlin

Prüfungsvorbereitung

Bei der Vorbereitung einer humanpharmakologischen Prüfung wird in organisatorischer Hinsicht unterschieden zwischen:
- den prüfungsvorbereitenden Aufgaben vor der Prüfplanerstellung und
- der Prüfplanerstellung selbst sowie Aufgaben nach der Prüfplanerstellung.

Vor dem Prüfungsbeginn sind - außer der Prüfplanerstellung - eine Reihe von Aufgaben durchzuführen, die wegen gesetzlicher Anforderungen und/oder Schering-interner Verfahrensweisen mit jeweils festgelegten Formalitäten abzuwickeln sind.
    Der Leiter der klinischen Prüfung muß vor Beginn der Prüfung überprüfen, ob die prüfungsvorbereitenden Aufgaben durchgeführt worden sind und ob die notwendigen Unterlagen genehmigt vorliegen. Erst dann darf er die praktische Durchführung der Prüfung anordnen.
    Den Prüfungen der Humanpharmakologie liegt zunächst ein prinzipieller *Beschluß der Spartenleitung zugrunde, daß das Projekt bearbeitet werden soll.* Mit ihrer Unterschrift stimmen die Genehmigungsberechtigten der Fortsetzung des Projektes in der nächsten Projektphase (in diesem Fall Durchführung von Prüfungen in der Humanpharmakologie) zu. Mit dem Beschluß werden Entscheidungen getroffen, und zwar über
- die Höhe und den Einsatz finanzieller Mittel,
- die Bindung von Kapazitäten und
- die wissenschaftliche Richtung von Einzelaktivitäten der Projekte.

Neben dieser prinzipiellen Genehmigung für ein Projekt muß intern für jede einzelne klinische Prüfung noch ein *Antrag auf Durchführung einer klinischen Prüfung* gestellt und genehmigt werden.

Antragsteller ist die prüfende Stelle, die beabsichtigt, eine klinische Prüfung durchzuführen. Dem Antrag werden der Prüfplan incl. spezielle Probandeninformation und - wenn erforderlich - die vorbereiteten Hinterlegungsunterlagen beigefügt. Vor Prüfungsbeginn muß allerdings die Eingangbestätigung vom BGA mit Hinterlegungsnummer vorliegen.

Mit der Genehmigung dieses Antrages erklären sich die Genehmigungsberechtigten damit einverstanden, daß eine Prüfung - wie sie aufgrund der Angaben im Formular und dem anliegenden Prüfplan dargestellt wird - durchgeführt werden kann. Mit den Unterschriften auf diesem Formular wird gleichzeitig dokumentiert, daß die Information an den vorgesehenen Leiter der klinischen Prüfung (aus der Humanpharmakologie) über Ergebnisse pharmakologisch-toxikologischer Prüfungen (gemäß AMG, § 40, (1), 7) erfolgt ist.

Zusätzlich wird durch das Formular die Probandenversicherung veranlaßt, die Kosten werden genehmigt, die Biometrie (ggf. Kinetik) wird informiert und die Prüfpräparatbestellung bestätigt.

Mit dieser Genehmigung des Antrages ist noch keine *Auftragserteilung* an den Leiter der klinischen Prüfung verbunden. Diese erfolgt *immer* durch den Leiter der Humanpharmakologie durch Unterschrift auf dem Prüfplan.

Ethik-Kommission

Mit dem genehmigten Antrag und genehmigten Prüfplan ist die Prüfungsvorbereitung immer noch nicht abgeschlossen. Für die Prüfungsfreigabe ist unbedingt notwendig, daß die Genehmigung des *Schering IRB und der Ethik-Komission der Ärztekammer* Berlin vorliegt.

Zur Begutachtung einer beabsichtigten Prüfung erhält das IRB von der Humanpharmakologie: ein Anschreiben, den Prüfplan, die spezielle Probandeninformation und die Wirkstoffinformation. Das Anschreiben an die Ethik-Kommission der Ärztekammer wird nur vom Leiter der klinischen Prüfung unterschrieben (weil die Mitteilung aus standesrechtlichen Gründen erfolgt), wozu der Leiter der klinischen Prüfung in seiner Eigenschaft als Arzt verpflichtet ist. *Er kann sich bei dieser Unterschrift nicht vertreten lassen.*

Prüfungsfreigabe

- Endfassung des Prüfplans und QAU-Freigabe,
- die Prüfbögen und die Prüfmuster müssen vorhanden sein,
- die Berechnung des Probandenhonorars muß vorliegen,

- eine Kopie des Meldungsformblattes an den Senator für Gesundheit und Soziales muß vorliegen,
- die mündliche Probandeninformation muß durchgeführt worden sein,
- alle Befunde der Voruntersuchungen müssen von dem betreuenden Arzt bewertet und abgezeichnet sein,
- alle Probanden müssen von dem betreuenden Arzt zumindest begutachtet worden sein,
- alle Einverständniserklärungen müssen sowohl von den Probanden als auch von dem aufklärenden Arzt unterschrieben sein,
- die Randomisierungsliste muß vorhanden sein.

Die Vollständigkeit dieser Vorbedingungen zu prüfen und sicherzustellen ist eine der wichtigsten Pflichten des Leiters der klinischen Prüfung, der sich in dieser Angelegenheit nicht vertreten lassen kann. Dies ist eindeutig gesetzlich in Deutschland geregelt.

Eigenbewertung der Prüfeinrichtung

I. Klingmann

LAB Gesellschaft für pharmakologische Untersuchungen mbH & Co, Neu-Ulm

Einleitung

Die GCP-Note for Guidance der EG wurde am 11. Juli 1990 von der CPMP-Gruppe verabschiedet und ist ab 1. Juli 1991 in Kraft. Daher sollte ab sofort sehr selbstkritisch bewertet werden, ob die Studien, die in der eigenen humanpharmakologischen Institution durchgeführt werden, auch tatsächlich der Philosophie der GCP-Empfehlungen und ihren grundsätzlichen Anforderungen gerecht werden.

Auf humanpharmakologische Studien gehen die Empfehlungen nicht zufriedenstellend ein, denn die GCP-Empfehlungen stellen schwerpunktmäßig Anweisungen zur Durchführung von klinischen Prüfungen mit therapeutischer Absicht dar. Die Probleme und Anforderungen an die Humanpharmakologie werden dagegen nicht ausreichend geregelt. Solange keine detaillierten einheitlichen Standards bestehen, muß daher jede humanpharmakologische Institution selbst festlegen, welchen Qualitätskriterien sie entsprechen will. Eigeninitiative ist erforderlich!

Der von L.A.B entworfene Fragebogen zur Eigenbewertung der Prüfeinrichtung sollte als internes Instrument verstanden werden, den gegenwärtigen Stand der Bemühungen um Erfüllung der GCP-Anforderungen einzuordnen. Der Fragebogen führt bewußt zu keiner zu erreichenden Punktzahl, die zum Beispiel zu direkten Vergleichs- oder Werbezwecken herangezogen werden könnte, sondern zu einem Profil, das Aufschluß über besonders schwache Stellen und über das allgemeine Niveau gibt. Im folgenden soll der Fragebogen dargestellt werden.

Der Fragebogen

Es ist ein zweiseitiges Formular. Links stehen die 34 Fragen, rechts die Kästchen für die 5 zur Verfügung stehenden Antworten: "alle", "die meisten", "etwa die Hälfte", "manche", "keine". Bei den Fragen ist unterstrichen, auf was sich diese Mengenangaben beziehen.

1. "Wird für alle Studien vor Annahme des Projektes geprüft, ob genügend personelle, räumliche und Studienteilnehmer-Kapazitäten vorhanden sind?"

Diese Frage beinhaltet die grundsätzliche Voraussetzung für die Durchführung GCP-gerechter Studien. Ohne ausreichende Kapazitäten sollte eine humanpharmakologische Institution gar nicht erst mit der Organisation der Studien beginnen.

2. "Gibt es für alle Studien einen kompetenten Prüfarzt?"

Hier sollte man ehrlich antworten, ob der für die jeweilige Studie eingesetzte Prüfarzt wirklich kompetent für das durchzuführende Projekt ist.

3. "Verfügt die Prüfeinrichtung über alle erforderlichen SOPs?"

Hier erhebt sich natürlich sofort die Frage: Was umfaßt "alle erforderlichen SOPs"? Die humanpharmakologische Institution selbst steckt sich das Ziel aufgrund der dort anfallenden Aktivitäten. Man soll mit dem Fragebogen selbst einschätzen können, wie weit man noch vom Ziel entfernt ist.

4. "Unterliegen alle Tätigkeiten in einer Studie einer Qualitätskontrolle?"

Das heißt, hat die Institution für jeden Teil einer Studie Kontrollsysteme installiert, die sicherstellen, daß die gewonnenen Daten korrekt sind?

5. "Werden die Verantwortlichkeiten von Auftraggeber und Prüfarzt für alle Studien schriftlich definiert?"

Dies ist die Frage nach dem Vertrag zwischen beiden Parteien, der natürlich besonders wichtig für die Zusammenarbeit mit Auftragsinstituten ist; aber auch innerhalb von Pharma-Firmen sollte schriftlich festgelegt werden, wer in welcher

Abteilung für was verantwortlich ist, um ein Hin- und Herschieben des schwarzen Peters beim Auftreten von Problemen zu vermeiden.

6. "Liegen für alle Studien genügend präklinische Daten vor?"

Bei neuen Substanzen gibt es immer wieder Diskussion darüber, wieviele Daten vorliegen müssen. Man soll hier die eigene Neigung zur großzügigen Handhabung einschätzen.

7. "Werden für alle Studien die erforderlichen Hinterlegungs- und Anmeldungsbestimmungen erfüllt?"

Diese Frage steht hier nur zur Vollständigkeit. Es soll niemandem unterstellt werden, daß er die Gesetzesvorschriften nicht erfüllt. Aber gibt es vielleicht nicht doch die eine oder andere "schwarze" Studie?
Auch die nächste Frage bezieht sich auf mögliche "schwarze" Studien. Auf die kleinen Vorstudien, die nur der internen Information dienen:

8. "Gibt es für alle, auch Pilot-, Studien einen Prüfplan mit den in Punkt 6, Anhang der GCP-Note for Guidance, vorgegebenen Punkten?"

Man soll stets bedenken, daß *jede* Untersuchung am Menschen sauber vorbereitet, durchgeführt und dokumentiert sein muß. Im übrigen kann man sicher sein, daß irgendjemand in der Firma die Ergebnisse einer dieser "schwarzen" Studien so interessant findet, daß er sie unbedingt den Behörden auch vorlegen will. Wie eine Inspektionsbehörde reagiert, wenn sie herausfindet, daß in einer humanpharmakologischen Institution gelegentlich "schwarz geschlachtet" wird, kann man sich vorstellen.

9. "Ist in alle Prüfplanerstellungen ein Biometriker involviert?"

Diese Forderung der GCP hat gerade auch für die Humanpharmakologie große Bedeutung, da hier mit, im Vergleich zu späteren Phasen der Medikamentenentwicklung, sehr kleinen Probandenzahlen gearbeitet werden muß und *alle* dabei gewonnenen Ergebnisse weitreichende Konsequenzen haben.

10. "Gibt es für alle, auch Pilot-, Studien einen Prüfbogen mit den in Punkt 7, Anhang der GCP-Note for Guidance, vorgegebenen Punkten?"

Diese und die nächste Frage beziehen sich wieder auf die Zuverlässigkeit der GCP-Treue unter Inkaufnahme des großen Aufwands für eine eventuell sehr kleine Studie.

11. "Gibt es für alle, auch Pilot-, <u>Studien</u> eine schriftliche und mündliche Auf-
    klärung?"

Über die schriftliche Aufklärung in Patientenstudien wird heftig diskutiert. Wir
sind der Meinung, daß ein Patient, der an einer humanpharmakologischen Studie
teilnimmt, unbedingt schriftlich aufgeklärt werden muß, damit er jederzeit alle
Informationen hat, um über die Studie nachdenken und dann auch erneut
nachfragen zu können und um sein Vorhaben mit dem Hausarzt und Angehöri-
gen diskutieren zu können.
    Die nächste Frage steht eigentlich nur der Vollständigkeit halber hier, denn sie
beinhaltet ein absolutes "Muß".

12. "Gibt es von allen <u>Studienteilnehmern</u> eine schriftliche Einwilligungserklä-
    rung?"

Hier steht bewußt das Wort "Studienteilnehmer", denn wir sind ist der Meinung,
daß auch Patienten, vor allem in humanpharmakologischen Studien, schriftlich
einwilligen müssen.

13. "Werden alle <u>Studien</u> einer Ethik-Kommission zur Begutachtung vor-
    gelegt?"

Die heftige Diskussion um das "Muß" ist abgeklungen. Offensichtlich haben sich
alle Firmen damit abgefunden, daß Ethik-Gutachten eingeholt werden müssen,
auch wenn die Rechtslage in Deutschland strittig ist. Spätestens wenn die GCP-
Empfehlungen in unser nationales Recht eingeführt werden, wird der Erhalt
eines positiven Votums Pflicht. Hoffentlich wird bis dahin auch geregelt, wie die
Kommissionen zusammengesetzt sein und arbeiten müssen.

Die nächsten beiden Fragen beziehen sich auf die Prüfmedikamente:

14. "Werden für alle <u>Studien</u> nur nach GMP hergestellte Präparate verwendet?"

Der Gesetzgeber geht davon aus, daß alle in der EG und in den PIC-Ländern
produzierten Präparate nach GMP hergestellt sind, auch wenn dies in der Praxis
manchmal zweifelhaft erscheint. Soweit es Prüfpräparate für die geplanten
Studien betrifft und es möglich ist, sollte man deutlich machen, wie wichtig es
ist, eine in der Praxis erkennbare Kluft zwischen Anspruch und Wirklichkeit auf
diesem Gebiet zu überbrücken.

15. "Werden die <u>Studienmedikamente</u> wie in den GCP-Empfehlungen gefordert
    verwaltet?"

Die GCP-Empfehlungen verlangen ein System für die exakte Verfolgung der Prüfmedikation von der Übergabe durch den Sponsor über die Lagerung, Verteilung an die Studienteilnehmer, Rücknahme der übrig gebliebenen Medikation bis zur Rückgabe der Restmedikation an den Sponsor. Über jede Diskrepanz muß Rechenschaft abgelegt werden. Liefer- und Rückgabescheine müssen unterschrieben werden.

Von allen verwendeten Chargen müssen Rückstellmuster aufbewahrt werden.

Die nächsten Fragen befassen sich mit der internen Organisation der Studien:

16. "Werden alle in die Studie involvierten <u>Mitarbeiter</u> genau über die Studie informiert?"

Dies ist eine Forderung der GCP, die für Therapiestudien neu ist. In der Humanpharmakologie ist es schon länger üblich, aber sicher noch ausbaufähig, alle in die Studie involvierten Mitarbeiter im Detail über Sinn, Hintergründe und Ablauf einer Studie zu informieren. Man sollte sich überlegen, ob man wirklich *alle* in Frage kommenden Mitarbeiter *ausreichend* informiert.

17. "Ist die Übertragung von Aufgaben an Mitarbeiter in allen <u>Fällen</u> schriftlich geregelt?"

An diesem Punkt haben sicher einige humanpharmakologische Institutionen noch zu arbeiten. Ideal wäre, wenn für jede Studie individuell schriftlich festgelegt würde, welcher Mitarbeiter welche Aufgaben übernimmt. Die Arbeit kann aber sicher durch exakte Arbeitsplatz-Beschreibungen und exakte Zuordnung von Personal zu den einzelnen Studien verringert werden.

18.   "Wird für alle <u>Studien</u> ein Studienkoordinator benannt?"

Eine separate Frage zu diesem Punkt soll die Bedeutung dieses Mitarbeiters in einer humanpharmakologischen Studie unterstreichen. Er ist die zentrale Person für die praktische Vorbereitung und Durchführung der Studie. Mit ihm steht und fällt der Erfolg der Studie. Er muß für die jeweilige Studie benannt werden.

19. "Tragen alle <u>Studienteilnehmer</u> eine eindeutige Probandenkennung während des stationären Aufenthaltes?"

Dieser Punkt wird so explizit nicht in den Empfehlungen aufgeführt. Aber eine zuverlässige Probanden-Identifikation ist die Voraussetzung für korrektes Sammeln der Daten und Einhaltung der Code-Prozeduren.

20. "Tragen alle <u>Studienteilnehmer</u> eine Studienteilnahme-Information während der gesamten Studiendauer bei sich?"

Dieser Punkt wird in den Empfehlungen extra aufgeführt. Er ist wohl auch für humanpharmakologische Studien neu. Die Einhaltung dieser Forderung kann aber nur empfohlen werden.

21. "Steht für alle <u>Studien</u> eine Notfallausrüstung zur Verfügung?"

In der Humanpharmakologie ist diese Forderung schon lange ein "Muß". Aber kann man sicher sein, daß die Notfallausrüstung auch wirklich funktionstüchtig ist und bedient werden kann?

22. "Ist für alle <u>Studien</u> die ärztliche Versorgung (z.B. Bereitschaftsdienst) schriftlich geregelt?"

Mit dieser Frage soll sicher gestellt werden, daß man sich grundsätzlich sehr genau für jede Studie überlegt, wie die ärztliche Versorgung aussehen muß. Ein schriftliches Festhalten der getroffenen Regelung vermeidet Mißverständnisse, die für die Studienteilnehmer gravierende Folgen haben könnten.

23. "Werden für alle <u>Studien</u> Codeprozeduren und -dokumentation genauestens beachtet?"

Auch in der Humanpharmakologie werden verblindete Studien durchgeführt. Liegt in jeder humanpharmakologischen Institution ein System vor, das die Einhaltung der Codeprozeduren sowie die Dokumentation, auch eventueller Verstöße, gewährleistet?

24. "Ist der Prüfarzt in allen <u>Fällen</u> über den Studienverlauf informiert?"

Der Prüfarzt muß nicht bei allen Studienaktivitäten anwesend sein. Es kann auch Studien geben, in denen er kaum involviert ist. Aber er muß über alle Studien voll informiert sein. Man muß ein System haben, das dies sicherstellt.

25. "Werden alle schwerwiegenden unerwünschten <u>Ereignisse</u> unverzüglich dem Sponsor und ggfs. der Ethik-Kommission gemeldet?"

Dieser Punkt ist schon lange ein "Muß". Aber hat die Informations-Weitergabe immer geklappt? Wurde ein Automatismus installiert?

26. "Werden alle klinisch relevanten <u>Werte</u> außerhalb der Norm nach Studien-ende verfolgt?"

An dieser Stelle steht natürlich die ärztliche Einschätzung der klinischen Relevanz im Vordergrund. Dennoch sollte man die eigenen Kriterien soweit wie möglich standardisieren. Da es zum Teil sehr schwierig ist, Studienteilnehmer nach der Studie unter Beobachtung zu halten, sollte man den Aufwand, den man in diesem Zusammenhang grundsätzlich betreiben will, schriftlich festlegen.

27. "Werden alle Daten vollständig erfaßt, sachgemäß korrigiert und aufbewahrt wie in den GCP-Empfehlungen verlangt?"

Die gesamte Datenerfassung sowie das Daten-Handling werden in dieser einen Frage zusammengefaßt. In ihr stecken viel Arbeit und große Entwicklungsmöglichkeiten. Die GCP-Note for Guidance beschreibt recht ausführlich die Anforderungen, auch bei Verwendung von Computer-Systemen. Die dabei erforderliche Validierung ist sehr aufwendig und in ihrem Inhalt und Umfang selbst den Eingeweihten noch nicht ganz klar. Fest steht, daß der Prüfarzt zusätzlich eine eigene Dokumentation haben muß, um einen Rohdaten-Vergleich zu ermöglichen. Für die Humanpharmakologie ergeben sich hier Probleme, denn es soll andererseits ja angestrebt werden, soviel Information wie möglich direkt in den Prüfbogen einzutragen.

28. "Kann für alle Daten nachvollzogen werden, wer sie erhoben hat?"

Diese Frage beinhaltet nicht nur, daß hinter jeder gewonnenen Date oder am Ende jeder gemeinsam erhobenen und zusammengehörigen Datengruppe eine Signatur stehen muß, sondern daß auch - eventuell nach Jahren - erkennbar sein muß, wer dahintersteckt.

29. "Werden alle Prüfbögen, Ergebnisse, Analysen und Berichte unterschrieben dem Sponsor übergeben?"

Dieser Punkt macht viel Arbeit und ist bei den Prüfärzten nicht sehr beliebt. Wir sind ist der Meinung, daß nicht alle Prüfbogenseiten vom Prüfarzt unterschrieben sein müssen. Der, der sie erhoben hat, soll auch unterschreiben, daß sie korrekt sind. Der Prüfarzt muß aber bei den klinisch relevanten Daten und abschließend bestätigen, daß er die vorliegenden Unterlagen aufgrund seiner ärztlichen Verantwortung überprüft und für korrekt befunden hat.

30. "Werden von allen Studien die Ergebnisse berichtet?"

Diese Frage zielt auf solche Studien, deren Ergebnisse nicht weiterverwendet werden, also z.B., wenn die Ergebnisse der Pilotstudie zeigen, daß die neue galenische Formulierung unbefriedigend ist, oder wenn die erste Anwendung der neuen Substanz am ersten Menschen ergibt, daß der Geschmack unzumutbar ist.

31. "Werden alle <u>Daten</u> dem Sponsor und ggfs. den Behörden zugänglich gemacht?"

Wie genau nimmt man es mit diesem Punkt? Verschwinden auch manche Daten, die "nicht so richtig passen" oder die zusätzlich erhoben wurden?

32. "Werden alle <u>Auflagen</u> zur Geheimhaltung der Probandendaten und der Informationen von Sponsor's Seite eingehalten?"

Das deutsche Datenschutzgesetz ist das strengste der Welt. Man muß auf alle Fälle sicherstellen, daß man alle Bestimmungen einhält. Man sollte kritisch überlegen, ob man wirklich schon alles beachtet hat. Zugangs- und Zugriffsberechtigungen sowie Mitarbeiter-Kennung und sichere Datenbanksysteme sind nur Teilaspekte.

33. "Sind alle <u>Daten</u> sicher vor Einbruch, Feuer und Wasserschaden im Archiv gelagert?"

Das Archiv ist in den meisten Firmen ein Stiefkind. Dabei sind ein rascher Zugriff und eine zuverlässige Aufbewahrung enorm wichtig. Der Prüfarzt muß seine Unterlagen mindestens 15 Jahre lang aufheben, der Sponsor alle übrigen Unterlagen über die gesamte Lebensdauer des Präparates. Dies bedeutet großen Raumbedarf. Es sollte versucht werden, den Kompromiß so nahe wie möglich an den GCP-Anforderungen zu schließen.

34. "Ist der Zustand (z.B. Hygiene, Ordnung, Sauberkeit) der Prüfeinrichtung an allen <u>Tagen</u> so, daß jederzeit eine Inspektion stattfinden könnte?"

Diese abschließende Frage ist so grundsätzlicher Natur wie die Eingangsfrage. Man sollte regelmäßig spontan durch die eigene Institution gehen und schauen, ob man in den nächsten 10 Minuten gerne einen Inspektor herumführen würde. Man wird bestimmt verbesserungswürdige Punkte finden. Aber hier hilft das Arbeiten an Mosaiksteinchen schnell ein großes Stück weiter.

Soweit also die Fragen des Fragebogens. Man sollte ihn ehrlich und selbstkritisch beantworten. Man wird seine Fortschritte erkennen und ein Positiv-Erlebnis haben. Das Ziel der Bemühungen sollte eine Senkrechte unter "alle" sein.

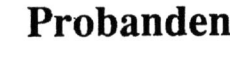

Probanden

Werbung und Honorar

T. Staks
Institut für Humanpharmakologie, Schering AG, Berlin

Die Werbung von gesunden Probanden zur Teilnahme an unseren klinischen Prüfungen und eine entsprechende Honorierung sind zwei sehr wichtige Faktoren für unsere tägliche Arbeit. Die Thematik liegt in einer Grauzone, über die wenig gesprochen wird. Richtlinien werden in jeder humanpharmakologischen Einheit nach eigenem Ermessen festgelegt.

Im folgenden sollen einige Aspekte zu den Punkten Werbung und Honorar von gesunden Probanden angesprochen werden.

Werbung

Zur Werbung von Probanden gibt es 3 Hauptwege:

*   die Mundpropaganda,
*   die persönliche Ansprache über bekannte Probanden sowie
*   Inserate in der Tages- oder Wochenpresse.

Mundpropaganda

Der einfachste Weg ist die völlig selbsttätige Mundpropaganda von Probanden, die an humanpharmakologischen Prüfungen teilgenommen haben. Sie erzählen in ihrem persönlichen Umfeld, was sie in unserer Einrichtung erlebt und erfahren haben. Dadurch wird ein persönliches unvoreingenommenes Interesse geweckt, das ohne sonderliche Aktivität von unserer Seite zu einer automatischen Bewerbung in unserer Einrichtung führt. Absolute Voraussetzung für diesen Weg ist, daß Probanden, die bei uns an einer Prüfung teilnehmen, eine angenehme Atmosphäre und einen sachlichen Umgang vorfinden.

Zu bestimmten Prüfungen und Fragestellungen ist in der Regel eine besondere Klientel gefordert. Diese Personengruppen, z.B. jüngere Frauen, die Kontrazeptiva einnehmen, oder ältere Menschen, sind meistens in der Probandenkartei zahlenmäßig nicht so repräsentiert, daß sie für alle anstehenden Prüfungen ausreichend sind. Um diesen speziellen Kreis von Probanden für eine Prüfungsteilnahme zu gewinnen, werden bereits bekannte Probanden angesprochen, ob nicht Freunde, Verwandte oder Partner Interesse haben, an einer Prüfung teilzunehmen.

Der Weg der mündlichen Werbung ist am unverfänglichsten für den öffentlichen Umgang mit der Thematik. Er hat den Vorteil, daß bereits Probanden mit Erfahrung in klinischen Prüfungen in ihrem Umfeld das sensible Thema diskutieren können und daß sich in der Regel sofort ein sehr persönlicher Kontakt zur humanpharmakologischen Einrichtung aufbaut.

Inserate

Bei besonderen Fragestellungen kann es geschehen, daß die mündliche Werbung keine ausreichende Resonanz erzielt. Daher müssen zur Werbung von Probanden entsprechende Inserate in der Tagespresse oder in Wochenzeitschriften geschaltet werden.

Es stellt sich die Frage: Wann, wo und wie schaltet man ein Inserat in der Tages- oder Wochenpresse?

Um die Probandenkartei aufzufüllen oder zu vergrößern, können in regelmäßigen Abständen Anzeigen aufgegeben werden. Wenn sich bestimmte Engpässe abzeichnen, wird vielfach auch kurzfristig inseriert.

Die Entscheidung, in welcher Tageszeitung oder in welcher Wochenzeitschrift man inseriert, ist abhängig von dem Angebot, das im Umkreis der humanpharmakologischen Einheit existiert. Abzuwägen bleibt, welche Klientel von diesen Presseerzeugnissen angesprochen und welche für die spezielle Fragestellung gewünscht wird.

In der humanpharmakologischen Abteilung der Schering AG wird nur in der seriösen Tagespresse, vielfach auch in der werkseigenen Zeitung, in keinem Falle in sogenannten Boulevardblättern inseriert. Dies hat zur Folge, daß ein relativ hohes soziales Niveau gehalten wird, was eine hohe Compliance unserer Probanden zur Folge hat. Hierdurch wird die Sicherung einer qualitativ hochwertigen Prüfung wesentlich erleichtert.

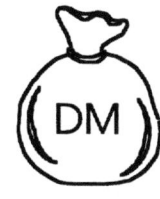

Ihr Geldbeutel ist leer ?

Kein Problem !

Kommen Sie zu uns !

2500,- DM   bar auf die Hand
für nur 6 Termine in 2 Wochen.

Stellen Sie sich für eine Arzneimittelprüfung zur Verfügung.

Rufen Sie uns zum Ortstarif an, Tag und Nacht:

(100) 333 222 555

Hinterlassen Sie Name, Anschrift und Rufnummer !

Wir rufen zurück !

Abb. 1. Wie soll eine Anzeige gestaltet werden?

So, wie in Abb. 1 gezeigt, wird sicher keiner inserieren. In dieser sehr provokant gestalteten Anzeige (die kein Vorbild ist), in der der Inserent sich nicht vorstellt und die eigentliche Thematik nur in einem Nebensatz erwähnt wird, wurde eigentlich alles falsch gemacht, was man nur falsch machen kann.

Der Inhalt einer Anzeige muß enthalten, wer inseriert und wer angesprochen werden soll. Es muß eine Kurzinformation enthalten sein, worum es geht, und vor allen Dingen sollte ein persönlicher Ansprechpartner genannt werden und eine entsprechende Telefonnummer. Wir bei der Schering AG haben uns entschieden, zur Honorarhöhe keine detaillierten Angaben zu machen, aber darauf hinzuweisen, daß eine entsprechende Aufwandsentschädigung gezahlt wird. Angesichts der zunehmenden öffentlichen Diskussion unserer Arbeit sollte die Aufmachung einer Anzeige neutral und sachlich gehalten sein, aber trotzdem Interesse erwecken. Hierbei gilt es, mit Fingerspitzengefühl zu agieren. Weitergehende Angaben zum Prüfinhalt machen wir nur in Anzeigen in unserer Werkszeitung, da unsere Firmenangehörigen ein doch etwas näheres Verhältnis zu unser täglichen Arbeit haben. In öffentlichen Anzeigen sollte die Information zur Studie auf einen Kerninhalt beschränkt sein. Weitere Informationen können bei der ersten Kontaktaufnahme am Telefon bzw. im Detail während der speziellen Probandeninformation erfolgen.

Honorierung

Wie in der als Karikatur gezeigten Anzeige bereits angedeutet, führt die Diskussion um den Faktor Geld im Zusammenhang mit klinischen Prüfungen vielfach zu einem negativen Beigeschmack. Unvoreingenommen gesehen müssen wir uns aber damit abfinden, daß ein wesentliches Entscheidungskriterium, wenn nicht gar der allein ausschlaggebende Beweggrund des Probanden für eine Teilnahme an einer humanpharmakologischen Prüfung das Probandenhonorar ist. Viele Probanden entscheiden sich nicht aus wissenschaftlichem Interesse, Neugierde oder aus Gründen, ihren Alltag etwas abwechslungsreicher zu gestalten, zur Teilnahme an einer Prüfung, sondern weil sie aus irgendwelchen Gründen Geld benötigen, sei es, um ihre Urlaubskasse aufzufüllen, Anschaffungen zu tätigen oder, im Extremfall, um sich in einer finanziellen Notlage zu sanieren.

Bei der Honorierung der Teilnahme an einer Prüfung gilt, daß das mit der Gabe eines Wirkstoffes möglicherweise verbundene Risiko in keinem Falle sicher zu bewerten und damit auch nicht honorierfähig ist. Die mit einer Arzneimittelgabe verbundenen Risiken sind individuell abhängig. Eine sichere objektive Bewertungsgrundlage ist im allgemeinen nicht vorhanden. Bei Antizipation eines Risikos sollte die Prüfung nicht durchgeführt werden. Grundsätzlich gilt, daß das Risiko, das dem Probanden bei einer Prüfung entstehen könnte, durch ein geeignetes Prüfdesign auf das mögliche Minimum reduziert werden kann. Die verbleibende Unsicherheit wird indirekt durch den erhöhten Überwachungsaufwand, über die Überwachungszeit und rasche medizinische Intervention kompensiert.

Daher kann der Leitgedanke der Probandenhonorierung nur das Prinzip der Gleichbehandlung aller Probanden sein. Das bedeutet, daß z.B. für eine Placebobehandlung das gleiche Honorar wie für eine Verumbehandlung bezahlt wird. Um eine objektive Honorierung zu gewährleisten, sollte sich die Berechnung grundsätzlich nur am zeitlichen Aufwand, der Spende von biologischem Material und der Belastung durch experimentelle Maßnahmen orientieren. Die Honorarhöhe sollte dem ortsüblichen Facharbeiterlohn angeglichen sein. Hier sei als Beispiel der Tarif eines Arbeiters der Chemischen Industrie im Bereich Berlin genannt. Ein ungelernter Arbeiter verdient im Jahr 1990 zwischen DM 14,41 und DM 15,47 pro Stunde, nach einer 2jährigen Ausbildungszeit bewegt sich der Stundenlohn zwischen DM 15,79 und DM 16,18, und ein 3 1/2 Jahre ausgelernter Facharbeiter verdient in Berlin in der Chemischen Industrie zwischen DM 16,57 und als absoluter Spezialist mit speziellen Weiterbildungskenntnissen DM 17,63 pro Stunde.

In unserer humanpharmakologischen Einheit bei der Schering AG gilt, daß für einen 8stündigen Zeitaufwand, einschließlich experimenteller Belastungen, im Durchschnitt etwa DM 150,- gezahlt werden. Das entspricht einem Stundenlohn von DM 18,75, der damit knapp über dem Stundenlohn eines gut ausgebildeten Facharbeiters im Raum Berlin liegt.

Abhängig von der Fragestellung einer Prüfung, dem Design und den medizinischen Maßnahmen kommt es bei der Honorarhöhe zu gewissen Schwankungen. Es ist nicht einfach, eine allen Prüfvorhaben gerecht werdende, objektive Bewertungsgrundlage zu schaffen. Ein ausdifferenzierter Honorarkatalog erfüllt diesen Anspruch aber weitgehend.

Die Frage ist, ob ein zu hoch bemessenes Probandenhonorar die kritische Abwägung eines Probanden zur Studienteilnahme einseitig beeinflussen wird. Finanzielle Aspekte geben dann meist bei den Überlegungen zur Teilnahme den Ausschlag.

Ein zu niedrig bemessenes Honorar führt möglicherweise zu Abwanderungen in andere Bereiche, wo mehr gezahlt wird, oder zu einer generellen Ablehnung, da der geforderte persönliche Aufwand in Relation zur Bezahlung zu hoch ist.

Aus ethischen Erwägungen heraus muß gefordert werden, daß die Honorarhöhe nie dazu verführen darf, daß der Proband von einer kritischen Bewertung des Prüfinhaltes und dem von ihm geforderten Aufwand abgelenkt wird.

Grundsätze der Honorierung

In der täglichen Arbeit unserer humanpharmakologischen Einheit hat sich gezeigt, daß es unbedingt notwendig ist, eine objektive Bewertungsgrundlage zu schaffen, die eine eindeutige Honorarberechnung erlaubt. Hierbei darf es nicht möglich sein, daß verschiedene Prüfleiter je nach Interpretation und Anschauung zu diesem Thema stark differierende Honorare errechnen können. Eine individuelle Auslegungsfreiheit der Berechnungsgrundlage sollte weitgehend unterbunden werden.

Im folgenden wird die Gliederung der SOP (Standard Operating Procedure) Probandenhonorar der Schering AG vorgestellt. Sie orientiert sich an dem zuvor angesprochenen Grundsatz, daß ausschließlich der zeitliche Aufwand, die Höhe der Spende von biologischem Material und die Belastung durch medizinische Maßnahmen des Probanden als Bewertungskriterien für die Höhe eines Probandenhonorars gelten.

Im Kapitel über die "Grundsätze bei der Berechnung der Probandenhonorare" ist ausgeführt, daß der Katalog für alle humanpharmakologischen Studien als verbindlich anzusehen ist. Die Honorarauszahlung erfolgt gesplittet, d.h. 80 % des Honorars werden am letzten Prüftag und die restlichen 20 % zum Termin der Nachuntersuchung ausgezahlt. Honorarvorschüsse sollen den Probanden in der Regel nicht oder nur in Ausnahmefällen deutlich unter dem linearen Zeitanteil liegend gewährt werden.

Im Kapitel "Planung und Abwicklung der Honorarzahlung" ist festgelegt, daß die Kalkulation des Probandenhonorars streng am Prüfplan orientiert erfolgen muß. Zur Berechnung ist obligat ein zur Verfügung gestelltes Personal-Computer-Programm mit den Vorgaben der Einzelhonorarsätze zu benutzen. Das ermittelte Probandenhonorar muß vom Leiter der klinischen Prüfung und vom entsprechenden Kostenstellenverantwortlichen per Unterschrift genehmigt werden. Außerdem ist in diesem Kapitel festgelegt, daß die Höhe des Honorars in der speziellen Probandeninformation dem Probanden mitgeteilt wird, und es sind Richtlinien aufgeführt, wie die Beschaffung, Auszahlung und Abrechnung der Probandenhonorare bei Schering vorzunehmen ist.

In einem separaten Kapitel wird die detaillierte "Probandenhonorarliste der Humanpharmakologie" ausgeführt.

Im Abschnitt "Basisstundensätze" wird der Honoraranteil für den zeitlichen Aufwand, den der Proband leistet, festgelegt. Er gliedert sich in die Anwesenheit pro Stunde, mit der der Zeitaufwand erfaßt wird, bei dem der Proband medizinischen Maßnahmen unterliegt. Daneben werden Pauschalsätze für die An- und Abfahrt des Probanden, die Übernachtung ohne medizinische Maßnahmen sowie für die spezielle Probandeninformation und die Abschlußuntersuchung festgelegt.

Im Kapitel "Gewinnung von biologischem Material" werden die Honorarsätze für die Blutabnahmemenge pro ml, für ein Ejakulat oder eine Hautbiopsie festgelegt. Beim Sammeln von Harn und Fäzes wird zwischen internem oder externem Sammeln unterschieden. Der Honorarsatz für Harn- und Fäzessammeln außerhalb der humanpharmakologischen Einheit wird wegen des höheren persönlichen Aufwandes und des verminderten Lebenskomforts höher bewertet.

Im Kapitel "Applikationen von Hilfsmitteln" werden die Honorarsätze für den Einstich einer Kanüle, Braunüle oder einer gegenüber der üblichen Kanüle größeren Flügelkanüle genannt. Im zugehörigen Kommentar ist festgelegt, daß nur die in der experimentellen Planung im Prüfplan festgelegten Venenpunktionen honoriert werden. "Fehlpunktionen" oder aufgrund paravenös liegender Zugänge erneut erforderliche Venenpunktionen werden grundsätzlich nicht honoriert.

Daneben finden sich Honorarsätze über das Einlegen von Gastroduodenalsonden, Magen-pH-Elektroden oder das Schreiben eines EKGs oder eines EEGs und viele weitere Punkte, die abhängig vom dem Leistungs-repertoire der humanpharmakologischen Einheit sind.

Im Kapitel "nichtinvasive Maßnahmen" wird der Honorarsatz für jede nicht invasive Einzelmessung, z. B. für die Erhebung eines Datensatzes zur Blutdruck- und Herzfrequenzmessung oder Laserdopplermessung festgelegt.

Im Kapitel "spezielle Applikationen" werden die Honorarsätze für die unterschiedlichen Applikationsformen festgelegt, z.B. wird bei der oralen Applikation differenziert, ob es sich um unproblematische oder eine als äußerst unangenehm einzuschätzende orale Applikation (schlechter Geschmack, große Kapsel) handelt, die natürlich etwas höher bewertet wird. Daneben wird differenziert nach intravenöser Applikation, Infusion, topischer, vaginaler und rektaler Applikation. Außerdem ist eine sog. Isotopenzulage festgelegt, die bei jeder aktiven Applikation zusätzlich zur Applikationsform aufgeschlagen wird. Grundsätzlich wird jede Einzelapplikation honoriert.

Im Kapitel "andere spezielle Vergütungen" werden die Honorarsätze für gynäkologische Untersuchungen, für das Einsetzen einer Spirale (IUP) sowie die Sätze für das Führen eines Tagebuches oder Fragebogens pro Tag, für die subjektive oder objektive Beurteilung der Menstruationsstärke oder dermale Behandlungsformen wie Lichttreppe, UV-Bestrahlung, Hautabdruck oder Okklusionsverbände genannt.

Im Kapitel "Zuschläge der SOP Probandenhonorare" ist festgelegt, daß allen Personen, die älter als 50 Jahre sind, pro Tag ein entsprechender Honorarzuschlag gewährt wird. Das gleiche gilt für Probanden, die einer standardisierten Diät unterliegen.

In besonderen, den Studienumständen zuzuordnenden Situationen können außerdem Taxifahrten nach vorheriger Genehmigung durch den Kostenstellenverantwortlichen gegen Quittung übernommen werden. Diese Möglichkeit wird besonders bei Studien mit älteren Probanden in Anspruch genommen.

Im Kapitel "Sonderzahlungen" ist festgelegt, daß bei vorhersehbaren starken Unannehmlichkeiten für den Probanden oder bei Planungsfehlern seitens des Leiters der klinischen Prüfung (z.B. unerwünschte Wirkungen, Dosis falsch eingeschätzt) oder bei unerwarteten Interaktionen (z.B. Alkohol, starke Hämatome nach Venenpunktion) oder anderen unerwarteten Ereignissen der zuvor im Prüfplan festgelegte Honorarsatz bis zu 10 % vom errechneten Betrag aufgerundet werden kann. Diese Maßnahme ist vom Leiter der klinischen Prüfung zu begründen, und die Entscheidung darüber bleibt dem jeweiligen Departmentsleiter oder dem übergeordneten Vorgesetzten vorbehalten. Diese Möglichkeit der Sonderzahlung soll auf seltene Einzelfälle beschränkt bleiben.

Im letzten Kapitel der SOP Probandenhonorare der Schering AG ist das "Verfahren der Honorarzahlung bei Studienabbruch" geregelt. Hier ist festgelegt, daß die Einschluß- und ggf. die Abschlußuntersuchungspauschale immer in voller Höhe gezahlt wird.

Bei vorzeitigem Ausscheiden eines Probanden mit oder ohne Angabe von Gründen oder aus disziplinarischen Gründen, wird die bis zum Zeitpunkt des Ausscheidens erbrachte Leistung des Probanden zu 100% vergütet.

Beim Abbruch der Studie durch die Versuchsleitung aus experimentellen oder aus medizinischen Gründen wird in jedem Falle das für den planmäßigen Abschluß der Studie vorgesehene Honorar voll vergütet. Wird die Prüfung nach vollständiger Organisation von seiten der Versuchsleitung nicht begonnen, so erhalten die Probanden einen angemessenen Ausgleich in Absprache mit dem Leiter der Humanpharmakologie.

Neben dem Kapitel über die Einzelpunkte des Probandenhonorarkatalogs und die Verfahrensweise beim Abbruch einer Studie enthält die SOP

Probandenhonorare ein sog. "Kommentarkapitel", in dem der Einzelpunkt der Honorarsätze hinsichtlich seiner Auslegung und Anwendung kommentiert wird. Dadurch wird eine individuelle Auslegungsfreiheit weitgehend unterbunden und ein Nachvollziehen der Honorarberechnung anhand des Prüfplanes jederzeit gesichert.

Je differenzierter der Katalog ausgeführt ist, desto gerechter wird die Honorarberechnung für den Probanden, aber um so schwieriger ist auch der Katalog zu handhaben. Daher empfiehlt es sich, wie in unserer human-pharmakologischen Einheit praktiziert, ein einfaches Kalkulationsprogramm für einen Personalcomputer vorzugeben, das jeder Mitarbeiter fehlerfrei bedienen kann. Der Vorteil ist, daß letztendlich ein einheitliches Formular für die Studienunterlagen mit allen Punkten des Honorarkatalogs ausgedruckt werden kann, das die Berechnung vereinfacht, und somit das Genehmigungsverfahren für alle Beteiligten jederzeit nachvollziehbar ist.

Zusammenfassung

Eine prüfungsgerechte Honorierung läßt sich nur über die geforderte und erbrachte Leistung erzielen. Die Honorierung eines verbleibenden Restrisikos einer humanpharmakologischen Prüfung kann mangels objektiver Bewertungs grundlagen nicht erfolgen. Zur gerechten Bewertung ist ein ausdifferenzierter Katalog erforderlich, der zu einer größeren Transparenz und Ausgewogenheit in der Honorarzahlung führt.

Allgemeine Probandenauswahl

W. Ungethüm
E. Merck, Darmstadt, Abteilung Klinische Pharmakologie

Meinen Beitrag möchte ich in zwei Teile gliedern.

Zunächst möchte ich auf allgemeine Aspekte eingehen, anschließend werde ich noch das bei uns im Humanpharmakologischen Zentrum E. Merck übliche Vorgehen besprechen.

Das Thema möchte ich folgendermaßen eingrenzen: Es sollen lediglich die Aspekte der Humanpharmakologie, d.h. der Phase-I-Prüfungen, behandelt werden, ferner nur die Kriterien für Probanden. Die Bezeichnung Proband möchte ich folgendermaßen definieren:

- Ein Proband ist eine gesunde Versuchsperson, die freiwillig, ohne Nutzen für die eigene Gesundheit - nicht zur Erkennung oder zum Ausschluß von Krankheiten - an einer Studie im Rahmen der Arzneimittelentwicklung teilnimmt.

Es sollen nur allgemeine Auswahlkriterien behandelt werden, die für alle Studien zutreffen. Auf spezielle Kriterien für besondere Gruppen wird im nächsten Beitrag näher eingegangen.

Vor der ersten Anwendung eines neuen Pharmakons am Patienten werden viele pharmakokinetische und wenn möglich auch pharmakodynamische Fragen und Probleme, die die neuen Substanzen betreffen, zunächst in humanpharmakologischen Studien mit gesunden freiwilligen Versuchspersonen untersucht.

Da diese Untersuchungen in der Regel an einer relativ kleinen Zahl von Probanden durchgeführt werden, muß deren Auswahl besonders sorgfältig erfolgen, um unerwünschte und irreführende Verzerrungen der Ergebnisse zu vermeiden.

Dabei ist eine ganze Reihe wichtiger Aspekte zu beachten, die jedoch je nach Problemstellung in ihrer Bedeutung wechseln können.

Die Auswahlkriterien für Probanden [1] können grundsätzlich in 3 Gruppen eingeteilt werden :

• in somatische Charakteristika,
• in psychische Charakteristika und
• in Lebensgewohnheiten und -bedingungen.

Jeder Einzelaspekt innerhalb dieser Gruppen kann über die Beeinflussung eines oder mehrerer Faktoren des biopharmazeutischen LADME-Systems (Liberation, Absorption, Distribution, Metabolismus, Elimination] die Ergebnisse der pharmakologischen Untersuchungsziele modifizieren.

Das gilt sowohl für pharmakokinetische als auch für pharmakodynamische Untersuchungen.

Die *somatischen Charakteristika* von Probanden lassen sich folgendermaßen unterteilen:

Es handelt sich um die üblichen anthropometrischen Daten, also Angaben zu Rasse, Geschlecht, Alter, Gewicht, Größe und/oder Gewichtsindex, ferner Angaben zum Gesundheitszustand und zu physiologischen Funktionen.

Im Regelfall werden männliche Probanden bevorzugt, wenngleich auch weibliche Probanden grundsätzlich für Studien zugelassen werden können.

Bei Studien der Phase I, und zwar mit neu entwickelten Substanzen, erlauben die zu diesem Zeitpunkt vorhandenen toxikologischen Unterlagen noch nicht die Einbeziehung weiblicher Probanden.

Deshalb steht bei weiblichen Probanden stets jeweils der sichere Ausschluß einer Schwangerschaft als Forderung.

Die an sich sichere Verhütung einer Schwangerschaft mittels oraler Kontrazeptiva bedeutet eine mögliche Interaktion mit der Prüfsubstanz [7].

Eine Einbeziehung von weiblichen Probanden empfiehlt sich daher nur für Substanzen, die hinreichend bekannt sind oder auch schon zugelassen sind, z.B. im Rahmen von Untersuchungen zur Bioverfügbarkeit.

Zum *Alter* möchte ich noch folgende Anmerkungen machen:
Der normale Proband [2, 3] sollte
• die Wachstumsphase abgeschlossen haben, sowie volljährig sein, d.h. älter als 18 Jahre sein,
• andererseits auch noch vor dem Einsetzen der physiologischen Alterungsprozesse stehen, d.h. nicht älter als 45 Jahre sein.

Insgesamt ist natürlich die ideale Altersgruppe etwa zwischen 20 und 30 Jahren, die den besten Gesundheitszustand aufweist und die stabilste Stoffwechsellage hat.

Es ist andererseits klar, daß nicht immer diese idealen Bedingungen einzuhalten sind und auch nicht für jede humanpharmakologische Studie erforderlich sind. Jedoch sollten diese Faktoren stets bei der Versuchsplanung ins Kalkül gezogen werden.

Ich schließe den Sonderfall der Phase-I-Prüfungen mit radioaktiv markierten Substanzen, bei denen durch den Gesetzgeber ältere Probanden, im Regelfall über 50 Jahre, vorgeschrieben sind, aus. Näheres wird im nächsten Beitrag berichtet.

Die Angaben zum *Gesundheitsstatus* sollen sicherstellen, daß die Probanden auch tatsächlich gesund sind.

Es kommt vor, daß sich Probanden, die sich aus unterschiedlichen Motiven freiwillig gemeldet haben, frühere oder derzeitige Einschränkungen ihres Gesundheitszustandes verschweigen oder bagatellisieren.

Daraus ergibt sich die Verpflichtung, besonders sorgfältig anamnestisch bei der ärztlichen Untersuchung, bei den klinisch-physiologischen Untersuchungen und den Laboruntersuchungen nach Vorerkrankungen, Neigung zu Allergien und gegenwärtig bestehenden Gesundheitseinschränkungen zu fahnden.

Spezielle Aufmerksamkeit muß auch einigen *physiologischen Funktionen* gewidmet werden.

Schon leichte Störungen der physiologischen Funktion im Gastrointestinaltrakt, bei der hormonellen Steuerung des Grundumsatzes und der Funktion der Eliminationsorgane können zu einer klinisch relevanten Verzerrung der Versuchsergebnisse führen.

Es läßt sich mit Sicherheit vermeiden, daß ein Proband mit unerkannter Achlorhydrie an einer Untersuchung teilnimmt. Hier kann es zu einer Verzerrung der normalen Resorption kommen [8].

Weicht die Schilddrüsenfunktion von der Norm ab, kann es zu einer Veränderung charakteristischer Parameter des Arzneimittelmetabolismus und der Elimination kommen [9].

Für die praktische Durchführung von pharmakokinetischen Untersuchungen ist es wichtig, Probanden auszuwählen, deren normale Defäkationsfrequenz bzw. deren Fähigkeit zu einer optimalen Kontrolle der Miktion den Anforderungen des jeweiligen Prüfplanes entsprechen.

Wie zuvor in einem anderen Beitrag berichtet, ist es vorteilhaft, genetisch bedingte Unterschiede in der Aktivität der Arzneimittel-metabolisierenden Enzymsysteme der Probanden vor Beginn einer Studie zu kennen bzw. Probanden mit Enzymdefekten in speziellen Fällen von vornherein auszuschließen.

Die Bedeutung der somatischen Charakteristika als Auswahlkriterium für Probanden findet weitgehend Beachtung, hingegen werden die *psychischen Charakteristika* von Probanden oft nicht ausreichend berücksichtigt. Die wichtigsten Einzelaspekte zur Gruppe sind in Tabelle 1 wiedergegeben.

Tabelle 1. Psychische Charakteristika

Neurotizismusgrad	Einstellung zum Vergleich	Testerfahrung
	Motivation	Objektive Belastbarkeit
	Kooperation	Subjektiv empfunderner
		Grad der Belastung
	Compliance	

Im nächsten Beitrag wird näher darauf eingegangen werden.

Nur folgende Punkte möchte ich kurz ansprechen: Aus praktischen Gründen ist die individuelle Einstellung des Probanden zur Studie wichtig. Mangelnde Motivation, Kooperation und Compliance können besonders bei komplexen Versuchsplänen die Qualität der Ergebnisse schmälern.

Deswegen ist die allgemeine Aufklärung am Anfang so wichtig - unabhängig von der detaillierten Information über den anstehenden Versuch.

Die Compliance spielt eine weniger bedeutsame Rolle als in späteren Phasen, da üblicherweise in der Phase I grundsätzlich die Medikation unter Aufsicht genommen wird und (teilweise sogar mit Taschenlampe und Mundspatel) kontrolliert wird.

Des weiteren und damit zusammenhängend ist die Zuverlässigkeit des Probanden wichtig, insbesondere bei der Sammlung von biologischem Material wie Urin und Stuhl, z.B. bei Pharmakokinetikstudien mit radioaktiv markierter Substanz. Auch dies wird im nächsten Beitrag näher behandelt.

Die dritte Gruppe der Auswahlkriterien, die *Lebensgewohnheiten und -bedingungen* der Probanden, gewinnt immer mehr an Bedeutung (Tabelle 2).

Tabelle 2. Lebensgewohnheiten und Lebensbedingungen

Ernährung	"Social Drugs"	Arzneimittel	Arbeitsplatz	Körperliche Aktivität
Anzahl und Verteilung der Mahlzeiten	Alkohol	Kontrazeptiva	Enzyminduktion durch relevante Ex-position	
Art und Menge der Mahlzeiten	Nikotin	Hypnotika, Sedativa		
Art und Menge von Getränken	Kaffee, Tee	Laxanzien		
		Vitamine		
		Antazida		
		Analgetika		

Es handelt sich nicht um die äußeren Versuchsbedingungen während einer Studie, sondern um alle Lebensumstände und Umweltbedingungen, die das innere Milieu eines Probanden vor einer Studie nachhaltig beeinflußt haben.

Unterschiedliche oder sich ändernde *Ernährungsgewohnheiten* können vor allem bei pharmakokinetischen Untersuchungen mit unabhängigen Gruppen oder auch mit Cross-over-Anordnung und längerem Intervall die Ergebnisse verzerren.

So konnten Kappas und Mitarbeiter [10] nachweisen, daß der Wechsel zu einer Nahrung mit hohem Protein- und niedrigerem Kohlenhydratanteil innerhalb von 2 Wochen zu einer signifikanten Verkürzung der Eliminationshalbwertszeit von Theophyllin führt, während es durch einen erneuten Wechsel zu einer proteinarmen und kohlenhydratreichen Nahrung in gleichfalls 2 Wochen zu einer Verlängerung der Eliminationshalbwertszeit kommt.

Gleiches gilt für Antipyrin [10, 11]. Dazu paßt auch der Befund von Fraser [12], daß Vegetarier im allgemeinen Antipyrin deutlich langsamer eliminieren als Nichtvegetarier.

Nach einer Zusammenstellung von Reidenberg [13] kann die Eliminationsgeschwindigkeit von Pharmaka während der Fastenperiode verändert sein.

An sich gesunde Probanden sollten daher während einer Fastenkur oder unter Reduktionsdiät nicht in humanpharmakologische Untersuchungen einbezogen werden.

Als weiterer wichtiger Komplex ist der gewohnheitsmäßige Konsum von Genußmitteln, den sogenannten *Social Drugs* zu nennen.

Seit der klassischen Arbeit von Pantuck und Mitarbeitern [14], die 1972 erstmals die niedrigen Phenacetin-Plasmakonzentrationen bei Zigarettenrauchern beschrieben, ist eine ganze Reihe thematisch verwandter Veröffentlichungen erschienen.

Als Beispiel für den Einfluß des *Tabakrauchens* auf die Eliminationshalbwertszeit von Pharmaka möchte ich die Arbeit von Hunt und Mitarbeiter [15] erwähnen.

Es ist heute ein Kunstfehler, Bioverfügbarkeitsuntersuchungen für Theophyllin an Rauchern durchzuführen, und seit langem ist es üblich, bei allen humanpharmakologischen Studien die Rauchgewohnheiten der Probanden zu erfassen.

Als nächste "social drug" muß der *Äthylalkohol* angeführt werden. Außer den Rauchgewohnheiten sind auch die Trinkgewohnheiten der Probanden sorgfältig zu erfassen, gegebenenfalls mit Überprüfung der Leberfunktion. Es ist verständlich, daß gerade der Einfluß des Faktors Alkohol sehr von Art, Konzentration, täglicher Menge und der Dauer des regelmäßigen Konsums abhängt [16]. Auch *methylxanthinhaltige Getränke*, in erster Linie Kaffee und Tee, spielen als Genußmittel eine große Rolle.

Art und Menge sollte als Probandenmerkmal regelmäßig miterfaßt werden. Dies ist umso wichtiger, da offensichtlich Gesetzmäßigkeiten hinsichtlich des gleichzeitigen Genusses mehrerer "social drugs" bestehen.

So neigen starke Raucher zu erhöhtem Kaffeeverbrauch. Es wird vermutet, daß die durch das Rauchen bedingte höhere Coffeinclearance Ursache für den erhöhten Kaffeekonsum sein könnte. Um einen gleich starken belebenden Effekt zu erzielen, muß mehr Kaffee getrunken werden [17].

Bisher wurde nur der isolierte Einfluß einzelner Faktoren auf den Arzneimittelstoffwechsel geschildert. In der Regel muß man aber davon ausgehen, daß mehrere Faktoren gleichzeitig wirken.

So fanden Vestal und Mitarbeiter [18] Gesetzmäßigkeiten zwischen der Antipyrinclearance, dem Alter und verschiedenen "social drugs". Die metabolische Clearance von Antipyrin sinkt mit zunehmendem Alter und steigt durch Rauchen und Kaffeetrinken an. Unter Alkohol (in dieser Studie mäßige Mengen) wurde keine Veränderung beobachtet. Auch hier bestätigte sich, daß Rauchen mit vermehrtem Kaffeetrinken einhergeht.

Der gemeinsame Einfluß von mehreren Genußmitteln ist nicht nur für pharmakokinetische Untersuchungen bedeutsam, sondern auch für pharmakodynamische Studien.

Swett [19] untersuchte zum Beispiel die Häufigkeit der Nebenwirkung Schläfrigkeit unter Chlorpromazinbehandlung bei einem großen Patientenkollektiv und schlüsselte dabei die Patienten entsprechend ihrer Rauch- und Trinkgewohnheiten auf. Es zeigte sich, daß einerseits mit steigendem Zigarettenkonsum das Auftreten von Schläfrigkeit abnimmt und andererseits mit zunehmendem Alkoholkonsum Schläfrigkeit häufiger auftritt.

Als nächstes spielt bei der Probandenauswahl die Frage nach der unerlaubten Einnahme von *Pharmaka* eine Rolle. Natürlich ist im allgemeinen die zusätzliche Einnahme von Pharmaka während der Studie untersagt. Und natürlich ist es erforderlich, auch in einem angemessenen Zeitraum vor Einbeziehung in die Studie keine Medikamente einzunehmen.

In diesem Zusammenhang interessieren aber vor allem jene, die von Probanden oft nicht spontan als Arzneimittel erkannt oder bezeichnet werden: Gemeint ist der weitverbreitete Gebrauch von Laxanzien, Antazida, Analgetika, Sedativa oder Vitaminen. Bei Frauen zählen hierzu natürlich auch die oralen Kontrazeptiva.

Als weiteres Probandenmerkmal sollte festgehalten werden, welcher Beruf ausgeübt wird und wie hoch dabei die körperliche Aktivität oder Belastung ist und ob in der Freizeit Sport betrieben wird. Aus diesen Angaben kann der jeweilige *Trainungszustand* abgeschätzt werden, der für einige pharmakodynamische Fragestellungen bedeutsam ist.

Die Frage nach dem Beruf bzw. der Tätigkeit ist aber noch aus einem anderen Grund wichtig. Es ergeben sich nämlich oft Hinweise auf eine mögliche Leberenzyminduktion durch einschlägige *Exposition am Arbeitsplatz*. Ich verweise auf die Arbeit von Kolmodin [20] über die unterschiedliche Häufigkeitsverteilung von Antipyrin-Eliminationshalbwertszeiten von Arbeitern, die am Arbeitsplatz einem Insektizid exponiert waren im Vergleich zu einem nichtexponierten Kollektiv.

Zusammenfassend läßt sich festhalten: Bei der Auswahl von gesunden Versuchspersonen für humanpharmakologische Untersuchungen ist eine ganze Reihe von Gesichtspunkten zu beachten, um irreführende Verzerrungen der Ergebnisse zu vermeiden.

Die Auswahlkriterien verteilen sich auf 3 Gruppen: somatische und psychische Charakteristika sowie Lebensgewohnheiten und -bedingungen.

Neben den üblichen anthropometrischen Daten sollten die Rauch- und Trinkgewohnheiten, die Eßgewohnheiten sowie die persönliche Erfahrung bzw. Zuverlässigkeit bekannt sein.

Es ist ideal, wenn man für humanpharmakologische Untersuchungen Probanden aus einem Kollektiv in Kenntnis einer Vielzahl individueller und gut definierter Charakteristika auswählen kann.

Es muß aber betont werden, daß es nicht erforderlich oder sinnvoll ist, alle erwähnten Gesichtspunkte als Auswahlkriterien für Probanden für jede einzelne humanpharmakologische Studie zu beachten.

Die Bedeutung jedes Einzelaspektes wechselt je nach Problemstellung. Der Untersucher muß also vom Untersuchungsziel her unter Berücksichtigung der präklinischen Ergebnisse und der biopharmazeutischen Gesetzmäßigkeiten bei der Versuchsplanung entscheiden, welche Auswahlkriterien in einer gegebenen Situation zur Vermeidung von verzerrten Ergebnissen kritisch sind.

Ich komme nun zum zweiten Teil meines Vortrages und möchte unser eigenes Vorgehen beschreiben.

Probandengewinnung kann auf zwei Wegen geschehen: durch einmalige Rekrutierung für eine Studie oder durch Aufnahme in einen Probandenpool (Tabelle 3).

Tabelle 3. Probandengewinnung

	Einmalige Rekrutierung für eine Studie	Aufnahme in einen Pool
Vorteil	Nur einmalige Teilnahme an einer Studie	- Genaue Kenntnis des Probanden durch mehrmalige Teilnahme an Studien - Erstellung eines Gesundheitsprofils über längere Zeit
Nachteil	Keine Verlaufskontrolle des Gesundheitszustandes über längere Zeit	Wiederholte Teilnahme kann zu Bevorzugung von bestimmten Probanden oder eines bestimmten Probandentyps führen

Das erste Verfahren wird mehr von Auftragsinstituten, das zweite mehr von Industrieinstituten bevorzugt. Beide haben ihre Vor- und Nachteile.

Bei der einmaligen Rekrutierung ist gewährleistet, daß ein Proband nur einmal ein bestimmtes Pharmakon appliziert erhält. Der Nachteil ist die fehlende Nachkontrolle über längere Zeit.

Bei der Aufnahme in einen Pool und damit verbunden die häufigere Heranziehung als Proband - im Rahmen der von der Versicherung geforderten Grenzen - kann der Gesundheitszustand über längere Zeit gut verfolgt werden.

Das bei uns übliche Verfahren ist die Aufnahme von Probanden in einen Pool, aus dem für die geplanten Studien Probanden ausgewählt werden. Das Verfahren der Probandengewinnung erfolgt in zwei Stufen (Tabelle 4).

Tabelle 4. Probandenauswahl

	1.Schritt: Aussonderung ungeeigneter Probanden	2. Schritt: Erweiterte Untersuchung bei Eignung und zur Einstufung als Proband

Interne Probanden (Werksangehörige) Vorstellung beim Werksarzt	- Auffälligkeitern der Anamnese
	- Komplizierte Operationen
	- Dauermedikation
	
	ärztliche Untersuchung, Laboratoriumsunter-suchungen, Entscheidung über Eignung oder Zurückweisung
		- Anamnese
		- Klinisch-physiologische Untersuchungen
		  Herz-Kreislauf
		  (Blutdruck, Pulsfrequenz, EKG)
		  Lungenfunktion
		  (Spirometrie)
		- Laboratoriumsuntersuchun-gen
		  Klinische Chemie
		  Haematologie
		  Urinstatus
		  Drogen-Sreening
		- allgemeine Information über Arzneimittelentwicklung, Studientypen, Rechte und Pflichten eines Probanden

Externe Probanden (Studenten und andere Nichtwerksangehörige) Vorstellung bei einem niedergelassenen Allgemeinarzt	s. o.	s.o.

In der ersten Stufe werden die Probanden, vorwiegend Werksangehörige ("interne Probanden"), vom Werksarzt untersucht im Sinne der Vorauswahl bzw. Aussonderung ungeeigneter Probanden, z.B. bedingt durch eine auffällige Anamnese, ernste Erkrankungen oder Befunde, komplizierte Operationen, Dauermedikation oder klinisch relevante Allergien. Zu den komplizierten Operationen, die zum Ausschluß führen, zählen natürlich nicht die Appendektomie, Adenotomie oder Tonsillektomie.

Wichtig ist die lückenlose Erfassung von Allergien: Bei sorgfältiger Nachfrage werden auch leichtere Allergien wie gegen Hausstaub oder Tierhaare bzw. gegen bestimmte Früchte genannt, aber auch gegen Pflaster.

Bei den Werksangehörigen, die großenteils aus dem Forschungsbereich kommen, ist auch an Allergien gegen Lösungsmittel etc. zu denken. Klinisch bedeutsamer sind Allergien gegen Penicilline, gerade bei Prüfungen mit Antibiotika.

Bei Krankheiten sollte eine durchgemachte Hepatitis unabhängig von der Typisierung Ausschlußgrund sein.

Die externen Probanden (d. h. Studenten und andere Personen, die nicht Werksangehörige sind) durchlaufen das gleiche Verfahren, wobei anstatt des Werksarztes ein niedergelassener Allgemeinarzt als Vorfilter dient.

In der zweiten Stufe, die für alle Probanden gleich ist und die im Humanpharmakologischen Zentrum abläuft und von den dort tätigen Ärzten durchgeführt wird, geht es um Eignung und Einstufung als Proband.

Nachdem die Probanden den 1. Teil des Aufnahmevererfahrens abgeschlossen haben, werden sie zunächst allgemein über Arzneimittelentwicklung aufgeklärt, insbesondere auch darüber, warum nicht gleich nach Abschluß der Tierversuche klinische Studien an Patienten durchgeführt werden.

Weiterhin wird über den allgemeinen Ablauf von Studien berichtet, über die üblichen Prüfungstypen wie Studien nach Einmal- oder Mehrfachapplikation bzw. Studien zur lokalen und systemischen Verträglichkeit, zur Pharmakokinetik, Bioverfügbarkeit und zur Pharmakodynamik.

Ein weiterer wichtiger Punkt ist die Information über Rechte und Pflichten des Probanden sowie über Maßnahmen zu Sicherheit und Schutz. Diese allgemeine Aufklärung wird dokumentiert, ebenso gestellte Fragen samt Antworten. Anschließend wird vom Proband per Unterschrift bestätigt, allgemein über Arzneimittelprüfungen an gesunden Versuchspersonen sowie Rechte und Pflichten aufgeklärt zu sein.

Anschließend erfolgen im Untersuchungsprogramm nach Anamneseerhebung und ärztlicher Untersuchung
* klinische-physiologische Untersuchungen, d.h. Blutdruckmessung und Pulsfrequenz sowie EKG zur Überprüfung der Herz-Kreislauf-Funktion und als Lungenfunktionsprüfung die Spirometrie
* sowie die sehr umfangreichen Laboratoriumsuntersuchungen.

Hierzu muß bemerkt werden, daß bei humanpharmakologischen Untersuchungen als oberstes Ziel gilt,
* möglichst umfassend möglichst viele Organe und Organsysteme zu untersuchen bzw. deren normale Funktion zu belegen.
* Anders als bei Patienten üblich, deren Beschwerden rasch abgeklärt werden müssen und die nach exakter Diagnose einer zuverlässigen sicheren Therapie zugeführt werden sollen, dürfen bei Probanden wirtschaftliche Überlegungen keine ausschlaggebende Rolle spielen.

Es gibt keine einheitliche Auffassung über die Anzahl oder Art der zu untersuchenden Laborparameter, wenngleich ein Basisprogramm allgemein üblich ist.

Es liegen auch Empfehlungen zur Standardisierung des Untersuchungs-
programms, insbesondere für Laborparameter [3 - 6] vor: So gibt es Empfeh-
lungen der Sektion Klinische Pharmakologie der Deutschen Gesellschaft für
Pharmakologie und Toxikologie von 1979 [5], weiterhin Empfehlungen der
Deutschen Gesellschaft für Klinische Chemie aus dem Jahr 1984 [6]. Jedes
Institut bevorzugt unterschiedliche oder mehr oder weniger Parameter zur
Dokumentation des Gesundheitszustandes.

Entscheidend ist: Umfassende Beschreibung des Gesundheitszustandes in
Anpassung an die zu prüfende Substanz bzw. das Indikationsgebiet sowie die
Erfahrung mit der Prüfsubstanz. Tabelle 5 zeigt das bei uns übliche
Laborprogramm.

Tabelle 5. Laboratoriumsuntersuchungen

Klinische Chemie	Haematologie	Urinstatus	Drogen-Screening
Natrium, Kalium, Calcium, Chlorid, Eisen, Kupfer, Anorganischer Phosphor, Glucose, α–Amylase, Gesamt-Bilirubin, GOT (ASAT), GPT (ALAT), γ-GT (GGT), Alkalische Phosphatase, LDH, HBDH, CK, Cholinesterase, Gesamt-Eiweiß, Harnstoff, Kreatinin, Harnsäure, Cholesterin, Triglyceride	Blutsenkung Haemoglobin, Haemotokrit, Erythrozyten, Leukozyten, Thrombozyten Quick-Test, PTT, Differentialblut-bild	pH, Eiweiß, Glucose, Keton, Blut, Nitrit, Bilirubin, Urobilinogen Sediment	Alkohol, Barbiturate, Benzodiazepine, Cannabis, Opiate, Amphetamin

Zum Schluß möchte ich noch auf das Drogen-Screening eingehen. Dieses wird
aus mehreren Gründen durchgeführt:

o Es dient der Sicherheit des Probanden zum Ausschluß von vermeidbaren
  Interaktionen,

o auch der Sicherheit des Untersuchers sowie zum Ausschluß von drogen-
  abhängigen und damit von vornherein als Proband ungeeigneten Personen.

Bilanziert man, stellt man fest, daß das Drogen-Screening dazu geführt hat
* unentdeckten Konsum von Arzneimitteln aufzudecken,
* unerlaubten Alkoholkonsum festzustellen,
* ferner Drogen-Konsumenten als ungeeignete Versuchspersonen von der Einstufung als Proband fernzuhalten.

Ich fasse zusammen:
* Neben einer umfassenden Aufklärung, die die Information und Motivation der Probanden fördern soll, sollte eine sorgfältig erhobene Anamnese mit besonderem Bedacht der Erfassung des sozialen Umfeldes wie Arbeitsplatz, Lebensgewohnheiten und Eßgewohnheiten,
* ferner eine sorgfältige ärztliche Untersuchung einschließlich klinisch-physiologischer Untersuchungen und einem
* umfangreichen Laborstatus einschließlich Drogen-Screening für die Einstufung einer Versuchsperson als Proband unabdingbar sein.

Literatur

1. LEOPOLD G, PABST J and W UNGETHÜM: Role of volunteer selection in human pharmacology studies in: Methods in Clinical Pharmacology (General Editors: N RIETBROCK BG WOODSTOCK G NEUHAUS) Friedrich Vieweg Verlag Braunschweig/Wiesbaden 1980 p 250-263
2. KUEMMERLE H-P: III-11: Einführung in die Grundlagen der klinisch-pharmakologischen und klinisch-therapeutischen Forschung in: Klinische Pharmakologie herausgegeben von H-P KUEMMERLE und G HITZENBERGER KH SPITZY Ecomed Verlag Landsberg (Lech)-München 4.Auflage 1984 14 ErgLfg 3/88 S 1-15
3. WEBER E: Phase-I-Prüfungen in: Klinische Arzneimittelprüfung herausgegeben von K-W vEICKSTEDT und F GROSS Gustav Fischer Verlag Stuttgart, 1975, S 86-99
4. BREUER H: Durchführung klinisch-chemischer Untersuchungen bei der Prüfung von Arzneimitteln am Menschen in: Klinische Arzneimittelprüfung herausgegeben von K-W v EICKSTEDT und F GROSS Gustav Fischer Verlag Stuttgart 1975 S 104-108
5. NEUGEBAUER G:Klinische Pharmakologie in der Pharmazeutischen Industrie in: Klinische Pharmakologie herausgegeben von H-P KUEMMERLE und G HITZENBERGER KH SPITZY Ecomed Verlag Landsberg (Lech)-München 4. Auflage - 15 Erg Lfg 5/88 II-1.5 S 1-12
6. Empfehlungen der Deutschen Gesellschaft für Klinische Chemie zur Durchführung klinisch-chemischer Untersuchungen bei der Prüfung von Arzneimitteln J Clin Chem Biochem 22 (1984) 811-815
7. BACK DJ and ML'E. ORME: Pharmacokinetic Drug Interactions with Oral ContraceptivesClin Pharmacokinet 18 (1990) 472-484

8. PRESCOTT LF: Gastrointestinal absorption of drugs Med Clin North Am 58 (1974) 907-916
9. VESSELL ES SHAPIRO JR PASSANATI GT JORGENSEN, H, SHIVELY, CA: Altered plasma half-lifes of antipyrine, propylthiouracil and methimazole in thyroid dysfunction Clin Pharmacol Ther 17 (1975), 48-56
10. KAPPAS A, ANDERSON KE, CONNEY, AH,ALVARES, AP: Influence of dietary protein and carbohydrate on antipyrine and theophyline metabolism in man Clin Pharmacol Ther 20 (1976), 643-653
11. CONNEY AH, PANTUCK EJ, KUNTZMAN R,KAPPAS A, ANDERSON KE, ALVARES AP: Nutrition and chemical biotransformation in man Clin Pharmacol Ther 22 (1977), 707-719
12. FRASER HS, MUCKLOS JC, BULPITT CJ, KAHN C, MOULD G, DOLLERY CT: Environmental factors affecting antipyrine metabolism in London factory and office workers Br J Clin Pharmacol 7 (1979), 237-243
13. REIDENBERG MM: Obesity and fasting-effects on drug metabolism and drug action in man Clin Pharmacol Ther 22 (1977) 729-734
14. PANTUCK, EJ KUNTZMAN, R CONNEY, AH: Decreased concentration of phenacetin in plasma of cigarette smokers Science 175 (1972), 1248-1250
15. HUNT SN, JUSKO WJ, YURCHAK AM: Effect of smoking on theophyllin disposition Clin Pharmacol Ther 19 (1976), 546-551
16 SELLERS E.M, HOLLOWAY MR: Drug kinetics and alcohol ingestion Clin Pharmacokin 3 (1978), 440-452
17. PARSONS WD, NEIMS AH: Effect of smoking on caffeine clearance Clin Pharmacol Ther 24 (1978), 40-46
18. VESTAL RE, NORRIS AH, TOBIN JD, COHEN BH, SHOCK NW, ANDRES R: Antipyrine metabolism in man: influence of age, alcohol, caffeine, and smoking Clin Pharmacol Ther 17 (1975), 48-56
19. SWETT, C-Jr:Drowsiness due to chlorpromazine in relation to cigarette smoking Arch Gen Psychiatry 31 (1974), 211-213
20. KOLMODIN B, AZARNOFF DL, SJÆQUIST F: Effect on environmental factors on drug metabolism: Decreased half life of antipyrine in workers exposed to chlorinated hydrocarbon insecticides Clin Pharmacol. 1 Ther 10 (1969), 638-642

Spezielle Probandenauswahl

T. Mager
Institut für Humanpharmakologie, Schering AG, Berlin

Die folgenden Ausführungen vermitteln in Stichpunkten einen Eindruck von
möglichen "speziellen" Ein-/Ausschlußkriterien für humanpharmakologische
Prüfungen. Allgemein gilt, so wenig spezielle Kriterien wie möglich
aufzustellen, weil mit einer zunehmenden "Homogenisierung" und Einengung
des Probandenkollektivs die Aussagekraft bezüglich einer größeren Population -
die Verallgemeinerung der Ergebnisse - abnimmt.

Die spezielle Probandenauswahl erfolgt ebenso wie die allgemeine
Probandenauswahl aufgrund von in einem Prüfplan aufgeführten Ein- und
Ausschlußkriterien. Die folgenden Ausführungen haben nicht den Anspruch auf
Vollständigkeit. Sie sollen vielmehr nur einen kurzen Überblick geben, der nach
ausführlichen Erläuterungen suchende Leser wird insofern enttäuscht.

Eine Gliederung der speziellen Probandenauswahl ist grob nach 3 verschiedenen
Gesichtspunkten möglich:
* nach Fachgebieten (z. B. Zentrales Nervensystem, Herz-Kreislauf, Magen-
  Darm etc.)
* ausgerichtet auf die Anwendung einer speziellen Methode (z.B. EEG,
  Ganzkörper-Okklusion etc.)
* nach Gruppenmerkmalen (Alter, Geschlecht etc.).

Zentrales Nervensystem (ZNS)

* Visus
* Feinmotorik
* psychiatrische Anamnese
* Schlafverhalten
* EEG/ Pharmako-EEG
* Führerschein
* Muttersprache
* Kriterien bei Leistungstests

Die Durchführung von testpsychologischen Untersuchungen, z.T. PC-gesteuert und mit farbigen Bildschirmen, erfordert eine vorherige Visus-Überprüfung und eine grobe Orientierung bezüglich der Feinmotorik, z.B. Farbdifferenzierung, Rechts- oder Linkshändigkeit. Fragebögen, die bestimmnte Eigenschaften einer Persönlichkeit aufgreifen sollen, führen zu einer speziellen Probandenauswahl. Da bei ZNS-wirksamen Substanzen die Beurteilung subjektiver Phänomene gegenüber objektiv greifbaren Wirkungen überwiegt, werden verschiedentlich auch Fragebögen angewandt, die Hinweise für die Bereitschaft des Probanden geben, Symptome zu verdecken oder verstärkt wiederzugeben (Repressor/ Sensitizer).

Bei der Anwendung von Substanzen, von denen nicht ausgeschlossen werden kann, daß sie bei entsprechender Prädisposition Psychosen induzieren können, sollte eine ausführliche Anamnese mit einer gezielten Exploration hinsichtlich psychischer Erkrankungen vorangegangen sein. Als Beispiel sei die Anwendung von Dopamin-Agonisten genannt.

Die Erhebung des Schlafverhaltens, ein normales klinisches EEG und die Ausprägung der Alpha-Aktivität im EEG können unter bestimmten Voraussetzungen wichtige Auswahlkriterien für Probanden sein.

Die Drogenanamnese ist nicht nur aus Sicherheitsgründen wichtig. Zum Beispiel für Alkohol-Interaktionsprüfungen ist die Erhebung des Trinkverhaltens, ob strikt abstinent oder mäßiger Trinker, auch zur Beurteilung eines pharmakodynamischen Effektes von Bedeutung.

Bei der Anwendung von Fahrsimulationstests sind Fahrpraxis und Führerschein Voraussetzungen, um sinnvolle und vergleichbare Testergebnisse zu erhalten.

Im Rahmen von testpsychologischen Untersuchungen sollte auch überprüft werden, ob der Teilnehmer sich dem Test in seiner Muttersprache unterzieht. Ferner kann das Erreichen von bestimmten Leistungskriterien bei testpsychologischen Untersuchungen Voraussetzung für eine Prüfungsteilnahme sein, um ein vergleichbares Probandenkollektiv zu erhalten.

Haut

* Generell keine Atopiker (Anamnese)
* gesunde Hautareale im prüfungsrelevanten Bereich
* keine Hauterkrankungen (Neurodermitis, Psoriasis etc.)

Die obengenannten Kriterien sind im Hinblick auf dermatologische Prüfungen relevant. Eine gezielte und fundierte Anamneseerhebung ist ebenso wichtig wie eine orientierende körperliche Untersuchung. Im allgemeinen kann auf diese Weise eine ausreichende Probandenauswahl für Hautprüfungen vorgenommen werden.

Endokrinologie

* Kontrazeption
* gynäkologische Untersuchung
* Schwangerschaftstest
* Thrombose-Anamnese
* Glukose-Belastungstest
* Schilddrüsendiagnostik

Die gynäkologische Untersuchung, eine gezielte Thrombose-Anamnese oder ein Schwangerschaftstest können bei klinischen Prüfungen von hormonellen Substanzen wichtige Voraussetzungen sein.

Bezieht man Untersuchungen des Stoffwechsels mit ein, so bieten sich der orale Glukose-Belastungstest und eine orientierende Schilddrüsen-Diagnostik (TSH-basal und T4) an.

Herz-Kreislauf/Magen-Darm

* Belastungstests
* Orthostase-Test
* Echokardiographie
* Lungenfunktionsprüfung
* Endoskopie

Die Erstellung eines kardialen Belastungsprofils kann Eingangsvoraussetzung für die Teilnahme an einer Herz-Kreislauf-Prüfung mit Untersuchung einer entsprechend wirksamen Substanz sein. Dies kann durch standardisierte Lauftests, ergometrische Verfahren, automatische Dreh-/Kippvorrichtungen oder auch eine einfache Orthostase-Prüfung erfolgen.

Ebenso kann ein echokardiographischer Vorbefund notwendig sein, um gewährleisten zu können, daß unter der Prüfung entsprechende Standardpositionen (parasternaler Längsschnitt, apikaler Vierkammerblick) gut darstellbar sind.

Bei der Entwicklung von Präparaten, die die Atmung und Lungenfunktion beeinträchtigen, vor allem im Rahmen von Provokationstests, sollte eine Prüfung der Lungenfunktion vorangegangen sein.

Probandenentlassung und Nachbetreuung

J. Gaßmüller
Humanpharmakologie, Forschungslaboratorien, Schering AG, Berlin

Bei der Durchführung klinischer Prüfungen unter dem Aspekt von *good clinical practice* (GCP) wird in der Regel von notwendigen Voraussetzungen für eine klinische Prüfung, der Gewinnung und Verwaltung erhobener Daten, den biometrischen Rahmenbedingungen sowie von der auf die Qualität der Daten ausgerichtete Qualitätssicherung gesprochen.

Dem besonderen Status eines Probanden wird in der Diskussion eher durch entsprechende Aufklärungsbestimmungen, Einschlußkriterien und Sicherheitsaspekte während der Durchführung einer Prüfung Rechnung getragen. In den Richtlinien der Europäischen Gemeinschaft zur Anwendung von GCP für die klinische Prüfung von Arzneimitteln[*] findet sich unter dem Punkt *"Schutz der an der Prüfung teilnehmenden Personen und Beratung durch Ethikkommisionen"* hinsichtlich der Verantworlichkeit des Prüfers der allgemein gefaßte Satz: *"Im Zusammenhang mit der Teilnahme an der klinischen Prüfung ist es die wichtigste Verantwortung des Prüfers, die persönliche Integrität und das Wohlergehen der in die Studie einbezogenen Personen zu garantieren; ... "* Dies soll u.a. durch eine *"Bürgschaft"* mittels *"Einbeziehung einer Ethikkommission und die Einholung der Einwilligung nach Aufklärung"* gewährleistet werden. Auch hier werden Hinweise auf Erfordernisse vor und während einer Prüfung gegeben.

Im letzten Punkt des Kapitels 2.5, das die Verantwortlichkeiten des Prüfers regelt, wird ausgeführt, der Prüfer *"... muß die ärztliche Versorgung nach Beendigung der Studie sicherstellen."* Weiterhin heißt es: *" Klinisch relevante außerhalb des Normbereiches liegende Laborwerte oder klinische Befunde müssen im Interesse des an der Prüfung teilnehmenden Patienten/Probanden nach Beendigung der Studie verfolgt werden."*

Entsprechend läßt sich der übliche Probandenkontakt im Rahmen einer klinischen Prüfung durch Rekrutierung, Aufklärung und Einwilligung,

---

[*] Gute Klinische Praxis für die klinische Prüfung von Arzneimitteln in der Europäischen Gemeinschaft (sog. EG Guidelines) unter Berücksichtigung der Ausführungen der Richtlinien 65/65/EWG und 75/318/EWG

Einschlußuntersuchung, Prüfungsdurchführung, Abschlußuntersuchung und schließlich Entlassung bei Ende der Prüfung relativ vollständig beschreiben. Wie läßt sich aber der Handlungsbedarf für eine weitere Nachbeobachtung oder auch Nachbetreuung definieren?

Nimmt man die Europäischen Guidelines zur Grundlage einer solchen Begriffsbestimmung, beinhaltet eine solche Nachbeobachtung oder Nachbetreuung lediglich die informierte Weitergabe der Verantwortung ("Sicherstellung der ärztlichen Versorgung") sowie die Überprüfung laborchemischer und klinischer Befunde nach Abschluß der Prüfung, wenn klinisch relevante Abweichungen von der allgemein definierten Norm vorliegen, sich also während der Prüfung als Normabweichung manifestiert haben.

Die Bestimmungen legen aber eine "formularisierbare" Vorgehensweise als Minimalkonzept nahe: Kontrolle und ggf. Weitergabe von Befunden, die nach allgemeiner oder individueller ärztlicher Bewertung eine klinisch relevante Abweichung von der Norm darstellen. Hier deutet sich ein individueller Entscheidungs- und Verantwortungsspielraum an. Geht nicht doch der Verantwortungsbereich der Nachbeobachtung oder besser -betreuung über eine rein operationale Betrachtungweise hinaus?

Wenn nun eine Begriffserweiterung im Sinne von Nachtbetreuung über die in den EG-Guidelines nur sehr allgemein skizzierte Verantwortung des Prüfers auch nach dem experimentellen Ende einer Prüfung hinaus notwendig erscheint: Wo liegen die Unterschiede zu einer rein operationalen "Abwicklung" des Problems Probandenentlassung und Nachverfolgung?

Zwei Beispiele sollen die Spannbreite möglicher Entscheidungssituationen beleuchten:

• Es wird eine Prüfung eines wenig wirksamen Medikamentes oder eines gut bekannten Stoffes im Rahmen einer Bioäquivalenzprüfung durchgeführt. Es kommt - wenn überhaupt - nur zu einer vorübergehenden Veränderung von Laborparametern oder anderen klinischen Parameter für den Zeitverlauf der Prüfung selbst. Overhang-Effekte können von vornherein ausgeschlossen werden. Bei der Abschlußuntersuchung finden sich nur Normalbefunde. In diesem Fall kann man von einer "Routineentlassung" ohne Nachbetreuung sprechen.

• Im Rahmen einer Arzneimittelprüfung mit einem wirksamen Medikament treten Veränderungen von Laborparametern, anderen objektiven klinischen Befunden und auch subjektive Befindlichkeitsstörungen auf. Auftretende Veränderungen können nicht primär als Folge der verabreichten Medikation ausgeschlossen werden. Auch die Prüfungsanordnung selbst kann zu vorhersehbaren oder auch unvorhersehbaren Veränderungen führen. Bei der Abschlußuntersuchung finden sich fortbestehende Abweichungen im Vergleich zum Eingangsbefund. Eine Einschätzung hinsichtlich der Persistenz solcher Befunde ist nur näherungsweise möglich, eine über die Prüfung selbst hinausgehende Beeinträchtigung der Probanden mit entsprechenden Beschwerden erscheint möglich.

Es werden sicher häufiger Prüfungen durchgeführt, bei denen die oben skizzierte sog. "Routineentlassung" ausreichend ist. Es besteht aber die Gefahr, daß der gewünschte (weil unkomplizierte?) "Regelfall Routineentlassung" unreflektiert zum Standard erhoben wird.

Bei der Betrachtung der Prüfungen im eigenen Arbeitsbereich (Dermatologie) konnten wir trotz problemlosem Prüfungsansatz häufig keine solche "Routineentlassung" durchführen, weil wenigstens ein oder zwei Probanden - wenn auch häufig nicht prüfungsbedingt - Befunde aufwiesen, die nach individueller ärztlicher Einschätzung einer weiteren Betreuung bedurften. Bei einer rein formalen Erfassung der Auswirkungen von Medikamentenapplikation und Prüfungssituation fallen solche Beobachtungen leicht durch ein von gewünschten (Nicht-?)Beobachtungsergebnissen geprägtes Raster. Die Nachverfolgung und -betreuung bei solchen für die Datenerhebung und Bewertung von Prüfungsergebnissen eher marginalen "Ereignissen" wird um so wichtiger, wenn ein fester, möglichst zuverlässiger Probandenstamm betreut und erhalten werden soll. Die Compliance und Kooperationsbereitschaft dieser Probanden (und die so erzielbaren zuverlässigen Ergebnisse) hängen nicht unwesentlich von den mit vorhergehenden Prüfungen gemachten Erfahrungen ab.

Stellt sich der Prüfer dieser Herausforderung, die neben dem Ziel der Verbesserung der Prüfungsqualität vor allem in der ärztlichen Ethik selbst begründet ist, muß er sich fragen (lassen):

Wann entlasse ich einen Probanden als gesund aus einer Prüfung und vor allen Dingen - wann n i c h t.

Die Beantwortung dieser Frage setzt voraus, daß genügend Befunde für eine verantwortliche Entscheidung vorliegen. Daraus muß sich dann ergeben, ob und wie nachbeobachtet und nachbetreut werden muß. Ein vorwiegend nach *good clinical practice* (GCP) Richtlinien durch *standard operating procedures* (SOP) bestimmtes Vorgehen kann hier eine falsche Sicherheit vortäuschen. Im Problemfeld der Probandenentlassung und Nachbetreuung muß der Leiter der klinischen Prüfung auf der Grundlage seiner ärztlichen Erfahrung und ärztlichen Verantwortung *im Einzelfall* entscheiden. Diese Verantwortung ist nicht delegierbar.

Es gibt Prüfmodelle, die schon aus ihrer Prüfungsanordnung heraus zu einer länger anhalten Beeinträchtigung führen können. Es sei hier beispielhaft auf das Entfernen des Stratum corneum zur Überwindung der Hauptbarriere bei dem Eindringen von topisch aufgetragenen Substanzen hingewiesen. Hier kann es zu langanhaltenden Pigmentverschiebungen im Bereich der Testareale kommen. Bei großflächiger Anwendung von topischen Glukokortikosteroid-Zubereitungen unter Okklusion (Ganzkörperokklusion) zur Abschätzung der Wirkung auf die endogene Cortisolproduktion tritt regelmäßig bei einzelnen Probanden eine Steroidakne auf. Trotz ausführlicher Aufklärung über mögliche Folgen ist eine weiterführende auch psychologische Nachbetreuung notwendig. Dies muß angeboten werden. Neben Gesprächen über den zu erwartenden Verlauf war auf

Wunsch der betroffenen Probanden bei Steroidakne auch eine Behandlung notwendig. Ob eine adäquate, initial häufig unkomplizierte Therapie durch den Prüfarzt selbst oder durch den informierten Hausarzt erfolgt, sollte individuell entschieden werden. Die Delegation der weiteren Betreuung an den Hausarzt ist aber immer anzustreben.

Für die Probandenentlassung und Nachbetreuung sind folgende Punkte als Mindestforderung zu beachten:
- Generell Laborstatus zur Abschlußuntersuchung
- Je nach Prüfung auch internistische (gynäkologische ...) Untersuchung
- Weiterbeobachtung pathologischer Laborparameter ggf. bis zur Normalisierung
- Kontaktaufnahme mit dem Hausarzt (Spezialisten)
- Überweisung an den Hausarzt (Spezialisten) mit erhobenen Befunden (Information)

Weitere Maßnahmen können sein:
- Erneut ausführliche Anamnese bei pathologischen Befunden (Alkohol, Infektionen, körperliche Belastungen etc.) zwischen Ende des experimentellen Teils und Abschlußuntersuchung
- Eigene körperliche Untersuchung
- Angebot von persönlichen Gesprächen bei eventuell fortbestehender subjektiver oder objektiver Beeinträchtigung des Probanden (z.B. Hautbefunde)
- Therapie unkomlizierter unerwünschter Wirkungen durch den Prüfarzt

Dieser notwedige Entscheidungsspielraum läßt sich nicht ersetzen durch *standard operating procedures* und Richtlinien nach *good clinical practice*. Gegenüber jeder Richtlinie sind diese Anforderungen nicht nachrangig, sondern vorrangig durch die *Ärztlichen Ethik* und die *Ärztliche Verantwortung gegenüber jedem einzelnen Probanden* begründet.

Befunderhebung und Dokumentation

Rohdaten: Beobachtung, Messung, Befund

H. D. Plettenberg
L.A.B. Gesellschaft für pharmakologische Untersuchungen mbH & Co, Neu-Ulm

Die Aufgabe der Rohdaten im Rahmen von GCP

Alle Beobachtungen und Befunde während einer klinischen Prüfung müssen korrekt nachvollziehbar sein. Dies ist von besonderer Wichtigkeit für die Glaubwürdigkeit der Daten und um sicherzustellen, daß die dargestellten Schlußfolgerungen sich korrekt aus den Rohdaten ableiten lassen [1].

Die GCP-Richtlinie verlangt dabei nicht nur Kontrollen durch die an der Studie Beteiligten, sondern einen völlig unabhängig durchgeführten Vergleich der Rohdaten und hierzu gehörigen Niederschriften mit einem Zwischenbericht oder dem Abschlußbericht, um festzustellen, ob die Rohdaten korrekt berichtet wurden [2].

Diese Anforderungen können nur erfüllt werden, wenn umfassende Aufzeichnungen oder beglaubigte Kopien der Originalbefunde einer Studie (aus klinischer Durchführung und Labor), also Rohdaten [3], sowie weitere Originaldaten zur Verfügung stehen, wie Krankenblätter, Originalaufzeichnungen von automatisierten Geräten, EKGs, EEGs, Röntgenbilder, Laboraufzeichnungen etc. [4], auf die in einer Studie Bezug genommen wird und die für die Auswertung der Ergebnisse von Bedeutung sind.

Die Rohdaten sind das Fundament des Berichts: Verläßliche und lückenlose Rohdaten unterstützen Auswertungen und Bericht einer klinischen Prüfung. Eine wirklich dauerhafte Unterstützung der Ergebnisse verlangt dabei notwendigerweise Rohdaten in einem Umfang, der weit über den eigentlichen Bericht hinausgeht.

Die Bewertung von Rohdaten verlangt freilich Klarheit darüber, wie Rohdaten entstehen und was sich in den Aufzeichnungen widerspiegelt. Die Akzeptanz hängt darüber hinaus nicht nur vom Inhalt ab, sondern auch von der Beachtung allgemein anerkannter formaler Forderungen.

Das Entstehen von Rohdaten

Erforderliche Rohdaten

Die vollständige Rekonstruktion einer humanpharmakologischen Studie erfordert ein dichtes Netz von Rohdaten, die in inhaltlich recht unterschiedlichem Zusammenhang entstehen (Tabelle 1).

Die Aussagefähigkeit der Rohdaten hängt unmittelbar davon ab, in welchem Zusammenhang sie aufgezeichnet wurden.

Tabelle 1. Erforderliche Rohdaten bei humanpharmakologischen Studien

* Dokumentation von Tätigkeiten
* Meßergebnisse
  * objektiv
  * unwillkürlich
  * willentlich beeinflußbar
* Beobachtung
  * durch den Prüfarzt / seine Mitarbeiter
  * durch den Studienteilnehmer

Dokumentation von Tätigkeiten

Die erste Frage beim Nachvollziehen einer Studie ist: "Was wurde getan?" Konkrete Fragen sind z.B.: "Wer hat wann das Medikament gegeben? Wann exakt und von wem wurde die eine Stunde später geplante Blutprobe entnommen?" Einhaltung des Prüfplans oder Abweichungen davon werden nur dadurch erkennbar, daß *alle* relevanten Tätigkeiten dokumentiert werden.

Schwieriger ist die Dokumentation, *wie* diese Tätigkeiten ausgeführt wurden: "Wie wurde überprüft, daß der Proband das Prüfpräparat tatsächlich heruntergeschluckt und nicht durch Taschenspielertricks beseitigt hat? Wie lange waren die Venen gestaut, ehe die Blutprobe entnommen wurde?" Die Beschreibung von Tätigkeiten erfolgt sinnvollerweise in entsprechenden Standardarbeitsanweisungen (SOPs, für *Standard Operating Procedures*) oder in speziellen Arbeitsanweisungen, wodurch sich eine retrospektive Tätigkeitsbeschreibung erübrigt - ganz abgesehen davon, daß eine Standardisierung der Tätigkeit den Wert der später durchgeführten Messungen, Beobachtungen und Bewertungen erhöht.

Messungen

Eine Dimension der Komplexität kommt bei Messungen und Beobachtungen hinzu: Die Tätigkeit als solche, also die Frage, wer hat wann bei welchem Studienteilnehmer welche Messung durchgeführt, ist bei planmäßigem Verlauf der Untersuchung viel weniger bedeutend als das *Ergebnis*.

Der zu messende Zustand mag objektiver Natur sein, also weder vom Arzt noch vom Studienteilnehmer beeinflußbar: Körpergröße und -gewicht, Temperatur oder auch die Konzentration eines Arzneistoffs in einer Blutprobe. Aber die Genauigkeit jeder Messung und damit der Wert des Befundes wird einerseits limitiert durch die biologische Variabilität und anderseits durch das Vorliegen zufälliger oder systematischer Meßfehler.

Andere Parameter sind beeinflußbar; Blutdruck und Pulsfrequenz können zwar nicht willentlich angehoben oder gesenkt werden, aber die momentane bzw. die vorhergegangene körperliche Aktivität und auch psychische Faktoren haben einen großen Einfluß auf den Meßwert und den Befund.

Zahlreiche Körperfunktionen können willentlich beeinflußt werden. Ihre Untersuchung hängt also entscheidend von der Kooperationsbereitschaft und dem Verständnis des Probanden ab. Ein typisches Beispiel ist die Lungenfunktionsprüfung: Die einen Probanden sind darauf disponiert, bei jeder Anforderung Maximalleistung zu erbringen, die anderen zeigen eine gewisse Hemmung, ihren Körper voll einzusetzen. Bei der zweiten Gruppe kann man jedoch schnell eine erstaunliche Steigerung der sonst inakzeptabel niedrigen Sekundenkapazität oder Vitalkapazität auslösen, wenn die Studienteilnahme vom Übertreffen der Normwerte abhängig gemacht wird.

Wir sehen also: Unter den Rohdaten von Meßergebnissen liegt eine zusätzliche Ebene wichtiger Faktoren, über deren Existenz und Bedeutung man sich bei der späteren Auswertung bewußt sein muß.

Beobachtungen

Der menschliche Faktor ist bei Befunden ohne ein quantitatives Maß noch weit stärker. Zwar gibt es durchaus auch "harte Tatsachen", mit wenig Spielraum für Interpretation, aber das sind die Ausnahmen.

Die meisten Beobachtungen sind "weich" oder "diffus". Die graduelle Einschätzung, selbst das Erkennen einer Erscheinung überhaupt, hängt vom Beobachter ab. Dies gilt für den geschulten Beobachter, den Prüfarzt und seine Mitarbeiter, es gilt umso mehr für den Studienteilnehmer.

Selbsteinschätzungen des Probanden (wie bestimmte Befindlichkeitstests, z.B. Eigenschaftswörterlisten oder visual analogue scales) können so exakt registriert und dokumentiert werden wie man will, ihr *Wert* bleibt durch das Wesen der Selbstbeobachtung als solcher limitiert.

Verschwommene, unscharfe Daten sind aber nicht das schwierigste Problem bei der Interpretation von Befunden. Heikler sind Verzerrungen in die eine oder andere Richtung: Die Erwartung eines bestimmten Ereignisses beeinflußt seine Beobachtung ganz entscheidend.

Auch durch Wiederholung einer bestimmten Aufgabe kann das Einzelergebnis verändert werden, und zwar in beiden Richtungen: Training und Kooperationsbereitschaft steigern die Leistung, Ermüdung und inneres Widerstreben des Probanden lassen sie absinken.

Eine weitere Störgröße sind Umwelteinflüsse. Einige lassen sich durch Standardisieren der Studienbedingungen ausschließen oder wenigstens begrenzen. Dennoch sollte man sich bei der Erhebung von Befunden immer bewußt bleiben, daß sie nicht im luftleeren Raum entstehen, sondern immer bis zu einem gewissen Grad die Umgebung widerspiegeln, in der sie erhoben worden sind.

Bewertungen

Eine weitere Kategorie von Aufzeichnungen, die zur Nachvollziehbarkeit einer Studie erforderlich sind, sind Bewertungen oder Diagnosen.

Bei Labordaten genügt nicht die Kenntnis über die Zeitpunkte der Probennahme und der Messung, sondern man benötigt auch die Information, wann welcher Arzt diese Befunde bewertet hat - sinnvollerweise abzulesen aus einer datierten Unterschrift.

Daten vor und neben der Studie

Zur Rekonstruktion einer Untersuchung werden über die Aufzeichnungen aus der eigentlichen Studie hinaus weitere Originaldaten benötigt, die im Englischen mit dem Begriff "source data" zusammengefaßt werden. Diese zusätzlichen Originaldaten unterliegen formal den gleichen Anforderungen, wie sie an Rohdaten gestellt werden.

Formale Anforderungen an Rohdaten

Die Rohdaten einer klinischen Prüfung müssen bestimmten formalen Anforderungen genügen, damit sie ihren Zweck erfüllen können. *Alle während der Durchführung einer technischen oder wissenschaftlichen Untersuchung erhobenen Daten und Beobachtungen sind unmittelbar, unverzüglich und leserlich aufzuzeichnen* [5].

Die Nachvollziehbarkeit von Beobachtungen und Befunden verlangt zuerst Leserlichkeit. Manche Mitarbeiter meinen, es gehe bei der Kennzeichnung von Rohdaten mit ihrem Namen, ihren Initialen oder sonst einem Kürzel primär um Fälschungssicherheit und bevorzugen eine individuelle, unnachahmliche - und unleserliche - Schreibweise. Das ist nicht der Sinn der Sache.

Die Aufzeichnungen darüber, wer was wann bei wem wie durchgeführt hat und welcher Befund erhalten wurde, müssen unverzüglich und unmittelbar erfolgen, also ohne das Risiko des Vergessens oder Verwechselns und ohne das Risiko von Fehlern bei einer Abschrift.

Die Forderung nach Dauerhaftigkeit von Rohdaten verbietet dabei Aufzeichnungen mit Bleistift, mit wasserlöslichen oder lichtempfindlichen Tinten. Ähnlich sollten schnell verblassende Ausdrucke bestimmter Meßgeräte rechtzeitig durch Fotokopieren gesichert werden. Die begrenzte Dauerhaftigkeit magnetischer Medien sollte ebenfalls nicht vergessen werden.

Die Vollständigkeit von Rohdaten läßt sich am besten durch die Vorgabe gut organisierter Unterlagen sichern, in welchen die Rohdaten zu erfassen sind. Gute Formulare erleichtern die Übersicht, ob alle erforderlichen Informationen enthalten sind. Je kleiner die Anzahl der Formulare, desto leichter läßt sich ihre Vollständigkeit überprüfen.

Diese Anforderungen an Rohdaten müssen freilich gegen zum Teil tief verwurzelte Handlungsweisen durchgesetzt werden, deren Schädlichkeit den Betreffenden oft überhaupt nicht oder nicht in vollem Umfang bewußt ist (Tabelle 2).

Tabelle 2. Sieben Todsünden im Umgang mit Rohdaten

1. Anlegen "vorläufiger" Notizen, die ausradiert oder weggeworfen werden, sobald es schöne, ins reine geschriebene "Rohdaten" gibt.
2. Unkenntlichmachen, sei es durch Schwärzen, Deckweiß, Überkleben oder Übermalen.
3. Gezieltes Beseitigen durch Ausschneiden, Wegschneiden, Radieren, Löschen, Verwerfen.
4. Ändern der Rohdaten ohne Kennzeichnung, wer wann (und warum) die Änderung vorgenommen hat.
5. Nachträgliches Anfertigen von Aufzeichnungen, welche den Anschein unmittelbarer Dokumentation erwecken.
6. Abschreiben einer ursprünglichen Aufzeichnung, die dann weggeworfen wird.
7. Fälschen (Aufzeichnungen erzeugen für nicht oder nicht in dem behaupteten Zusammenhang erfolgte Tätigkeiten, Messungen oder Beobachtungen).

Man benötigt vollständige und saubere Rohdaten, denn

Was nicht dokumentiert ist, kann man nicht nachvollziehen.

oder

Was nicht verifizierbar ist, gilt als nicht gemacht.

Kontroversen über Rohdaten

Rohdaten im Prüfbogen

Wer in den letzten Jahren Konferenzen über GCP besucht hat, wurde regelmäßig mit der Diskussion konfrontiert, ob Rohdaten im Prüfbogen zulässig sind. Grund der Diskussion sind bestimmte Formulierungen in GCP-Richtlinien, die in einigen Firmen sehr restriktiv ausgelegt werden.

Die EG-Richtlinie definiert, daß die Übereinstimmung von Abschlußbericht und Originalbeobachtungen zu überprüfen ist (im Glossar: *Verification* bzw. Überprüfung von Daten) - ohne Einschränkung, wo diese Originalbeobachtungen zu dokumentieren sind. Die Definition des Prüfbogens enthält nun aber die Forderung, daß Daten und andere Informationen nachprüfbar sein müssen. Daraus wird immer wieder abgeleitet, daß unter dem Prüfbogen in allen Fällen eine weitere Ebene von Daten liegen müsse, mithin also Rohdaten im Prüfbogen nicht zulässig seien.

Diese Auffassung hat zur Konsequenz, daß dem Prüfarzt "Rohdatenerfassungshilfen" zur Verfügung gestellt werden, aus denen dann wiederum die Prüfbögen abgeschrieben werden. Sicher erhöht eine planmäßig eingeführte Abschrift von Daten nicht die Qualität der klinischen Prüfung!

Auch die andere Extremposition ist schon vorgetragen worden: Ein Zentrum für klinische Prüfungen inseriert für bestimmte Studien, und von der ersten Anfrage eines Interessenten bis zur Zusammenfassung eines erfolgreich abgeschlossenen Falles werden alle Aufzeichnungen unmittelbar in entsprechend gestaltete Prüfbögen gemacht. In diesem Fall gibt es also keinerlei Unterlagen neben dem Prüfbogen - nicht einmal einen unabhängigen Beleg der Existenz des Studienteilnehmers.

Das erste Extrem ist nach GCP nicht erforderlich, das zweite widerspricht GCP offen.

Eine in der Praxis bewährte und von den Gesundheitsbehörden gebilligte Arbeitsweise besteht darin, daß möglichst alle mit der eigentlichen Aufgabenstellung der Prüfung verbundenen experimentellen Tätigkeiten und Beobachtungen unmittelbar in die Prüfbögen eingetragen werden. Unabhängige Unterlagen müssen jedoch bestimmte Daten belegen (Tabelle 3).

Aus solchen von der einzelnen Studie unabhängigen, personenbezogenen Unterlagen muß das Erfüllen der Einschlußkriterien hervorgehen; die Anamnese muß unabhängig von der Prüfung laufend ergänzt und fortgeschrieben werden, damit überprüfbar ist, ob es Hinweise auf das Vorliegen von Ausschlußkriterien gibt.

Originalbefunde (Laborbefunde, EKG-Ableitungen etc.) können je nach Aufbau der Studie in die Prüfbögen einbezogen oder getrennt aufbewahrt werden.

Solange die Kontroverse über Zulässigkeit von Rohdaten im Prüfbogen besteht, empfiehlt es sich, im Prüfplan festzulegen, welche Daten unmittelbar in die Prüfbögen eingetragen werden können oder sollen. Wenn dann der Prüfbogen entsprechend gestaltet ist, also außer dem Feld für die Eintragung der Beobachtung selbst auch Raum vorsieht, wo der Name der durchführenden Person und der Zeitpunkt der Beobachtung eingetragen werden kann, hat man saubere Rohdaten, die ohne Abschrift unmittelbar ausgewertet werden können. Bei einem solchen Vorgehen kann es keine Schwierigkeiten bei der Inspektion der Studienunterlagen durch eine Behörde geben.

Tabelle 3. Originialunterlagen, welche neben dem Prüfbogen vorliegen müssen

* Belege für die Existenz des Studienteilnehmers,
* seine Anamnese,
* sein Gesundheitszustand bei Eingliederung in die Studie,
* die schriftliche Einverständniserklärung,
* eine unabhängige Dokumentation der Studienteilnahme selbst.

Wer im Übereifer verlangt, bestimmte Unterlagen zu schaffen, deren *alleiniger* Zweck die Sicherung der Überprüfbarkeit anderer, gleichwertiger Unterlagen ist, macht aus GCP einen monströsen Popanz und aus der Überprüfung von Unterlagen eine "heilige Kuh".

Grenzen sinnvoller Rohdatenerfassung

Die meisten Erörterungen über Rohdaten kulminieren in Appellen, alles festzuhalten - aber es gibt Grenzen sinnvoller Dokumentation.

Nichts spricht dafür, unverarbeitete Signale aufzuzeichnen und aufzubewahren, wenn die unmittelbare Verarbeitung besser ist, als jede Nachbearbeitung sein kann. So gibt es bisher kein Bandgerät zur akustischen Aufzeichnung der Geräusche beim Blutdruckmessen mit Einblendung von Druckmarkierungen, weil auch eine millimetergenaue Reproduktion eines Blutdruckwertes keine Auskunft darüber gibt, ob die Manschette richtig angelegt war, welche Körperhaltung der Proband hatte, ob die Messung unmittelbar nach körperlicher Aktivität oder in einem ausgeglichenen Ruhezustand erfolgte usw. Das unverarbeitete Signal würde also zahlreiche Faktoren unberücksichtigt lassen, welche das Ergebnis einer Blutdruckmessung stärker beeinflussen als die übliche Meßungenauigkeit eines ausgebildeten Beobachters.

Man soll sich auch davor hüten, nicht verarbeitbare Datenmengen zu erzeugen. Wer eine langdauernde Beobachtung der Herz-Kreislauf-Aktivität wünscht, soll sich entscheiden, ob ein On-line-Monitor oder ein Holter-EKG angemessen ist - aber nicht die Erzeugung von drei Kilogramm Papier verlangen, deren manuelle Auswertung sich durch die schiere Menge verbietet.

Schließlich soll man im Streben nach vollständigen Rohdaten nicht anfangen, außer Befund und Bewertung noch eine vollständige Dokumentation über den Weg zur ärztlichen Entscheidung zu verlangen. Ein Arzt verarbeitet normalerweise die Befunde ohne Zwischenaufzeichnung zu einer Diagnose. Da dies zulässig ist, haben auch gelegentlich als Gedächtnisstütze hingeworfene Stichpunkte, Gedanken, Überlegungen nichts in den Studienunterlagen zu suchen.

Zusammenfassung

Umfassende und gut organisierte Rohdaten haben für den bleibenden Wert einer klinischen Prüfung zweifellos eine sehr große Bedeutung. Dennoch muß man sich einer prinzipiellen Beschränkung im Wert von Rohdaten bewußt sein: Rohdaten sind kein Selbstzweck! Eine lange Reihe von Ordnern voller formal perfekter Rohdaten ist nutzlos, wenn die Studie unangemessen angelegt war.

Die Wirkung eines Arzneimittels kann trotz makelloser Rohdaten falsch eingeschätzt werden oder völlig unentdeckt bleiben, wenn im Prüfplan die falschen Zeitpunkte für Beobachtungen gewählt wurden. Das Unbeobachtete kann nicht dokumentiert werden, aber das Fehlen einer Beobachtung beweist nicht die Abwesenheit eines Ereignisses.

Die Rohdaten können also eine gut angelegte klinische Prüfung unterstützen, aber niemals eine gute Studienanlage ersetzen.

Literatur
1. Good Clinical Practice for Trials on Medicinal Products in the European Community. Note for Guidance III/3976/88-EN, 11. Juli 1990. Vgl. Abschnitt 5.2.
2. ibid., Glossary, "Audit"
3. ibid., Glossary, "Raw Data"
4. ibid., Glossary, "Source Data"
5. Aus der SOP "Aufzeichnungen von Beobachtungen und Tätigkeiten (Rohdaten)" der L.A.B..

Standardisierung der Prozeduren

U. Siebling

L.A.B. Gesellschaft für pharmakologische Untersuchungen mbH & Co, Neu-Ulm

Hier soll die Standardisierung der verschiedenen Prozeduren, die in unserem Humanpharmakologischen Zentrum (HPZ) der L.A.B. zur Anwendung kommen, dargestellt werden.

Zunächst soll kurz besprochen werden, warum es einer Standardisierung bedarf: Aufgrund langjähriger Erfahrung mit Studiendurchführungen gibt es selbstverständlich auch Erkenntnisse über die möglichen Fehler bzw. Fehlerquellen, die im Verlauf der Durchführung einer Studie auftreten können. Um diese Fehler, die leider in jedem Bereich auftreten können, zu vermeiden oder wenigstens zu minimieren, ist es notwendig, einen bis ins Detail standardisierten Arbeitsablauf zu ermöglichen.

Zum anderen wird durch eine Standardisierung der Prozeduren nicht nur die Qualität der Ergebnisse verbessert, sondern auch ein insgesamt schnellerer, reibungsloser Ablauf gewährleistet.

Welche Prozeduren sind davon betroffen ? Im Bereich des HPZ handelt es sich dabei um die verschiedenen Applikationsformen, Blutentnahmen und zusätzlich zu erhebende Befunde im Verlauf der Studiendurchführung. Die verschiedenen Applikationsformen, um die es bei uns geht, sind die folgenden: oral, nasal, rectal, vaginal, i.c., i.m., i.v., transdermal, Augentropfen.

Da es hier nicht möglich ist, bei sämtlichen Applikationsformen auf die jeweilige Standardisierung einzugehen, sei als Beispiel die auch bei uns häufigste Applikationsart - die orale Verabreichung - detailliert standardisiert vorgestellt.

Vorbereitung der oralen Medikation

Zur *Vorbereitung der oralen Medikation*, wobei die Medikamente in Festform als Pille, Tablette oder Dragee vorliegen oder in Flüssigform als Saft, Sirup o.ä. vorliegen können, dient folgendes Vorgehen: Die Tabletten oder Dragees, die alle einzeln entweder in versiegelten, mit Label versehenen Glasdöschen oder verschweißten Plastik- bzw. Alufolien verpackt sind, werden in der numerischen Reihenfolge 1-x auf einem speziell dafür vorgesehenen, fahrbaren Medikationstisch aufgestellt. Auf diesem Tisch befinden sich ebenso 1-x mit 200 ml kohlensäurefreiem Wasser, das etwa Raumtemperatur hat, gefüllte Becher, die ebenfalls mit Studiennummer und Probandennummer beschriftet sein können.

Werden flüssige Medikamente, die vorgefertigt sind, oral verabreicht, wird genauso verfahren wie bei den Festformen, zusätzliche Wasserzufuhr entfällt nur, wenn es der Prüfplan vorsieht. Muß eine trinkfertige Lösung erst zubereitet werden, wird am Tag vor der Medikation geprobt, wieviel Zeit für die Herstellung der Lösung benötigt wird, um sicherzustellen, daß sämtliche Medikamente am Tag der Applikation mindestens eine halbe Stunde vor Dosierung fertig bereitstehen. In solchen Fällen, bei der die Medikamente vor der Verabreichung aufbereitet oder umgefüllt werden müssen und dafür also mehrere Arbeitsgänge oder ein längerer Zeitraum erforderlich ist und damit ergo eine Verwechslungsgefahr größer wird, werden, um die Identität eines jeden Medikaments zu wahren, selbstverständlich auch die Applikations- oder Dispensiergefäße beschriftet. Dies erfolgt meist durch Übertragen des Original-Labels. Falls das nicht möglich ist, wird mittels Filzschreiber, der wasserfest sein muß, dergestalt beschriftet, daß eine eindeutige Zuordnung zwischen Original-gefäß und Applikationsgefäß möglich ist.

Medikamentenverabreichung

Zurück zum Applikationstisch: Auf diesem liegen weiterhin die Prüfbögen (CRFs), Taschenlampe und Mundspatel.

Die Applikation von Medikamenten erfolgt in der Verantwortung und nach den unmittelbaren Anweisungen des Prüfarztes. Aus Gründen der medizinischen Sicherheit und zur Überwachung der Einnahme werden die oral zu verabreichenden Medikamente in der Regel durch den Prüfarzt, einen anderen ärztlichen Mitarbeiter oder einen autorisierten und damit beauftragten nichtärztlichen Mitarbeiter verabreicht. Bei Erstmedikation ist grundsätzlich ein Arzt direkt bei der Medikation anwesend.

Die Person, die die Medikamente verabreicht, steht hinter dem Applikationstisch, die Probanden treten in der numerischen Reihenfolge 1-x einzeln vor den Tisch. Die Probanden werden gebeten, mindestens 5 Minuten vor der Dosierung im Medikationsraum oder in Rufweite im Vorflur zu sein. Ist ein Proband nicht 5 Minuten vor Applikation in Rufweite, wird er über die Hausrufanlage ausgerufen.

Jeder Proband muß seinen L.A.B.-Probandenausweis mit Lichtbild, Namen, Studiennummer und Probandennummer sichtbar tragen. Vergißt ein Proband seinen Ausweis, wird er gebeten, ihn unverzüglich zu holen, ist der Ausweis nicht auffindbar, erhält der Proband kein Medikament.

Der Arzt oder Studienbetreuer ruft den Probanden an den Applikationstisch, überprüft die Identität anhand des Ausweises und überreicht dem Probanden das Applikationsgefäß, nachdem er es vorher anhand des Etiketts auf richtige Zuordnung überprüft hat.

Unmittelbar zum im Prüfplan vorher festgelegten Zeitpunkt wird der Proband aufgefordert, das Medikament zu schlucken. Das Medikament wird dabei niemals vom Probanden selbst mit der Hand berührt, sondern wird direkt aus dem Glas in den Mund befördert. Der applizierende Mitarbeiter achtet dabei genau auf den Schluckakt und darauf, daß auch das vorgesehene Begleitgetränk vollständig getrunken wird.

Danach wird mittels Taschenlampe und Mundspatel die gesamte Mundhöhle des Probanden gründlich inspiziert, um sicher zu stellen, daß das Medikament tatsächlich geschluckt wurde. Dies ist der sogenannte "mouth-check".

Wenn gesichert ist, daß das Medikament korrekt eingenommen wurde, wird das Etikett vom Applikationsgefäß entfernt, auf die entsprechende Prüfbogenseite geklebt und der Zeitpunkt der Medikation mit Datum und Uhrzeit und Namenskürzel des applizierenden Mitarbeiters im Prüfbogen dokumentiert.

Erst danach wird der nächste Proband zum Applikationstisch gerufen. Mit dieser Prozedur ist also sichergestellt, daß das Studienmedikament unter kontrollierten Bedingungen mit korrekter Zuordnung von Medikament, Proband und Studienzeitpunkt unverfälscht, vollständig, zeitgerecht und dokumentiert im Magen ankommt.

Probengewinnung

Als weiteres Beispiel, das eine detaillierte Erfassung sämtlicher Tätigkeiten in einem Teilbereich beschreibt, ist die standardisierte Gewinnung von peripher-venösen Blutproben gut geeignet. Eine erfolgreiche Probengewinnung muß auch hier mit einer vorausschauenden, umfassenden Arbeitsvorbereitung beginnen. Dazu gehört das Einrichten des Arbeitsplatzes:

An jedem Arbeitsplatz zur Blutentnahme sind grundsätzlich und immer vorhanden: die für alle geplanten Proben vorgesehenen Entnahmegefäße, von denen jedes mit dem entsprechenden Label versehen ist. Diese Entnahmegefäße (Monovetten, Vacutainer etc.) sind in Reihen - einmal in der numerischen Reihenfolge der Studienteilnehmer, zum andern nach Abnahmezeitpunkten - vorsortiert und übersichtlich aufgestellt. Eine ausreichende Anzahl von Ersatzsystemen steht in Reichweite.

Verbrauchsmaterial, dazu gehören Desinfektionsspray, Tupfer, Adapter, Mandrins, Kanülen, Pflaster, Abwurfbehälter usw., ist in nahezu identischer Anordnung an jedem der 18 Arbeitsplätze hergerichtet. Weiterhin liegen am Entnahmeplatz die schriftlichen Unterlagen für die Blutentnahme (also Teilnehmerliste und Prüfbögen).

Zur Blutabnahme berechtigte Personen sind Ärzte, Studienbetreuer und andere Mitarbeiter der L.A.B., deren Fertigkeit und Befähigung von einem Arzt überprüft und dokumentiert wurde. Diese Überprüfung der berechtigten Personen ist notwendig, da zum einen der Schutz der Probanden höchstes Ziel ist, aber zum andern auch die Erzielung einer optimalen Probenqualität von größter Bedeutung ist.

Die Blutentnahme soll in geordneter, ruhiger Atmosphäre stattfinden. Dazu ist es erforderlich, daß jeder Proband vorher genau über den Ablauf der Blutentnahme informiert ist und rechtzeitig vor Blutentnahme am Abnahmeort erscheint, um einen Zustand körperlicher Ruhe zu erreichen. Wie bei der Medikation wird vor der Blutentnahme die Identität des Probanden anhand des L.A.B.-Probandenausweises überprüft und mit den Unterlagen verglichen. Es wird also in jedem einzelnen Fall sichergestellt, daß die Blutentnahme beim richtigen Probanden zum richtigen Studienzeitpunkt in das richtige Abnahmegefäß erfolgt. Die BE selbst findet meist im Sitzen, in seltenen Fällen im Liegen statt. Während des gesamten Vorgangs der Probennahme wird jeder Proband immer auf mögliche Kreislaufreaktionen beobachtet, damit gegebenenfalls die erforderlichen Maßnahmen getroffen werden können. Es gilt für uns alle und immer: Die Sicherheit des Probanden hat absoluten Vorrang vor der Probengewinnung !!!

Die eigentliche Blutentnahme verläuft nach folgendem Standard:
- Vor der BE erfolgt eine venöse Stauung des Arms mittels Stauschlauch am Oberarm, bis eine ausreichende Venenfüllung erreicht ist. Die Stauung soll höchstens eine Minute dauern, um Veränderungen der Blutzusammensetzung (Hämokonzentration) zu verhindern. In der Regel dauert die Stauung nie länger als 15 Sekunden.
- Der Punktionsort wird vor der Entnahme mit Frekaderm gereinigt und desinfi- ziert. Danach erfolgt die Punktion.
- Als Punktionsort wird eine großlumige Vene der Armbeuge oder des Unterarms gewählt.

- Zur Punktion wird steriles Einmal-Material verwendet: Einzelpunktion wird mit einer Stahlkanüle der Größe 2, grün, durchgeführt; für Mehrfach-Blutentnahmen wird ein Venenverweil-Katheter (Venflon 2, grün) gelegt. Verweil-Katheter werden bis zur Entfernung infektionsprophylaktisch mit Vecaseal abgedeckt und versorgt.
- Während der BE wird mit mäßigem und gleichmäßigem Unterdruck aspiriert, um die mechanische Belastung des Blutes (Hämolyse) zu minimieren.
- Nach der Probennahme wird die Punktionsstelle hygienisch versorgt (mit Einmaltupfern bei Einzelpunktion und mit frischem Mandrin nach Entnahme aus einem Verweil-Katheter).

Die gefüllten Probengefäße werden dann entsprechend der jeweiligen Gebrauchsvorschrift behandelt (z.B. sofortiges, vorsichtiges Überkopfschütteln von Blutproben für die Plasmagewinnung zur Durchmischung mit dem Antikoagulans) und anschließend geordnet in der Reihenfolge der Abnahme wieder abgestellt, um u.a. die Vollständigkeit der Proben leicht überprüfen zu können.

Unmittelbar nach der vollständigen Versorgung des Studienteilnehmers wird die Probennahme im Prüfbogen mit Datum, Uhrzeit des Beginns der Probennahme und Namenskürzel des Abnehmers dokumentiert.

Nach Beendigung aller BEs eines Studienzeitpunkts werden die gewonnen Blutproben weiterverarbeitet, d.h. zentrifugiert, das Plasma in vorgelabelte Glasröhrchen nach genauer Labelkontrolle pipettiert oder dekantiert und dann bei -20° Celsius eingefroren. Auch dieser Vorgang wird mit Studiennummer, Probennummer, Studienzeitpunkt, Datum, Uhrzeit des Beginns der Zentrifugation, Uhrzeit des Einfrierens und Namenskürzel in einem speziellen Freezer-book dokumentiert.

Zusätzliche Befunderhebung

Auf die Erhebung der oben erwähnten *zusätzlichen Befunde* und deren Standardisierung soll kurz noch eingegangen werden: Diese Prozeduren sind Puls- und Blutdruckmessungen, Langzeit-Blutdruckmessungen, EKGs, Belastungs-EKGs, Langzeit-EKGs, Spirometrie, Messungen der Körpertemperaturen und Blutzuckermessungen im Studienverlauf.

Dabei sind die Standardisierungen dieser Prozeduren letztlich bedingt durch die Apparate bzw. deren Bedienung selbst, und es bedarf hier größtenteils nur einiger Ergänzungen:

- *EKG-Aufzeichnungen* im Studienverlauf: Zum L.A.B.-Standard gehört, daß die Aufzeichnungen online von einem Arzt befundet und dokumentiert werden.
- Beim *Belastungs-EKG* muß außer dem Arzt ein erfahrener Pfleger bzw. eine Krankenschwester mit Intensiv-Ausbildung anwesend sein. Außerdem liegt Notfallmedizin griffbereit und ein Defibrillator steht im Raum, in dem das Belastungs-EKG geschrieben wird.
- *Blutzuckermessungen* im Studienablauf werden mit dem Glucoscott II vorgenommen. Standardmäßig haben wir ein Mini-Photometer (Dr. Lampe) griffbereit, um eventuell auftretende nicht plausible Werte sofort kontrollieren zu können.
- *Blutdruckmessungen* werden mit dem Boso Oscillomat vorgenommen, nicht plausible Werte werden mit Stethoskop und Handcuff kontolliert. Diese Prozedur wiederum ist auch L.A.B.-intern standardisiert, da es auch Studien gibt, die lediglich diese Meßmethode vorschreiben. Um interindividuelle Fehler auszuschalten und möglichst objektive Meßwerte zu erzielen, wird bei der indirekten Messung des arteriellen Blutdrucks folgendermaßen verfahren: Alle Mitarbeiter, die den Blutdruck nach der indirekten auskultatorischen Methode nach Riva-Rocci und Korotkoff messen, sind validiert, d.h., sie sind mittels Lehrstethoskop von einem erfahrenen Blutdruckmesser auf ihre Meßgenauigkeit hin überprüft worden. Für die Messung selbst gibt es eine präzise Arbeitsanweisung, die Manschettengröße, Ablaßgeschwindigkeit, Sitz der Manschette, Position des Stethoskops usw. beschreibt.

Wichtige Prozeduren sind damit exemplarisch beschrieben. Abweichungen von diesen Prozeduren, obwohl sie standardisiert sind, sind dennoch möglich. Was - wiederum standardisiert- dagegen' unternommen werden kann, wird später dargestellt.

Standardisierung von Prüfbedingungen am Beispiel von klinischen Prüfungen mit psychometrischen und elektrophysiologischen Verfahren

H. Ott, A. Rohloff, O. Seitz
Institut für Humanpharmakologie, Schering AG, Berlin

Prüfbedingungen und Umfeld einer klinischen Prüfung

Die zentrale Aufgabe einer humanpharmakologischen Abteilung besteht in der Durchführung klinischer Prüfungen mit dem Ziel, Präparate-Wirkungen zu beschreiben, zu vergleichen und zu bewerten. Diese Ziele können nur dann optimal realisiert werden, wenn die Prüfbedingungen gemäß der Fragestellung geordnet sind. In einem ungeordneten Umfeld hingegen wird der Vergleich der Effekte erschwert, die Aussage-Sicherheit geschwächt und eine klare Interpretation der Ergebnisse nur eingeschränkt ermöglicht.

Im Zusammenhang des wissenschaftlichen experimentellen Untersuchens sind zwei Begriffe der Experimentalpsychologie bedeutsam: der Begriff "abhängige Variable" und "unabhängige Variable". Als abhängige Variable werden die durch die Meßverfahren erzeugten Parameter und deren Meßergebnisse oder Daten bezeichnet. Unter einer unabhängigen Variablen versteht man wesentliche Einflußgrößen einer klinischen Prüfung, die vom Prüfungsleiter von Prüfung zu Prüfung variiert werden, z.B. in der Humanpharmakologie vor allem Präparate und ihre Dosierungen.

Ein wissenschaftlicher Vergleich zwischen Präparaten ist nur möglich, wenn die Prüfungsbedingungen für die Behandlungen identisch sind, d.h., die Bedingungen sowohl für die Applikation der "unabhängigen Variablen" als auch für die Gewinnung der "abhängigen Variablen" müssen für die Behandlungsgruppen gleich sein. Ein solches Vorgehen wird als "standardisiert" bezeichnet. Dieser Aspekt ist bei der Planung einer klinischen Prüfung unbedingt zu berücksichtigen und zur Durchführung der Prüfung müssen die Voraussetzun-

gen dafür geschaffen werden. Eine schematische Darstellung vom Zusammenspiel der Prüfbedingungen und des Umfeldes am Beispiel einer klinischen
Prüfung mit 2 Präparaten symbolisiert Abb. 1.

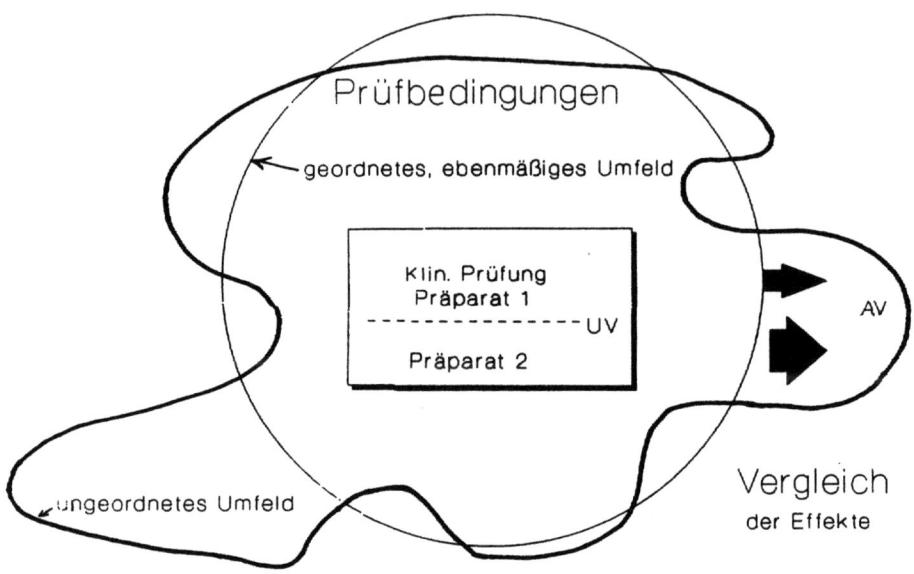

UV = unabhängige Variable; AV = abhängige Variable

Abb. 1. Prüfbedingungen und Umfeld einer klinischen Prüfung

Definition von Standardisierung

Standardisierung ist definiert als:
- Herstellung gleicher oder gleichartiger Bedingungen (vgl. Sanders et al.
  1986). Arrangiert man gleichartige Bedingungen bezüglich der
  "unabhängigen Variablen", so spricht man von "Behandlungsgleichheit".
  Erfolgt die Bedingungsangleichung für Methoden und Messungen, so
  bezeichnet man dies als "Beobachtungsgleichheit".
- Erstellung von Standards und Normen einschließlich Normenwerte (vgl.
  Zimbardo 1983).

Im Bereich der Industrietechnik werden Normen, z.B. für Schrauben, Stifte etc.,
durch die sog. DIN-Norm (Deutsche Industrienorm) festlegt. Im
psychopharmakologischen Themenfeld sind bestimmte psychologische und
physiologische Testnormen, z.B. für spezifische Patientenkollektive, für
Altersgruppen und in Abhängigkeit von der Geschlechtszugehörigkeit, erstellt
worden.

Bereiche der Standardisierung

Die Standardisierung betrifft Labore und ihre Ausstattung, Methoden, Probanden-Verhalten, Tester-Verhalten, Kontrolle der Abläufe, Substanz-Applikation und Datenerfassung. Diese Bereiche standardisierter Prüfungsbedingungen sind integrativ ineinander verflochten.

Die Standardisierung der Bereiche Labore, Methoden, Probandenverhalten und Testerverhalten werden in den folgenden Abschnitten näher beschrieben, wobei das Augenmerk auf klinische Prüfungen mit psychometrischen und elektrophysiologischen Verfahren gerichtet wird, weil dort besondere Anforderungen zu berücksichtigen sind. Im Prinzip gelten die folgenden Ausführungen jedoch für alle wissenschaftlichen Untersuchungen.

Standardisierung von Labors, Methoden, Probanden- und Testerverhalten

Laborstandards

Für die *Standards in Laboren* für Elektrophysiologie und Psychometrie sind folgende Merkmale besonders wichtig:
* Es wird nur *ein Proband* im Labor während einer Testsitzung getestet. Mehrere Probanden in einem psychometrischen oder elektrophysiologischen Labor gleichzeitig zu messen führt wegen der gegenseitigen Ablenkung nicht zu verläßlichen Ergebnissen. In Aufenthalts-, Schlaf- und Eßräumen dagegen sind naturgemäß mehrere Probanden anwesend. Dies gilt auch beispielsweise bei Kinetik-Abnahmen.
* Die Räume sind *schallgedämpft, klimatisiert,* sollen in der Psychometrie Fenster zur Außenwelt aufweisen und sind durch eine *Einwegscheibe* von dem *Beobachterraum,* in dem sich auch die Registriergeräte befinden, abgetrennt. Sie besitzen eine *regelbare* Beleuchtung und sind über *Videokameras* einsehbar.
* Es gibt *Kommunikationsanlagen* und *Kabelzuführungen* nach EDV 750 zur Gewährleistung der technischen Sicherheit der Probanden.
* In den EEG-Labors sind *Faraday-Käfige* gegen elektromagnetische Störfelder installiert.
* Es ist generell in den Laboren *bewegliches Mobiliar* zur Optimierung der Anforderungen für die jeweilige klinische Prüfung vorgesehen.

- Um die Labore befindet sich eine *Ruhezone* mit Zugangskontrolle gegenüber willkürlichem Publikumsverkehr; die Sicherung erfolgt durch Warnsignale, Schilder etc., ohne daß Fluchtwege beeinträchtigt werden.
- Eine *wohnliche Atmosphäre* ist insbesondere in den Aufenthalts-,Schlaf- und Eßräumen dringend erforderlich.

Tabelle 1 zeigt die wichtigen Standards in den Laboren für Elektrophysiologie und Psychometrie. Die besonders wichtigen Merkmale sind mit einem Plus in der entsprechenden Raumkategorie festgehalten.

Tabelle 1 Standards in den Laboren für Elektrophysiologie und Psychometrie

Merkmal	Elektrophysiologie	Psychometrie	Aufenthalts-, Schlaf- und Eßräume
Nur 1 Pb	+	+	mehrere Pbn
Schalldämmung	+	+	
Klima	+	+	
Fenster		+	+
Abtrennung mit Einwegscheibe	+	+	
Videokontrolle	+	+	+
Kommunikationsanlagen	+	+	+
Kabelzuführungen	+	+	
Faradaykäfig	+		
bewegliche Einrichtung	+	+	+
Ruhezone	+	+	(+)
wohnliche Atmosphäre	(+)	(+)	+

+ erforderlich   (+) möglichst

Methoden-Standards

In humanpharmakologischen Prüfungen sollen möglichst standardisierte Methoden eingesetzt werden. Die Methoden können je nach Art der Datenquelle "objektiver" oder "subjektiver" Natur sein, und - nach dem Probanden- und Testerverhalten eingestuft - jeweils das Merkmal "aktiv" oder "passiv" aufweisen. Tabelle 2 zeigt Beispiele von standardisierten Methoden in der Humanpharmakologie und das Probanden- und Testleiterverhalten bei der Anwendung dieser Methoden.

Tabelle 2. Beispiele von "objektiven" und "subjektiven" Methoden, die unterschiedliche Aktivitätsniveaus von Proband und Tester erfordern und damit verschiedene soziale Interaktionsformen implizieren

Pb- / TTR-Verhalten Aktivitätsniveau	Methodenbeispiele	
	Datenquelle	
	Objektiv	Subjektiv
TTR : aktiv und Pb : passiv	* Blutproben * Blutdruck	Fremdbeobachtung: * Adv. Reaction * Pulsmessung manuell * Reflexmessung
TTR : passiv und Pb : aktiv	* Leistungstest: Klopftest * kognitive Tests * Breathalyser	Selbstbeurteilung * EWL * VIS * Pb-Notiz
TTR : aktiv und Pb : aktiv	* Wortlisten * Zahlennachsprechen	* Interview * Begleitwirkungs-fragebogen (Adverse Events) * Anamnese * Sprachverhalten
TTR : passiv und Pb : passiv	* EEG * EMG * Atmung	

Pb	=	Proband
TTR	=	Tester
EWL	=	Eigenschaftswörterliste (Janke und Debus 1986)
VIS	=	Visuelle Analogskalen (Ott et al. 1981)

Wenn sich der Versuchsleiter "aktiv" und der Proband "passiv" verhält und "objektive" Meßinstrumente zur Verfügung stehen, lassen sich in der Rubrik "objektiv" z.B. die Verfahren "Blutproben-Entnahme" und "Blutdruck-Messung" subsumieren. In der "subjektiven" Rubrik bei "aktivem" Versuchsleiter finden sich Verfahren wie "Fremdbeobachtungen", z.B. "adverse events" oder "manuelle Pulsmessung". Ist der Versuchsleiter "passiv" und der Proband "aktiv", wird man in diesem Fach "Leistungstests" und "kognitive Tests" ansiedeln, sofern entsprechende "objektive" elektromechanische Aufnahmegeräte vorhanden sind. Bei "subjektiven" Maßen, wie "Eigenschaftswörterliste (EWL)", "visuelle Analogskalen" oder "Probandennotizen" hat der Tester nur zu beobachten, wie der Proband die Vorlagen ausfüllt. Beim "EEG" sind sowohl Tester als auch Proband "passiv". Sind Tester und Proband "aktiv", geht es um Situationen, wie die Durchführung z.B. eines "Gedächtnistests" oder einer "Anamnese". Die Klassifikation zeigt, daß alle Verfahren der Medizin und der Psychometrie soziale Interaktionen erfordern und dementsprechend "subjektiven" Einflüssen von Probanden sowie Testern und Mitarbeitern an einer klinischen Prüfung unterliegen.

Standardisierungsmerkmale psychologischer und elektrophysiologischer Testverfahren

Für alle psychologischen und elektrophysiologischen Testverfahren sollte eine *einheitliche Vorgabe*, nachlesbar in sog. "Handanweisungen" bzw. in nach Standard Operating Procedures (SOP)-Kriterien entwickelten "Methodenhand-büchern", erfolgen.

Im einzelnen können dies sein:
* Vorschriften zur *Instruktion*, z.B. schriftlich oder auf Tonband, eine einheitliche *Darbietung* von Vorlagen, Gerätedisplays und Anlegen von Meßfühlern,
* Vorschriften zur *Response-Erhebung und Response-Bewertung* (z.B. Parameter-Extraktion, aber auch das Vorgehen bei missing items),
* *Normen* für Altersgruppen, geschlechtsspezifische Leistungen, Tages-schwankungen etc.,
* *technische Beschreibungen* und *Wartungsvorschriften* gemäß Good Clinical Practice (GCP) und SOP-Richtlinien.

Tabelle 3 gibt einen Überblick über die wichtigsten Standardisierungsmerk-male psychologischer und elektrophysiologischer Testverfahren.

Tabelle 3. Standardisierungsmerkmale psychologischer und elektrophysiologischer Testverfahren (niedergelegt in "Methodenhandbüchern" gemäß SOP)

---

* *Einheitliche Vorgaben* in Handanweisungen, Manualen
* *Instruktion* z.B. schriftlich, auf Tonband
* *Darbietung* von Vorlagen, Geräte - Displays, Meßfühler
* *Response - Erhebung* und Bewertung, z.B. Summenwertbildung, Parameteri-sierung, Missing Items
* *Normen* für Altersgruppen, Geschlecht, Tagesschwankungen etc.
* *Technische Beschreibung*
* *Wartungsvorschriften*

Guidelines zur Standardisierung

Für einige der komplexen Verfahren der Elektroenzephalographie und der Psychometrie existieren Anwendungsrichtlinien, sog. Guidelines, z.B. für die Schlafstadienbestimmung nach Rechtschaffen und Kales (1968), Empfehlungen für pharmakoelektroenzephalographische Untersuchungen (Stille und Herrmann 1982, Dumermuth et al. 1987), Empfehlungen der Deutschen EEG-Gesellschaft für das Mapping von EEG-Parametern nach Herrmann et al. (1989), Guidelines zur Messung der Reaktionszeit nach Crabtree und Antrim (1988) und Teichner und Krebs (1972) oder "Standardisierungs-Hinweise für Performance-Tests" nach Sanders et al. (1986).

Sanders et al. (1986) betonen in ihren Standardisierungshinweisen, daß die Auswahl von psychologischen Testverfahren für pharmakologische Prüfungen nach wissenschaftstheoretischen Kriterien erfolgen soll.

Wie wichtig Standardisierungsvorschriften für psychometrische Messungen sind, sollen die folgenden zwei Beispiele zeigen:

Crabtree und Antrim (1988) wiesen nach, daß die Reaktionszeitmessung in einem standardisiert ausgeleuchteten Raum durchgeführt werden müssen, da sich die Reaktionzeiten in einem dunklen Raum gegenüber einem hellen verkürzen. Wichtig in diesem Zusammenhang ist auch, daß die visuellen Stimuli vor einer einheitlichen Hintergrundsfarbe dargeboten werden. Teichner und Krebs (1972) beschreiben, daß die Reaktionszeiten von der Intensität des Signales abhängen. Bei zunehmender Leuchtdichte, der Größe und der Darbietung der Reizsignale verkürzen sich die Reaktionszeiten.

Testtheoretische Kriterien bei psychometrischen Verfahren

Standardisierte psychologische Meßverfahren werden nach testtheoretischen Kriterien konstruiert. Man unterscheidet hierbei "Objektivität", "Reliabilität" und "Validität" (Lienert 1969). Unter *Objektivität* eines Testes wird der Grad verstanden, in dem die Ergebnisse unabhängig vom Untersucher sind. Objektivität beinhaltet die Unabhängigkeit der Datengewinnung vom Untersucher bei *Durchführung, Analyse* und *Interpretation* der Daten. Die *Reliabilität* bedeutet allgemein die Zuverlässigkeit einer Messung, d.h. die Güte der Reproduzierbarkeit der Meßergebnisse unter gleichen Bedingungen. Speziell nach Lienert wird unter Reliabilität der Grad der Genauigkeit verstanden, mit dem ein Test ein bestimmtes Verhaltensmerkmal mißt. Das dritte Kiterium, *Validität*, bezeichnet den Grad der Genauigkeit, mit dem der Test dasjenige Persönlichkeitsmerkmal oder diejenige Verhaltensweise, die er messen soll oder zu messen vorgibt, auch tatsächlich mißt.

Die Wechselwirkung der drei Kriterien läßt sich kurz so beschreiben, daß ein valides, gültiges Messen nur möglich ist, wenn eine hohe Objektivität und eine hohe Reliabilität, also Meßgenauigkeit, gewährleistet sind. Abb. 2 beschreibt die

Beziehungen zwischen den Güterkriterien Objektivität, Reliabilität und
Validität.

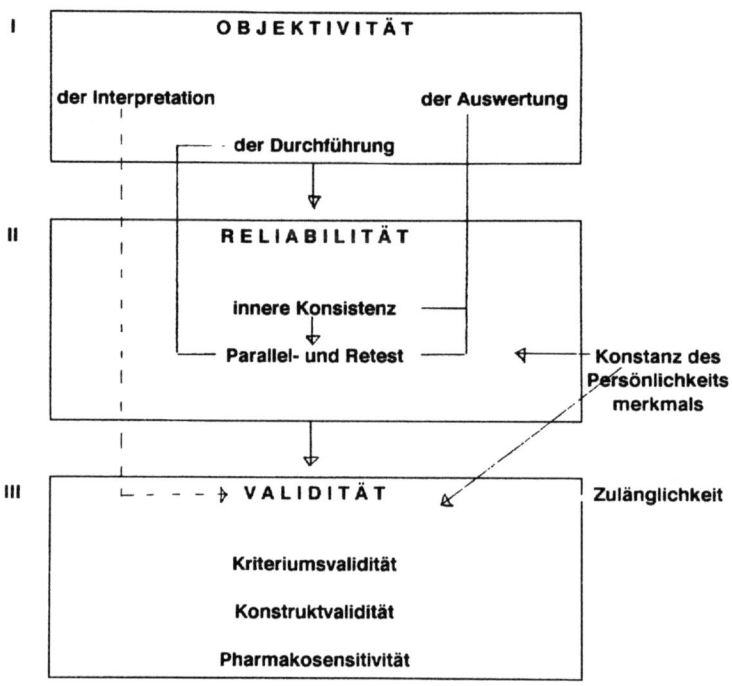

Abb. 2. Beziehungen zwischen den Gütekriterien Objektivität, Reliabilität und Validität
(modifiziert nach Lienert, 1969)

Entsprechend dem speziellen Anliegen der Pharmakopsychologie werden Tests
auch danach klassifiziert, ob sie sich als "pharmakosensitiv" erweisen.
Pharmakosensitivität ist definiert als die Fähigkeit des Verfahrens, zwischen
verschiedenen Wirksubstanzen und ihren unterschiedlichen Dosierungen, sowie
Plazebo zu differenzieren (Kleindienst-Vanderbeke und Irmisch 1988).

Probandenkontrolle

Die wichtigsten Kontroll-Techniken sind:

1. Das Ziehen von *Zufallstichproben* aus der Gesamtpopulation.
2. *Einhaltung von Ein- und Auschluß-Kriterien*, wie sie im Prüfplan zu Alter, Gewicht, Voruntersuchung, Lernkriterien etc. definiert werden.
3. Als klassische Kontrolltechnik der Probanden-Effekte gilt die *Randomisierung*, definiert als Zufallszuteilung von Probanden zu Behandlungen.
4. Die *Doppelblind-* und *Dreifachblindtechniken* dienen zur Kontrolle von subjektiven Erwartungen und Verhaltensweisen von Probanden, Testern und Auswertern.
5. Die *Motivation* des Probanden, vernünftig mitzuarbeiten, wird am besten durch gute ärztlich-psychologische Aufklärung induziert. Der normale Proband will in der Regel ein "guter Proband" sein. Er verhält sich hypothesen- und erwartungskonform. Nur der demotivierte Proband verdeckt seine wahren Körperempfindungen und bearbeitet die Testaufgaben lustlos. Ein gewisser Einblick in die Einstellung eines Probanden zur offenen Darlegung seiner Empfindungen und Vorstellungen wird z.B. mittels Eysencks Lügenskala (Eysenck 1960) oder dem Reaktanzfragebogen (Brehm 1966) möglich. Bei deutlichen Fehleinstellungen kann der Proband aus der klinischen Prüfung ausgeschlossen werden.
7. Das bedeutsamste Motivationsmittel ist das *Honorar*. Es sollte angemessen und für alle Probanden einer Prüfung gleich sein. Keinesfalls dürfen Probanden ungleich entgolten werden, z.B., daß einzelne wegen "besonders belastender Begleitwirkungen" ein individuelles Zusatzhonorar erhalten.
8. Bei Probanden, die Leistungsveränderungen zeigen, ist zu beachten, daß diese Verhaltensweisen nicht nur auf subjektive Motivationsschwankung zurückführbar sind, sondern möglicherweise *Folgen des Tagesrhythmus*, der Nüchternheit oder belastender Tätigkeiten zwischen den Tests darstellen.
9. Man muß aber auch daran denken, daß spezifische *Substanzwirkungen*, wie Euphorisierung, Enthemmung oder Sedierung, den Probanden etwas entgleisen lassen können.
10. Bei Anwendung elektrophysiologischer Verfahren müssen die Probanden an die Räumlichkeiten und die EEG-Testbedingungen (z.B. Elektrodenbefestigung) *adaptiert* werden. Bei Nachtschlaf-Prüfungen können 2-3 Adaptionsnächte bzw. Grundwerteerhebungen erforderlich sein (vgl. Kales 1968).
11. Die meisten psychologischen Testverfahren sind sehr stark abhängig vom *Lernen*, z. B. sind für den Fahrsimulator 6 Trainingssitzungen à 30 Minuten nötig, um die Probanden auf ein stabiles Lernniveau zu heben. Es ist

bekannt, daß im allgemeinen pharmakologische Wirkungen geringer ausfallen als Trainingseffekte von naiven Probanden.

12. Außerdem sollte unbedingt auf *alters- und persönlichkeitsspezifische Eigenheiten* der Probanden Rücksicht genommen werden.

Insgesamt gilt für die "Probandenkontrolle" der Leitsatz: Vertrauen wecken, motivieren und ein Gefühl für die medizinische Sicherheit während einer klinischen Prüfung vermitteln.

Testerkontrolle

Die Führung des Probanden durch die klinische Prüfung hat entscheidenden Anteil an deren Gelingen. In pharmakologischen Labors sollte darauf geachtet werden, daß der Proband sich immer unter der Beobachtung und Begleitung eines prüfungsbegleitenden Mitarbeiters befindet. Es werden also keine automatisierten Testboxen, vergleichbar den "Skinnerboxen" der Tierpharmakologie, verwendet. Die Probandenführung sollte während der gesamten klinischen Prüfung von einer freundlichen und entgegenkommenden Atmosphäre geprägt sein.

Die berühmten sogenannten *Rosenthal-Effekte*, benannt nach einem Wissenschaftler der 60er Jahre, der sich intensiv mit den Tester- und Versuchsleiter-Einflüssen beschäftigte, wie z.B. die bekannten "Experimenterbias", besagen, daß die Erwartung des Testers das Ergebnis mitbestimmen kann (vgl. Rosenthal 1966). Der Tester gilt als "hypothesis communicator". Solche Störeinflüsse kann man am einfachsten durch den Einsatz von *Doppelblindtechniken* vermeiden. Andere "experimenter effects", wie Geschlecht, Alter oder Persönlichkeitszüge, werden dadurch kontrolliert, daß man mehrere gleichartige Tester einsetzt und nicht alle Tests von nur einem prüfungsbeteiligten Mitarbeiter durchführen läßt. Wichtig ist, daß der Tester möglichst wenig *feedback* für die Testergebnisse gibt. Leistungsbestätigendes Anlächeln, Kopfnicken, die Testergebnisse gar mitteilen oder rügen, gehören zu den unerlaubten sozialen Interaktionen während der Testsitzung. Der Testleiter sollte mit seinen Registriergeräten möglichst hinter einer Einwegscheibe in einem seperaten Raum sitzen.

Eine klinische Prüfung kann natürlich durch *Instruktionsfehler, Zeitdruck* und *mangelnde Information* seitens des Leiter der klinischen Prüfung oder der wissenschaftlichen Mitarbeiter beeinflußt werden. Es kann sein, daß das Prüfprozedere von den Probanden in unterschiedlicher Weise verstanden wird und divergente Verhaltensweisen ausgelöst werden. Möglicherweise werden die prüfungsbeteiligten Mitarbeiter nervös oder halten den Prüfplan nicht ein, so daß Verzerrungen des Prüfplanvorhabens auftreten können. Hier sind im wesentlichen *das Einüben der Prüfungsabläufe*, ausreichende Vorinformationen sowie Nachfragen an den Leiter der klinischen Prüfung und Addenda hilfreich.

Alle prüfungsbeteiligten Mitarbeiter sollten sich wirklich klar darüber sein, daß auch in der sog. "objektiven" Testsituation immer eine gewisse soziale Interaktion stattfindet und daß diese bei der medizinisch-psychologischen Interpretation der Resultate in Rechnung gestellt werden muß.

Ausblick

Werden die vorgenannten Standardisierungsbemühungen von einem meßtheoretischen Blickwinkel betrachtet, so führt die *Kontrolle* aller experimentellen Fehler und die *Beseitigung* von Störeinflüssen oder deren Verminderung zu einer deutlichen Verbesserung der Qualität einer klinischen Prüfung. Cox (1961) unterscheidet *systematische Fehler* und *zufällige Fehler*. Die systematischen Fehler, wie z.B. ungleiche Raumverhältnisse, verringern die Validität einer klinischen Prüfung, während zufällige Fehler, z.B. einseitige Zuteilung hochleistender Probanden zu einer Behandlungsgruppe, die Präzision einer klinischen Prüfung reduzieren.

Es gilt: eine klinische Prüfung ist umso valider und präziser, je geringer systematische und zufällige Fehler vorkommen; je valider und präziser ein Prüfungsablauf, desto größer ist, informationstheoretisch gesprochen, der "Signal-Rausch-Abstand" zwischen den Bedingungen der "unabhängigen Variablen", projiziert in die "abhängigen Variablen".

Lienert und Orlik (1966) beschreiben Methoden, die die Präzision experimenteller Prüfungen quantitativ bestimmen. Sie schlugen eine *Maßzahl* zur Bestimmung der Präzision experimenteller Planversuche, einen sog. *Präzisionskoeffizienten*, vor. Dieser Präzisionskoeffizient ermöglicht, unter Zuhilfenahme varianzanalytischer Techniken, den Grad der Präzision experimenteller Prüfungen abzuschätzen.

Die Präzision eines Experiments ist eine Funktion des Verhältnisses von wahrer, d. h. faktoriell determinierter Varianz (σ_A^2) zur Varianz des durchschnittlichen Versuchsfeldes $\dfrac{\sigma_A^2}{k}$.

Die Funktionswerte des Präzisionskoeffizienten variieren innerhalb der Grenzen von 0 und 1.

Der Präzisionskoeffizient lautet

$$\psi_k = \frac{\sigma_A^2}{\sigma_x^2} = \frac{\sigma_A^2}{\sigma_A^2 + \dfrac{\sigma_o^2}{k}} \qquad \text{,wobei}$$

ψ_k den Präzisionskoeffizient eines Durchschnitts aus k Meßwerten,

σ_A^2 die Faktorvarianzkomponente und

σ_o^2 die Varianzkomponente des Versuchsfehlers (Störvarianzkomponente) darstellt.

Für den wichtigen Sonderfall k = 1 vereinfacht sich die Formel folgendermaßen:

$$\psi_1 = \frac{\sigma_A^2}{\sigma_A^2 + \sigma_o^2}$$

Dieser Ausdruck gibt die Präzision der Untersuchung in Hinblick auf eine Einzelmessung wieder und erweist sich deshalb als besonders geeignet, die Präzision verschiedener Prüfungen miteinander zu vergleichen, da ein möglicher Unterschied in den Stichprobenumfängen (k) hier ausgeklammert ist.

In dem vorgelegten mathematischen Modell wird das klassische Konzept der *Zuverlässigkeit* als Sonderfall der experimentellen Präzision zugrunde gelegt. Wie beim Zuverlässigkeitskoeffizienten gibt der *Präzisionskoeffizient* den Prozentsatz der wahren Varianz an der Gesamtvariabilität der Beobachtungsdaten an.

Lienert und Orlik demonstrieren den Nutzen und die Anwendungsmöglichkeiten dieses Präzisionskoeffizienten in anwendungsorientierten Forschungsbereichen sehr überzeugend an arbeits-und psychophysiologischen Untersuchungen.

Bereits 1955 beschrieb Lienert geeignete Versuchsanordnungen (z.B. Parallelstichprobenanordnung, Differenzparallelanordnung), die einen hohen Präzisionsgrad der Versuchsergebnisse, auch bei kleinen Stichproben, ermöglichen. Außerdem wiesen Lienert und Orlik nach, daß eine Erhöhung der Präzision einer Prüfung durch eine Vermehrung der Meßwiederholung oder durch die Einführung zusätzlicher Untersuchungsvariablen erreicht werden kann.

In klinischen Prüfungen kann bei einer geeigneten Versuchsanordnung (z.B. randomisiertes, plazebokontrolliertes Doppelblindesign) und mittels Ausschluß,

Verminderung oder Kontrolle von Störeinflüssen eine hohe Präzision der Ergebnisse und somit der experimentellen Validität erreicht werden. Die Präzision kann mittels des Lienertschen Präzisionskoeffizienten in einem anschaulichem Maße dargestellt und in Vergleich zu anderen Prüfungen gesetzt werden.

Derartige Präzisionsmeßverfahren bilden einen interessanten methodischen Ansatz, den man zukünftig in der Humanpharmakologie mit ihrem Fundus an vielen gleichartigen klinischen Prüfungen verfolgen sollte.

Literatur

1. Brehm JW (1966) A theory of psychological reactance. New York: Accademic press
2. Cox DR (1961) Design of experiments: The control of error. J. Roy. Statist. Soc. Ser. A. 124, 44-48.
3. Crabtree D & Antrim LA (1988) Guidelines for measuring reaction time. Perceptual and Motor Skills, 66, 363-370.
4. Dumermuth G, Ferber G, Herrmann WM, Hinrichs H, Künkel H (1987) International Pharmaco EEG Group (IPEG). Recommendations for Standardization of Data Acquisition and Signal Analysis in Pharmaco-Electroencephalogrphy, Neuropsychobiologie 17: 213-218.
5. Eysenck HJ (1960) The structure of human personality. London:Methuen.
6. Herrmann WM, Kubicki St, Künkel H, Kugler J, Lehmann D, Maurer K, Rappelsberger P & Schleuler W (1989) Empfehlungen der Deutschen EEG-Gesellschaft für das Mapping von EEG-Parametern (EEG-und EP-Mapping). EEG-Labor 11, 157-164.
7. Janke W, Debus G (1986) Eigenschaftswörterliste. In: CIPS Collegium Internationale Psychiatriae Scalarum (eds) Internationale Skalen für Psychiatrie. Beltz Verlag, Weinheim
8. Kales A, Bixler EO, Kales JD (1974) Role of the Sleep Research and Treatment Facility: Diagnosis, Treatment and Education, in: Weitzman, E. D. (ed) Advances in Sleep Research, Volume 1, New York, Spectrum Publications page 391 - 415.11.
9. Kleindienst-Vanderbeke G & Irmisch R (1988) Pharmacosensitivity of the simple reaction time test compared with other speed loades psychomotoric tasks. In: Hindmarch I, Aufdembrinke B & Ott H (eds). Psychopharmacology and reaction time, S.1-14. Chicester, New York, Brisbane, Toronto, Singapore: John Wiley & Sons.
10. Lienert GA (1955) Kleingruppen-Versuchspläne als Präzisionsmittel im psychologischen Experiment. Zeitschrift für Psychologie, 158, Heft 1-2, 121-147.
11. Lienert GA (1969) Testaufbau und Testanalyse (3.Aufl). Weinheim: Beltz

12. Lienert GA & Orlik P (1966) Eine Maßzahl zur Bestimmung der Präzision psychologischer Planversuche. Zeitschrift für Psychologie, 172, Heft 3-4, 203-216.
13. Ott H, Oswald I, Fichte K, Sastre M (1981) Visuelle Analogskalen zur Erfassung von Schlafqualität. VIS-A und VIS-M. In: CIPS Internationale Psychiatriae Scalarum (eds) Internationale Skalen für Psychiatrie. Beltz Verlag, Weinheim
14. Rechtschaffen A & Kales A (1968) A manual of standardized terminology, techniques and scoring system for sleep stages of human subjects. U.S. departement of health, education and welfare. Bethesda, Maryland: Neurological Information Network.
13. Rosenthal R (1966) Experimenter Effects in Behavioral research. New York: Appelton-Century-Crofts
14. Sanders AF, Haygood RC, Schroiff HW & Wauschkuhn CH (1986) Standardization of Performance Tests: A proposal for further steps. Scientific report, phase I. Institute for Psychology, RWTH Aachen.
15. Stille G, Herrmann WM (1983) Empfehlungen für pharmakoelektroenzephalographische Untersuchungen am Menschen. EEG-EMG 13: 1-2.
16. Teichner WH & Krebs MJ (1972) Laws of the simple visual reaction time. Psychological review, 79, 344-358.
17. Zimbardo PG (1983) Psychologie (4. Aufl.) Berlin, New York, Tokyo: Springer

Erfassung unerwünschter Begleiterscheinungen

W. Weber
L.A.B. Gesellschaft für pharmakologische Untersuchungen mbH & Co, Neu-Ulm

Einführung

Die Erfassung von unerwünschten Ereignissen (UE) ist ein wesentlicher Teil in jeder klinischen Studie; die Anforderungen an die Erfassung und deren Bedeutung haben in den letzten Jahren mehr und mehr zugenommen.

Die Erfassung von UE dient in erster Linie dem Schutze des Probanden, indem Gefahren oder Veränderungen hinsichtlich der körperlichen Unversehrtheit der Studienteilnehmer rechtzeitig erkannt und geeignete Maßnahmen ergriffen werden können.

Sie dient aber auch der Arzneimittelsicherheit. Bereits bekannte Begleiterscheinungen können in der Häufigkeit und Intensität ihres Auftretens bestätigt oder korrigiert werden. Möglicherweise werden unerwartete oder noch unbekannte Wirkungen entdeckt und können in die Bewertung der Sicherheit eingeschlossen werden.

Statistiken über Vor- und Nachteile unterschiedlicher pharmakologischer Behandlungsschemate gewinnen so an Aussagekraft.

In der frühen Phase der klinischen Prüfung neuer Wirkstoffe ist eine umfangreiche und genaue Erfassung unerwünschter Ereignisse unerläßlich, um Informationen über das tatsächliche Begleiterscheinungsspektrum beim Menschen zu erhalten.

Definitionen

Bevor ich jedoch zu den Methoden und Problemen der Erfassung komme, hier kurz die Definitionen, wie sie in den Empfehlungen "Gute Klinische Praxis für die klinische Prüfung von Arzneimitteln in der Europäischen Gemeinschaft" formuliert sind.

Ein unerwünschtes Ereignis ist jedes Ereignis, das einer in eine klinische Prüfung einbezogene Person widerfährt, ohne Beurteilung eines Zusammenhanges mit dem Prüfpräparat.

Schwerwiegende UE sind solche, die tödlich oder lebensbedrohlich sind, zu bleibenden Schäden führen oder einen stationären Aufenthalt oder Verlängerung des stationären Aufenthaltes erforderlich machen. Angeborene Mißbildungen oder das Auftreten maligner Tumore werden in jedem Falle als schwerwiegende UE gesehen.

Entsteht bei der Bewertung eines UE der begründete Verdacht, daß ein Zusammenhang mit dem Prüfpräparat besteht, muß dieses als "unerwünschte Arzneimittelwirkung" (UAW) gesehen werden.

Unerwünschte Arzneimittelwirkungen sind Reaktionen, die schädlich und nicht beabsichtigt sind und die bei Dosierungen auftreten, die normalerweise beim Menschen zur Prophylaxe, Diagnose oder Therapie von Krankheiten oder zur Modifikation von Stoffwechselfunktionen eingesetzt werden.

Die Intensität von UE - außer den schwerwiegenden - umfaßt üblicherweise drei Stufen. Die folgende Einteilung wird auch bei L.A.B. verwendet:

Eine leichte Intensität ist dann vorhanden, wenn dem Probanden ein Symptom zwar deutlich bewußt ist, aber leicht toleriert wird.

Eine mäßige Intensität besteht, wenn das Symptom unangenehm genug ist, den Probanden in seiner normalen Aktivität zu beeinträchtigen. Auf dieser Stufe können bereits therapeutische Maßnahmen notwendig werden (z.B. Analgetika).

Von schwerer Intensität spricht man, wenn ein Symptom den Probanden unfähig macht, normale Aktivität zu entwickeln. Hier muß eine therapeutische Maßnahme durchgeführt werden, der Proband kann aus der Studie genommen werden.

Charaktere von UE

UE haben unterschiedliche Charaktere, wenn man Begriffe wie "harte" oder "weiche" Daten zur Beschreibung heranzieht.

Bei der Erfassung "harter" Daten, zum Beispiel Veränderungen klinisch-chemischer Parameter, EKG-Veränderungen oder Blutdruckveränderungen, entstehen normalerweise keine Probleme.

Die Erfassung solcher Daten beruht auf üblichen und standardisierten Verfahren, bei denen die Ergebnisse als numerische Werte oder in Form einer Kurve dokumentiert sind, Rohdaten darstellen und per se keiner Erklärung mehr bedürfen.

Bei der Auswertung solcher Daten mag zwar die Erfahrung des Beurteilers eine Rolle spielen; die Bewertungsgrundlage jedoch bleibt gleich.

Schwieriger wird die Situaution bei "scheinbar harten" Daten, die zum Beispiel bei Befindlichkeits- oder Aufmerksamkeitstests entstehen. Mit Hilfe eines standardisierten Verfahrens (z.B. d2-Ausstreichtest etc.) soll ein möglichst reproduzierbares Ergebnis erzielt werden. Dieses Ergebnis kann jedoch vom Probanden beispielsweise durch Trainingseffekte oder Konzentrationsschwankungen mehr oder weniger deutlich beeinflußt werden.

Die schwierigsten Verhältnisse findet man zweifellos bei der Erfassung von "weichen Daten", hier speziell subjektiven Begleiterscheinungen, vor. Ein wirklich standardisiertes Verfahren existiert hier nicht.

Bei der Erfassung ist man ganz auf die Beschreibung des Probanden angewiesen. Objektivierbare Zusatzbefunde (wie z.B. eine zeitliche Korrelation zwischen Müdigkeit und einem niedrigen Blutzuckerspiegel) können nur in seltenen Fällen erhoben werden.

Die Angaben des Probanden können zwar durch gezieltes Hinterfragen eindeutiger und deutlicher gemacht werden, bleiben aber dennoch ihrem Wesen nach subjektiv.

Erfassung

Bei der Erfassung und Dokumentation subjektiver Begleiterscheinungen entsteht eine Reihe von Problemen, die im Folgenden näher erläutert sind.

UE werden entweder spontan berichtet oder erfragt.

Spontane Berichte von Probanden stellen normalerweise eine vernachlässigbare Quelle für fehlerhafte Angaben dar, da diese Angaben in der Regel aufgrund eines bestimmten Leidensdruckes des Probanden gemacht werden.

Anders liegen die Verhältnisse, wenn die Studienteilnehmer vom Untersucher nach Begleiterscheinungen befragt werden.

Man kann prinzipiell zwei unterschiedlichen Befragungsarten wählen:
* ungezielte oder offene Befragung,
* gezielte Befragung.

Beide Methoden führen zu unterschiedlichen Ergebnissen.

Offene Fragen, die in der Art "Wie fühlen Sie sich?" oder "Wie geht's?" gestellt werden, erfassen Symptome, die dem Probanden erinnerlich sind oder zum Zeitpunkt der Befragung gerade bestehen. Die Antwort ist einerseits vom individuellen Erinnerungsvermögen und andererseits von der individuellen Toleranzschwelle gegenüber Unannehmlichkeiten abhängig.

Bei offener Befragung besteht die Tendenz, spezifische Symptome leichterer Art nicht zu erfassen, weil der Proband sie für nicht berichtenswert hält oder schon wieder vergessen hat. Hier sorgt also der Proband für eine gewisse "Datenreduktion". Symptome eher unspezifischer Natur werden bei offener Befragung relativ häufig genannt.

Symptome stärkerer Intensität werden zuverlässig erfaßt, ebenso können unerwartete Begleiterscheinungen erkannt werden.

Die gezielte Befragung wird meist anhand von Symptomlisten durchgeführt. Diese Symptomlisten werden auf das zu erwartende und theoretisch vorstellbare Begleiterscheinungsprofil der jeweiligen Prüfsubstanz zugeschnitten.

Mit dieser Form der Befragung lassen sich zuverlässig seltene, gering ausgeprägte oder vom Probanden als vernachlässigbar eingestufte Symptome erkennen. Somit spielen individuelle Unterscheide der Empfindung bei diesem Befragungsmodell eine geringere Rolle als bei der offenen Befragung.

Es besteht jedoch die Gefahr, durch die Fixierung auf die Punkte der Symptomliste Begleiterscheinungen zu übersehen, die nicht aufgelistet sind oder die unerwarteter Natur sind. Auch wird die Zahl der Schilderungen von spezifischen unerwünschten Ereignissen insbesondere leichter Natur durch dieses Modell größer als bei der offenen Befragung.

Anwendung

Kennt man die spezifischen Eigenschaften, Vor- und Nachteile beider Frageformen, kann man sie gezielt einsetzen. Eine gemischte Form aus offener und gezielter Befragung ist vorstellbar.

Je nach Zielsetzung einer Studie und in Abhängigkeit vom Stadium der klinischen Prüfung sollte bereits bei der Planung festgelegt werden, welche Art der Befragung der Zielsetzung der Studie am ehesten nahekommt.

Es ist sicher nicht sinnvoll, in Studien mit zugelassenen Arzneistoffen, bei denen durch langjährige klinische Anwendung die unerwünschten Begleiterscheinungen bestens bekannt und dokumentiert sind, Checklisten einzusetzen. Diese Studien haben meist pharmakokinetische oder pharmakodynamische Fragestellungen. Die offene Form der Befragung nach UE ist hier mit Sicherheit ausreichend.

Handelt es sich um eine Erstanwendung oder befindet sich ein Wirkstoff in einer frühen Phase der klinischen Prüfung, wird eines der Hauptziele der Studie die Ermittlung von Toleranz und Verträglichkeit sein.

Hier kann die Symptomliste sehr hilfreich sein, auch diskrete Symptome zu erkennen, die sonst eventuell nicht aufgefallen wären.

Die offene Befragung ist aber auch hier notwendig, da Erfahrungen aus dem toxikologisch-tierexperimentellen Teil nicht unbedingt auf den Menschen übertragbar sind und daher Symptomlisten nicht vollständig sein müssen.

Da derartige Studien in der Regel doppelblind und placebokontrolliert durchgeführt werden, kann man echte Begleiterscheinungen von scheinbaren Begleiterscheinungen, die durch die Symptomlisten provoziert werden, normalerweise trennen.

Beeinflussung durch den Beobachter

Die Berichterstattung von unerwünschten Begleiterscheinungen kann auf vielfältige Weise beeinflußt werden.

Bereits der Prüfarzt, der das mündliche Aufklärungsgespräch mit den Studienteilnehmern führt, kann durch die Art seiner Gesprächsführung einen entscheidenden Einfluß auf die Schilderung von Symptomen ausüben. Je deutlicher er die Betonung auf die möglichen Begleiterscheinungen des Präparates legt und je deutlicher er die unterschiedlichen Symptome erläutert, desto größer wird die Erfassungsrate während der Studie.

Eine genauso entscheidende Rolle bei der Erfassung von UE kommt den Mitarbeitern zu, die die Befragung durchführen und die Angaben dokumentieren.

UE werden nicht nur vom Prüfarzt erfaßt. Üblicherweise ist dieser nicht während des gesamten Durchführungszeitraums unmittelbar anwesend.

UE werden daher häufig von den Mitarbeitern dokumentiert, die in die unmittelbare Studiendurchführung eingebunden sind. Das sind üblicherweise Krankenschwestern, Krankenpfleger oder Arzthelferinnen, die je nach Ausbildung und Erfahrung mit klinischen Prüfungen nicht notwendigerweise den gleichen theoretischen Hintergrund haben. Die individuelle Qualifikation der einzelnen Mitarbeiter hat auf die Erfassung und Dokumentation einen erkennbaren Einfluß.

Die Reaktion des Beobachters auf die Schilderung des UE kann sowohl verstärkenden als auch abschwächenden Charakter haben. Dem Beobachter ist diese Beeinflussung des Probanden nicht unbedingt bewußt.

Auch die unbewußte Erwartungshaltung des Beobachters spielt eine Rolle; er wird öfter und aufmerksamer auf kleine Hinweise reagieren, die in die von ihm erwartete Richtung zeigen, als auf andere Hinweise.

Ein in der Durchführung klinischer Prüfungen erfahrener Beobachter, sei es nun ein Prüfarzt oder ein nichtärztlicher Mitarbeiter, wird unscharfe Angaben von Studienteilnehmern durch gezieltes Hinterfragen viel eindeutiger und klarer beschreiben können als ein weniger erfahrener Mitarbeiter. Die Häufigkeit der Dokumentation von unscharfen und verschwommenen Symptomen wird daher mit zunehmender Erfahrung des Beobachters abnehmen; jedoch darf dann die Gefahr der Bagatellisierung durch den Hintergedanken des Beobachters "Kenn' ich ja schon alles!" keineswegs vernachlässigt werden.

Daraus ergibt sich die Notwendigkeit eines weitestgehend formalisierten Erfassungssystems, das diese individuellen Unterschiede bei der Erfassung von UE minimieren kann.

Dokumentation

Ein noch offenes Feld stellt die Form der Dokumentation von UE dar.

Im Augenblick besteht der Trend zum Einsatz zwar formalisierter, aber sehr unterschiedlicher Dokumentationsbögen. Diese sind oft auf die Art und Reihenfolge der Dateneingabe in ein Rechenprogramm oder auf bestimmte, firmeneigene Codierungen und Definitionen zugeschnitten, das heißt auf sehr unterschiedliche individuelle Bedürfnisse.

Der Umfang dieser Bögen variiert von einer Seite bis hin zu stattlichen Bögen mit bis zu vier Seiten. Der logische Aufbau dieser Erfassungsbögen ist oft klar, manchmal aber auch nur schwer zu durchschauen.

Die richtige Verwendung dieser Bögen ist bisweilen unklar; die Bedeutung eines Feldes und welcher Eintrag in welcher Form erfolgen soll, ist bisweilen nicht eindeutig zu erkennen. Dann wird das angestrebte Ziel, nämlich die Vereinheitlichung der Erfassung von UE durch die unterschiedlichen Prüfärzte, nicht erreicht.

Übliche Kennzeichen zur Identifikation des Studienteilnehmers müssen eindeutig festgelegt werden. Dokumentationsfelder müssen eindeutig hinsichtlich des gewünschten Eintrags oder der erforderlichen Codierung sein.

Das UE selbst muß vollständig beschrieben sein; mehr dazu im nächsten Absatz.

Praktisches Vorgehen bei der Erfassung

Das UE muß mindestens durch folgende Angaben charakterisiert sein:
* die Art des UE
* wie wurde es entdeckt
* die Intensität
* das Datum und den Zeitpunkt des Auftretens
* den zeitlichen Bezug zur Medikamenteneinnahme
* den Verlauf
* die Dauer und das Ende
* eventuelle therapeutische Maßnahmen

Die Dokumentation von UE muß in der Praxis problemlos und schnell durchgeführt werden können.

Dies erfordert die Erfassung in einer möglichst formlosen Art; Vorgaben für die mindest notwendigen Angaben sollten vorgesehen sein, um bei der Dokumentation "vor Ort" nichts zu vergessen.

Die Natur des UE sollte in beschreibender Form festgehalten werden können. Eine einwandfreie medizinische Terminologie ist dabei nicht erforderlich und auch nicht wünschenswert, da auch nichtärztliche Mitarbeiter in der Lage sein müssen, UE schnell und unkompliziert festzuhalten. Dies setzt voraus, daß die unmittelbare Erfassung von UE in der jeweiligen Landessprache durchgeführt wird.

Die Vollständigkeit muß jederzeit nachvollziehbar sein. Für jeden Studienteilnehmer wird beispielsweise ein eigener Erfassungsbogen (oder bei Bedarf mehrere Blätter) angelegt. Auf jedem Bogen ist ausdrücklich der Eintrag "Keine UE aufgetreten" vorgesehen. Dadurch wird eine "Negativdokumentation" ermöglicht. Durch diese "Negativdokumentation" ist auch im nachhinein ersichtlich,, ob die Befragung durchgeführt worden ist und nicht etwa vergessen wurde.

Aus diesen praktischen Erwägungen leitet sich zwangsläufig ab, daß die unmittelbar durchgeführte Dokumentation von UE als alleiniger Bestandteil der Prüfbögen wenig geeignet erscheint. Es wird ein Weiterbearbeitungsschritt notwendig, beispielsweise zu einer formalen Begleiterscheinungstabelle. Die "vor Ort" verwendeten Erfassungsbögen haben jedoch eindeutigen Rohdatencharakter.

Beim Bearbeiten der "vor Ort" erfaßten Angaben und der Aufbereitung für die Prüfbögen können dann sinnvolle Zusammenfassungen einzelner Symptome gemacht werden. Die ursprünglich beschreibende Dokumentation wird in eine weitgehend einheitliche medizinische Terminologie transformiert. Der weitere Schritt, nämlich der zur Codierung der Symptome, wird dadurch sehr viel einfacher.

Codierung

Um die erhobenen Daten mit Unterstützung der Datenverarbeitung aufbereiten zu können, kann eine systematische Codierung sehr hilfreich sein.

Eine Reihe solcher Codierungsmodelle werden schon verwendet, keines davon ist jedoch allgemein üblich.

Als ein Beispiel sei das WHO-START-Modell erwähnt, bei dem Symptome Oberbegriffen (zum Beispiel "gastrointestinale Symptome") zugeordnet und durch eine Nummer identifiziert werden (Oberbegriffe stellen die "Kapitelüberschriften", einzelne Symptome die "Untergliederung innerhalb des Kapitels" dar).

Die computerunterstützte Bearbeitung kann mit einem geeigneten Programm ohne großen Zeitaufwand und ohne Übertragungsfehler unter den verschiedensten Gesichtspunkten durchgeführt werden, etwa durchgangsweise, behandlungsweise, altersgruppenspezifisch etc. Auch die automatisch Erstellung von Tabellen ist dann problemlos möglich.

Bei L.A.B. ist ein solches Dateneingabe- und -bearbeitungsprogramm in der Planung.

Zusammenfassung

Die Erfassung von subjektiv unerwünschten Ereignissen im Rahmen klinischer Prüfungen ist durch die zahlreichen Einflüße aus den unterschiedlichsten Richtungen problematisch.

Durch Planung und Festlegung der Methode, Trainingskonzepte und durch eine klar verständliche, allgemein akzeptierte Formalisierung kann ein für alle Beteiligten zufriedenstellendes Ergebnis erreicht werden.

Eine möglichst einheitliche Verwendung der Methoden und der Versuch, störende Einflüsse, soweit dies überhaupt möglich ist, zu minimieren oder gar zu eliminieren sollte der Weg zur besseren Vergleichbarkeit und Verwendbarkeit der Ergebnisse bei der Erfassung unerwünschter Ereignisse in klinischen Prüfungen sein.

Prüfungsablauf am Beispiel "SYMBIOS"

W. Seifert
Institut für Humanpharmakologie, Schering AG, Berlin

Einleitung

Arzneimittelprüfungen besonders in der Phase I haben strategische Bedeutung für die Zulassung eines neuen Wirkstoffs. Eine schnelle, pragmatische Entwicklung setzt nicht nur hohe Fachkompetenz bei den Leitern der klinischen Prüfung und allen Versuchsbeteiligten voraus, sie erfordert auch Arbeitsmittel, die dem Prüfungsprozeß angepaßt sind. Auch im Bereich der klinischen Forschung sind Anpassung und Straffung erforderlich, wenn Prüfungen zu komplex, zu individuell und zu aufwendig geplant werden. Schnell ist ein Zustand erreicht, in dem die Prüfung nicht mehr durchführbar, das Datenmaterial nicht mehr zuordenbar, die prüfungsübergreifende Analyse nicht mehr praktikabel sind. Zudem herrscht an geeigneten Daten-Systemen auch gegenwärtig noch Mangel, und eine System-unabhängige Planung liefert in der Regel wenig verwertbares Material. Dadurch entsteht den forschenden Unternehmen ein großer zeitlicher und materieller Schaden, der bislang noch nicht beziffert wurde. Prüfungen in der Phase I, aber auch in den späteren Entwicklungsphasen, können weitgehend formalisiert werden. Dabei leisten Daten-Systeme Unterstützung, wenn der Prüfleiter bereit ist, dies als eine weitreichende Hilfe zu seinem persönlichen Vorteil anzunehmen.

In der Praxis finden sich häufig Widerstände gegen ein prüfungsbegleitendes Daten-System, die mit der zu geringen persönlichen Freiheit, der Umständlichkeit der Bedienung (man muß schon vorher etwas wissen, planen!), der Abneigung gegen eine Kontrollmöglichkeit begründet werden.

Wir kommen allerdings zu der Auffassung, daß alle diese Argumente vor dem Hintergrund der immer größer werdenden Anforderung an Datenqualität und Informationsbedarf und vor dem Hintergrund der internationalen Konkurrenz ganz eindeutig zurückstehen müssen.

Prüfungsablauf mit dem SYMBIOS-System

Der Ablauf des GCP-gerechten, wissenschaftlichen Arbeitens wird durch die einzelnen Programmteile des SYMBIOS-Systems unterstützt (Abb. 1.).

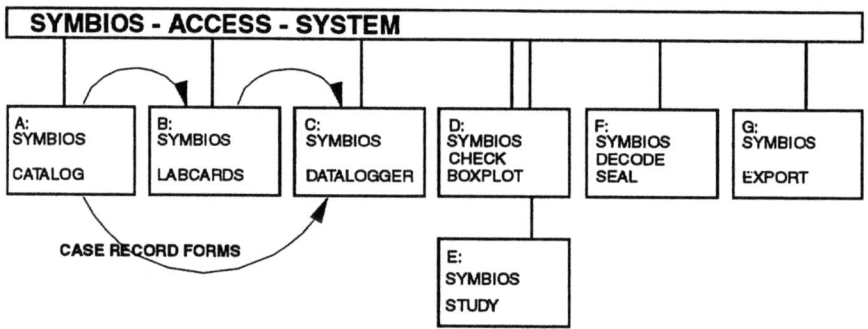

Abb. 1. SYMBIOS — Access — System

Grundlage: die Methodensammlung

In der Methodensammlung werden alle Maßnahmen zusammengestellt, die zur Durchführung der Experimente der Arbeitsgruppe notwendig sind, die planbar sind und die einen Wert (Zahl) zum Ergebnis haben.

Dazu zählen z.B. systolischer und diastolischer Blutdruck, Gesichtsrötung, Wachheitsgrad und Tabletteneinnahme.

Attribute der Methodensammlung	
Kategorisierungsbezeichnung	Prüfungsübergreifende Kennung des Item (A001, 1234, 2_TT)
Kurzname	Mnemonische Hilfe (:PSYS für Blutdruck, systolisch)
Langname	Blood pressure, systolic
Referenzbereich	Welche Werte werden in der Plausibilitätskontrolle als "normal" erkannt?
Graphikskalierung	Einheitliche Skalierung der Y-Achse für ein Item
Einheiten	in denen gemessen wird (U/L)
Referenz	Die Beschreibung stützt sich auf eine SOP oder Publikation
Zeit	Kapazitätsplanung: wie viel Zeit wird benötigt, um den Meßwert im System bereitzustellen?
Kosten	Welche Kosten an Verbrauchsgütern, Reagenzien etc. entstehen dabei?

Die Methodensammlung gilt übergreifend für alle Prüfungen. Durch einheitliche Terminologie wird der Grundstein für eine Meta-Analyse gelegt.

Prüfplanung

SYMBIOS geht davon aus, daß in einem Experiment nur gleiche Abläufe miteinander verglichen werden. Das heißt, die einzelnen Individuen, die Behandlungsgruppen zugeordnet sind, durchlaufen identische Versuchsmanöver; die einzelnen Behandlungsgruppen unterscheiden sich lediglich durch die Art der Behandlung oder die Quantität/Intensität einer Versuchsmaßnahme. Für die Planung und die weitere Prüfungs-begleitende Arbeit gibt SYMBIOS spezielle Formblätter aus.

Probanden-Matrix

Aus der Methodensammlung werden atomistisch die Bausteine (Items) für eine neue Prüfung entnommen und mit weiteren Beschreibungen versehen.

Zusätzliche Beschreibungen für eine Item-Auswahl

- Beschreibung der Planzeit für ein Item (Tag, Stunde, Minute, Sekunde)
- Zuordnung zu einem Teilnehmer
- Zuordnung zu einer Behandlung (ggf. blind)
- Verabreichter Wirkstoff (ggf. blind)

Es resultiert eine zweidimensionale Matrix, in der Meßpunkte und Zielvariablen eines Probanden für eine Behandlungsart exakt definiert sind (Abb. 2.).

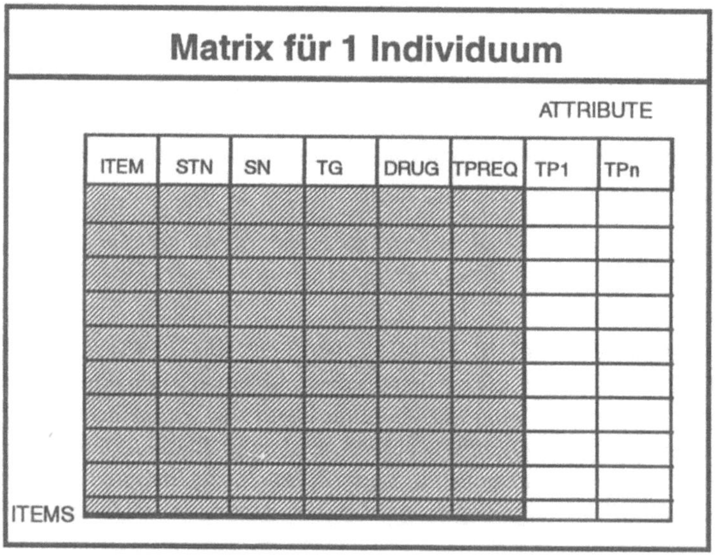

Abb. 2. Matrix für 1 Individuum

Die einzelne Matrix kann als Basis für weitere Prüfungen aufbewahrt und wieder zugänglich gemacht werden. Gegebenenfalls ist eine Editierung der angeforderten Meßpunkte, der Items und der Zeitstruktur nötig.

Ausdrucke im Planungsstadium

Aus dieser Matrix werden planungskonsistente Datenbögen gedruckt, die auf *einer Seite* für eine Zielgröße alle angeforderten Meßpunkte mit Zeitstruktur enthalten. Hier erfolgt auch der Druck von Laboranforderungskarten für angepaßte LDV-Systeme.

Datenbögen

---

* sind planungskonsistent, enthalten
* alle Meßpunkte
* zu einer Zielgröße
* für einen Teilnehmer
* einer Behandlung

Definition weiterer Probanden

Weitere Probanden mit identischer Behandlung oder weitere Behandlungen für denselben Probanden werden auf gleiche Weise nachgesetzt und bearbeitet.
    Hierbei ist darauf zu achten, daß der Umfang der Items oder die Anzahl der Meßpunkte nicht variiert werden (Abb. 3).

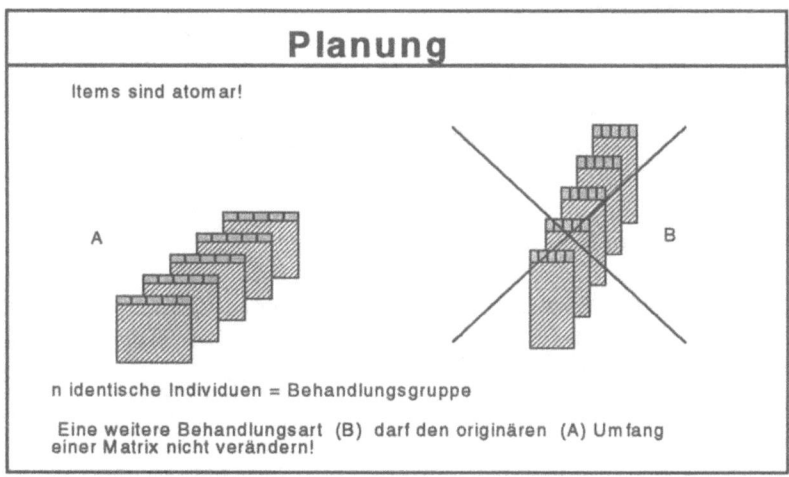

Abb. 3. Planung

Vollendung der Prüfungsinstallation

Installation der Prüfung

- Einlesen der Zeitstruktur
- Zusammenfügen der Matrixdateien
- Eingabe allgemeine Prüfungsbeschreibung
- Eingabe Randomisierungsliste

Damit ist die Prüfung fertig installiert.

Prüfungsdurchführung

Datenhandling

Im Verlauf der Prüfungsdurchführung gehen aus unterschiedlichen Quellen über Datenbögen oder Transferfiles die Prüfungsdaten beim Leiter der klinischen Prüfung ein, der die Dateneingabe veranlaßt.

Kontrollierte Dateneingabe

- Daten aus Datenerhebungsbögen (CRFs)
- Daten aus Transferfiles von Laborsystemen
- Probandenliste (unter Verwendung von Formblättern)
- Unerwartete Wirkungen (unter Verwendung von Formblättern)

Verlaufskontrolle; Visualisierung der Ergebnisse

Insbesondere bei frühen Phase I(a) - Prüfungen, in denen Kenntnisse über das Wirkmuster eines neuen Stoffes nicht vorliegen, ist der Leiter der klinischen Prüfung verpflichtet, durch Verlaufskontrollen die Probanden vor Risiken zu bewahren.

Visualisierung nach Anwahl von Kriterien

* Einzelwert- oder Gruppendarstellungen
* deskriptive Statistik
* graphische Darstellung mit automatischer Beschriftung und Skalierung

Prüfungsabschluß

Nach Abschluß der Prüfung und Dateneingabe werden zahlreiche adminstrative Maßnahmen durchgeführt.

Maßnahmen nach Prüfungsabschluß

* Prüfung der Daten-Richtigkeit (Stichproben)
* Prüfung auf Daten-Vollständigkeit, ggf. Ergänzung
* Öffnen der Random-Liste und Entblindung
* Prüfung auf GCP-gerechte Bearbeitung (hat der LKP alle Protokolle gezeichnet?)
* Versiegelung der Datei (keine weiteren Eingaben möglich)
* Abschließende automatische Dokumentation der Prüfungsdaten

Weiterverabeitung

Die Datensätze aus SYMBIOS können in anderen Programmen weiterverarbeitet werden.

Datenweiterverarbeitung

* Export in Datenbanksysteme (dBase, Paradox, SQL-Server, Oracle): zentrale prüfungsübergreifende Datenhaltung in sieben Standardtabellen ermöglicht Zugriff durch Statistik-Syteme
* ASCII-Dateien aller Tabellen und Arbeitslisten zur Integration in Textsysteme
* Lotus-PIC Dateien zum Import der Standard-Graphiken durch Textsysteme

Unterstützung von Textsystemen für Prüfplan und Bericht

Vorausschickend muß gesagt werden, daß es zur Vermeidung von Redundanzen wünschenswert ist, Planungsprozesse in der Datenbank (im Datenhaltungssystem) vorzunehmen und daraus für die verschiedenen Anforderungen (Prüfplan, Bericht, Anträge etc.) Reports zu generieren (Abb. 4.).

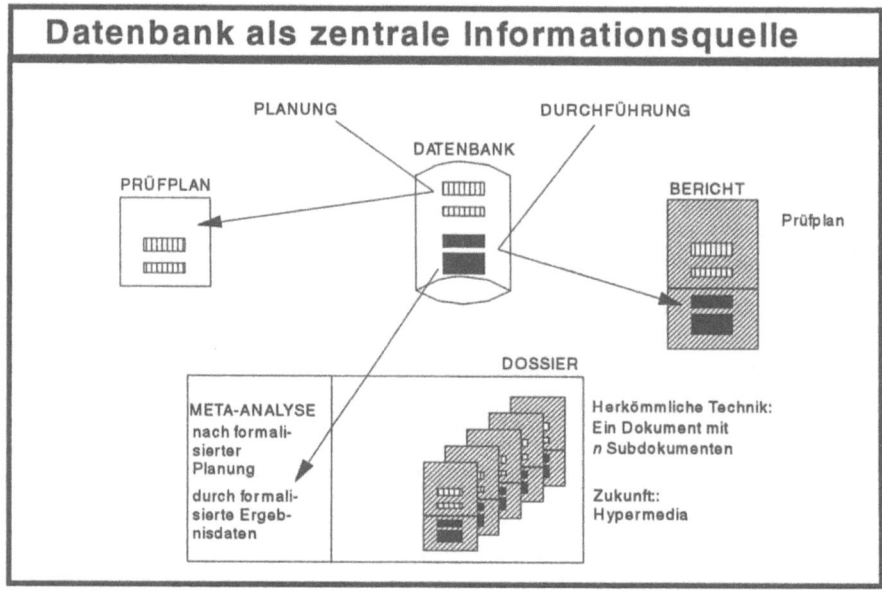

Abb. 4. Datenbank als zentrale Informationsquelle

SYMBIOS kommt diesem Konzept mit seinen Mitteln nahe. Die Abbildungen 5-8 verdeutlichen, wo Informationen, die im Planungs-, Durchführungs- oder Berichtsprozeß einer Prüfung anfallen, als Reports zur Integration in Textsysteme verwendet werden können.

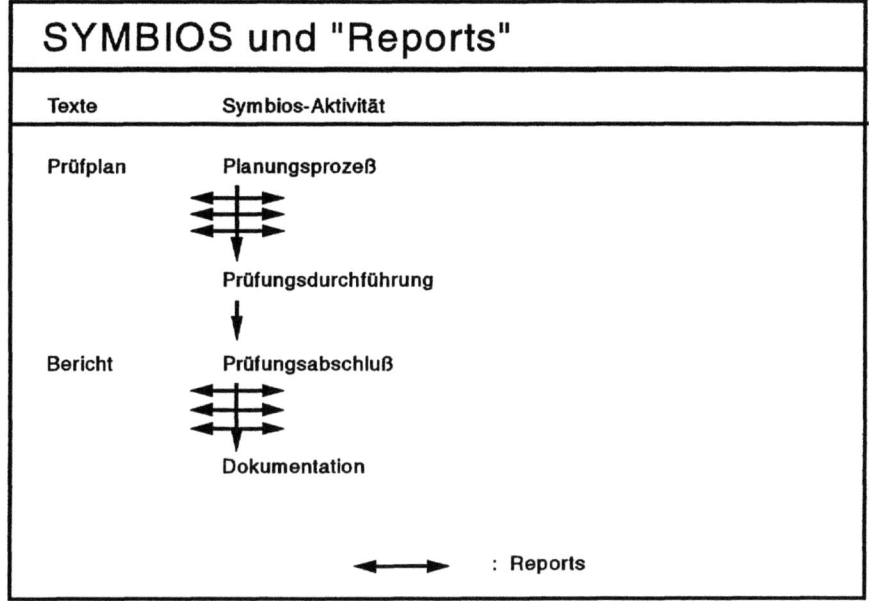

Abb. 5. SYMBIOS und "Reports"

Ein großer Teil der *Planungsarbeit* beschäftigt sich mit "Material und Methoden", also Meßverfahren, Zeitabläufen, Behandlungsarten, Behandlungszuordnung. Diese Aufgaben werden durch SYMBIOS im Planungsteil abgedeckt. Die erarbeiteten Materialien, die in sich konsistent sind, werden als Textdatei ausgegeben und können in den Prüfplan eingebaut werden. Hierdurch wird Doppelarbeit vermieden, der Prozeß wird insgesamt fehlerärmer. Der Prüfplan und seine Appendices werden in Teilen quasi automatisch erstellt.

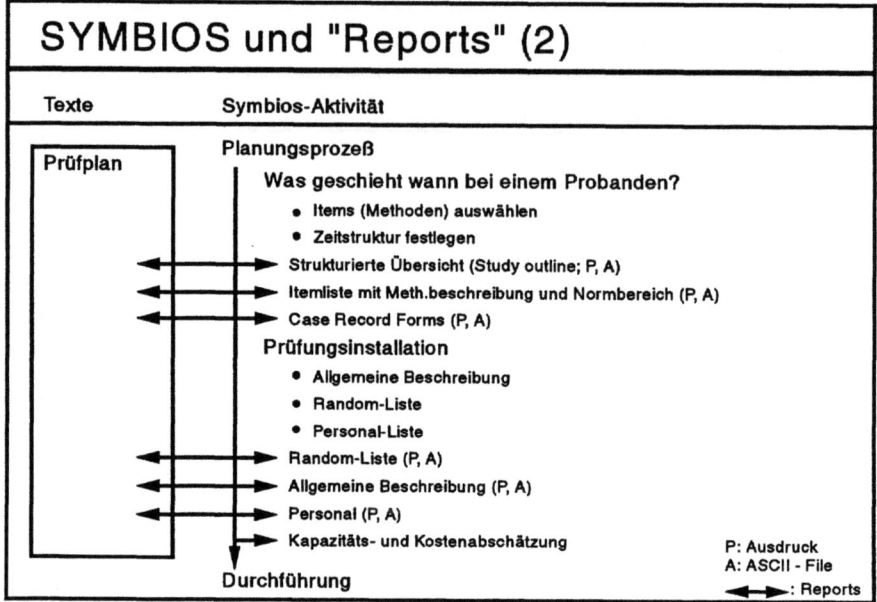

Abb. 6. SYMBIOS und "Reports" (2)

Im *Durchführungsteil* der Prüfung können in Verlaufskontrolle und Visualisierung ebenfalls "Reports" anfallen, diese müssen jedoch nicht eingebettet werden, können jedoch zu Zwischenberichterstattung verwendet werden, wenn die Prüfungsanlage dies zuläßt.

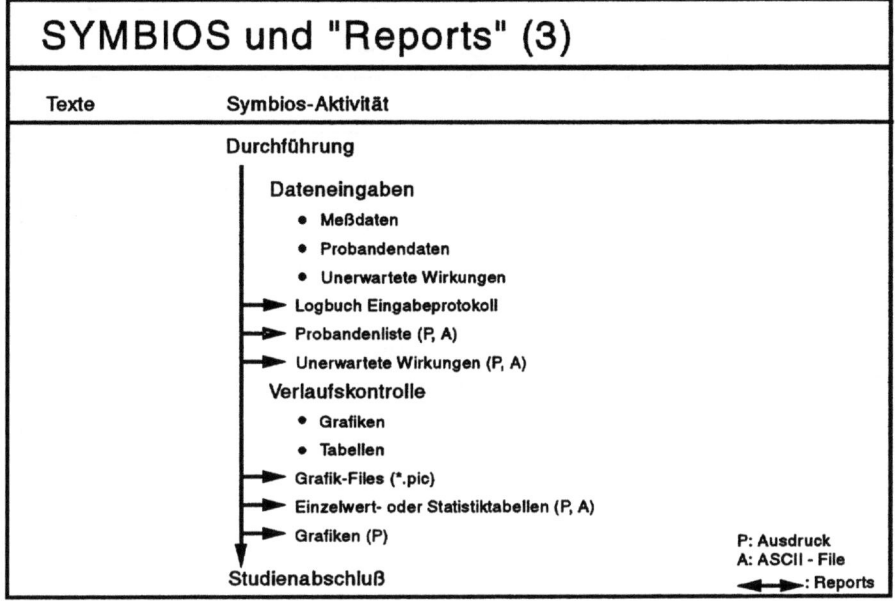

Abb. 7. SYMBIOS und "Reports" (3)

Mit dem *Prüfungsabschluß* verbinden sich eine Reihe wichtiger Aufgaben, die auch inhaltlich bedeutsam sind. So wird die Randomisierungsliste geöffnet und die Behandlungszuordnung transparent gemacht; die Probanden stehen nun endgültig fest und die berichteten "Unerwarteten Wirkungen" werden ausgedruckt. Sämtliche Listen liegen nun entblindet vor. Sie werden Bestandteil des Berichts.

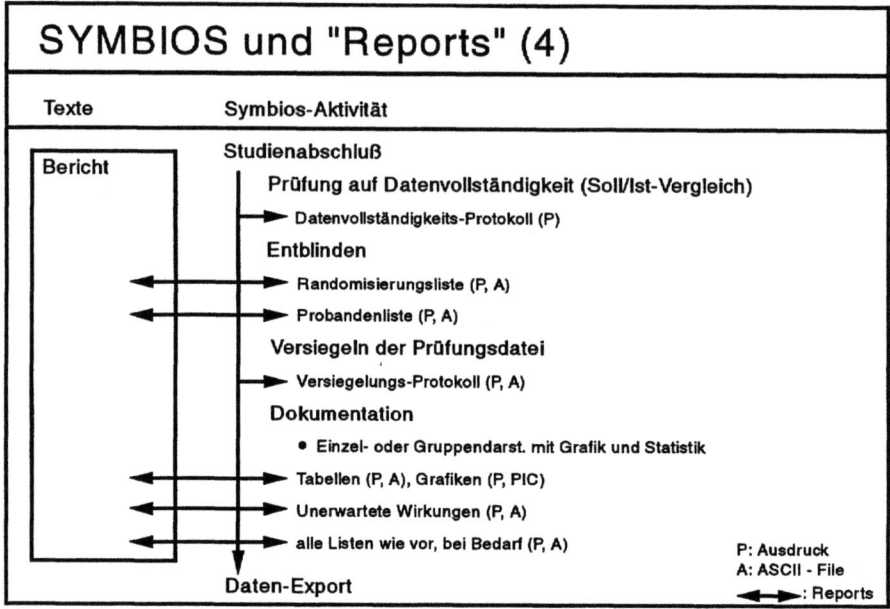

Abb. 8. SYMBIOS und "Reports" (4)

SYMBIOS und GCP: Unterstützung des Versuchsleiters

Der programmierte Prüfungsablauf gibt dem Leiter der klinischen Prüfung verschiedene Hilfen. Neben der Bereitstellung von Standardarbeitsblättern besteht an vielen Stellen zwischen SYMBIOS und dem Versuchsleiter eine Interaktion. Die einzelnen Zeit-/Aktionspunkte können auch einen Anker darstellen für Inspektions- oder andere Überwachungsmaßnahmen der QAU.

GCP-Unterstützung durch SYMBIOS bei	
Abschluß der Planung	o Study outline, angeforderte Meßpunkte
	o Item - Zuordnung
Prüfungsinstallation	o Allgemeine Beschreibung
	o Randomliste,
	o Personalliste
Datenerhebung /	o CRFs für geplante und unerwartete
Datenqualitätsprüfung	Wirkungen
Dateneingabe	o Dateneingabeprotokolle mit Plausibili-
	tätsprüfung
	o Datenänderungsprotokolle
Datenvollständigkeit	o Datenvollständigkeitsprotokoll
Entblindung	o Entblindungsprotokoll, geöffnete Ran-
	domliste
Versiegelung	o Versiegelungsprotokoll
Dokumentation	o Einzel- und Gruppendarstellung zerti-
	fizierter Daten

Standardtabellen und technische Architektur

SYMBIOS ist ein PC-gestütztes Datenverarbeitungssystem mit Schnittstellen zu gängigen PC-Programmen. Es ist in hohem Maße darauf ausgerichtet, standardisierte Arbeitsweisen in der experimentellen Medizin zu unterhalten. Der Modellumfang ist so ausgelegt, daß Standardprüfungen in einer Datei untergebracht werden können. Die technischen Merkmale sind in der folgenden Tabelle dargestellt.

Leistungsmerkmale von SYMBIOS

min. Anzahl Datensätze je Prüfung(steil)	n = 4000
Anzahl Meßpunkte je Datensatz	n = 30 zuz. Vor- und Nachuntersuchung und Qualitätskontrollen
min. Anzahl Einzeldaten	n = 120000
min. Anzahl Zielvariablen	
Darstellungsformen	Tabelle und Graphik, diverse Übersichten
Gruppen 11	Einzelverläufe, deskriptive Statistik (AVG ± STD, Min, Max, N), bezogen auf Meßzeit oder Meßpunkte
Abfragezeit	3-7 Sekunden je nach Betriebssystem und Hardware
Gruppen n 100	Deskriptive Statistik (Min, Max, Fraktilen, Median, AVG ± 2 STD, N), bezogen auf Meßzeit oder Meßpunkte
Abfragezeit	1-3 Sekunden je Meßpunkt je nach Betriebssystem und Hardware
Hardware	386/16 DOS-Rechner (DOS 3.3+), 5 MB RAM, >40 MB HD, VGA-Grafik, HP-Laserjet

Die in SYMBIOS verwalteten Informationen sind in relationalen Tabellen niedergelegt, die nach Abschluß einer Prüfung exportiert und in relationale Datenbanksysteme überführt werden können. Da alle SYMBIOS-Tabellen stets das gleiche Format aufweisen, ist es möglich, allen Tabellen insgesamt sieben Grundtabellen hinzuzufügen, so daß schließlich alle Prüfungen in einer überschaubaren Datenbankstruktur vorliegen.

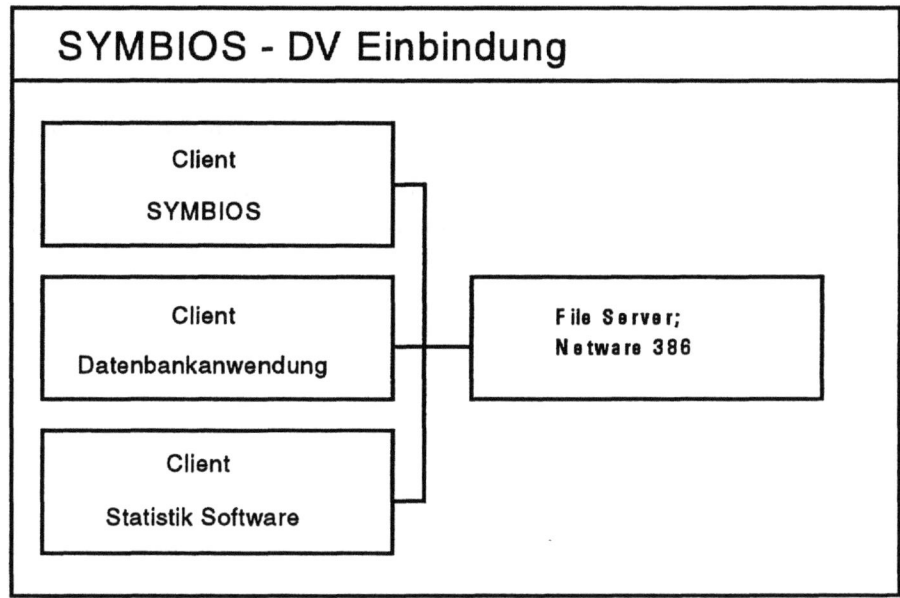

Abb. 9. SYMBIOS — DV Einbindung

Die Schnittstelle zu einer Programmwelt mit einer Datenbankanwendung als Frontend zu einem Datenbankserver (z.B. unter Netware 386), auf den eine SAS-Anwendung als statistisches Programm direkten Zugriff hat, ist besonders reizvoll (Abb. 9.).

Die Standard-Tabellen von SYMBIOS sind in der folgenden Tabelle dargestellt.

Relationale Standardtabellen in *SYMBIOS*

- Allgemeine Prüfungsbeschreibung
- Randomisierungsliste mit Behandlungen und individueller Startzeit (TP1)
- Teilnehmerliste
- Unerwartete Wirkungen mit Codierung (z. B. *Hart, Costart*) und Zeitzuordnung
- Meßdaten
- Zeitstruktur; Zuordnung Testpunkt-Relativzeit (in Bezug auf Startzeit)
- Prüfungsbeteiligtes Personal

Zusammenfassung

Die Prüfungsarbeit mit SYMBIOS führt zu hoher Produktivität, guter Transparenz und einheitlichen Datenformaten. Die Anforderungen und der Umgang mit Good Clinical Practice werden unterstützt. Die technischen Rahmenbedingungen und die Programmführung müssen allerdings akzeptiert werden.

Studienabbruch, -änderung und Konsequenzen

H. Kwasny
ZKE / Biometrie, Behringwerke AG, Marburg

Einleitung

In jeder Phase einer klinischen Entwicklung eines neuen Medikamentes muß damit gerechnet werden, daß in den Verlauf einer Studie eingegriffen werden muß. Ein Studieneingriff umfaßt in diesem Sinne sowohl den Studienabbruch, was man als den rigidesten Eingriff bezeichnen muß, als auch eine Änderung im weiteren Ablauf der Studie.

Bei den Behringwerken wird das Ziel verfolgt, das Vorgehen bei Studieneingriffen gemäß "Good Clinical Practice" in "Standard Operating Procedures" zu fassen und somit ein einheitliches Vorgehen festzulegen.

Bevor man sich allerdings mit den Auswirkungen befaßt, die ein Studieneingriff auf die Zielsetzung der Studie haben kann, sollte man sich vergegenwärtigen, was die Gründe für einen Studieneingriff sein können. Denn von diesen Gründen ist es abhängig, wie sich die Tatsache eines Eingriffs in den Studienverlauf auf die Zielsetzung auswirkt.

Gründe für einen Eingriff in eine laufende Studie und die daraus resultierenden Probleme

Die nachfolgende Auflistung möglicher Eingriffgründe ist in keiner Weise vollständig, sie gibt jedoch die häufigsten Ursachen für einen Studieneingriff wieder. Die Gründe in der Reihenfolge ihrer Häufigkeit sind:
• Häufung von unerwünschten Ereignissen,
• das Prüfpräparat betreffende neuere Erkenntnisse,

- schleppende Probandenrekrutierung,
- Einstellung der Präparateentwicklung.

Um nun zu verstehen, wie der Eingriff aussieht (Abbruch oder Änderung), den diese Gründe nach sich ziehen, muß zuerst geklärt werden, warum diese Gründe Ursache eines Studieneingriffs sind.

Bei einer Häufung von unerwünschten Ergeignissen ist die Beantwortung dieser Frage kein Problem. In diesem Fall kann nicht mehr sichergestellt werden, daß weitere in die Prüfung aufzunehmende Probanden die Prüfung unbeschadet wieder verlassen. Aus diesem Grund kann die Häufung von unerwünschten Ereignissen auch nur einen Abbruch der Studie nach sich ziehen.

Anders sieht dagegen die mögliche Konsequenz aus, wenn der Grund für den Eingriff in die Studie neuere Erkenntnisse über das Präparat sind. Wenn beispielsweise schon in einer anderen Prüfung die Verträglichkeit und/oder sogar die Wirksamkeit des Präparates gezeigt wurde, ist die Entscheidung für einen Studieneingriff abhängig von dem Design der beiden Studien. Für den Fall, daß es erhebliche Unterschiede im Design der Studien gibt, sollte in den Verlauf der neuen Studie eingegiffen werden, mit dem Ziel, die beiden Designs anzupassen. Diese Prüfplanänderung sollte aber nur dann vorgenommen werden, wenn noch nicht zu viele Probanden in dem ursprünglichen Design behandelt worden sind. Im anderen Fall, d.h. fast alle Probanden sind aufgenommen und behandelt, sollte auf eine Prüfplanänderung verzichtet werden.

Falls die neuen Erkenntnisse auf die Unverträglichkeit des Präparates hindeuten, sollte die Prüfung in jedem Fall abgebrochen werden.

Genau wie beim Vorliegen von neuen Erkenntnissen ist auch bei einer schleppenden Probandenrekrutierung nicht eindeutig, wie sich diese Tatsache auf den Studienverlauf auswirkt. In jedem Fall muß ein möglicher Zeiteffekt berücksichtigt werden. Abgebrochen werden sollte die Studie, wenn die minimalen Anforderungen der Biometrie die Fallzahl betreffend erfüllt worden sind und die Studie nicht in einem vertretbaren Zeitraum zu Ende geführt werden kann.

Kann der fest vorgegebene Entwicklungsplan eines Prüfpräparates aufgrund schleppender Rekrutierung nicht mehr eingehalten werden, kann die Prüfung abgebrochen werden, wenn die für die Zielsetzung benötigten Daten vorhanden sind.

Wurde eine falsche Zeitplanung zugrunde gelegt, weil vielleicht eine aufwendige *screening procedure* unterschätzt wurde, dann braucht die Prüfung nicht abgebrochen zu werden, sondern es sollte vielmehr eine neue Zeitschätzung in den Prüfplan aufgenommen werden.

Durch die Einstellung der Entwicklung eines Medikamentes ist die Art des Eingriffes in den Studienverlauf schon fest vorgegeben. In dieser Situation muß die Studie abgebrochen werden, da keine relevanten Ergebnisse mehr aus der Prüfung gezogen werden und jede weitere Behandlung eines Probanden ethische und rechtliche Probleme aufwerfen könnte.

Allen diesen Gründen haftet ein Problem an: Wie kann objektiv beurteilt werden, ob einer der Gründe vorliegt?

In der Regel entscheidet der durchführende Arzt allein (!), und zwar rein subjektiv, über einen Prüfungseingriff.

Eine erste Möglichkeit, eine objektivere Beurteilung zu gewährleisten, ist, den Eingriff in die Studie nicht vom behandelnden Arzt alleine, sondern zusammen mit dem Projektleiter und dem Biometriker zu veranlassen. Dies bedeutet nicht, daß der behandelnde Arzt nicht in der Lage ist, einen Sachverhalt richtig zu beurteilen, jedoch kann eine Diskussion im Rahmen des Projektteams (Arzt, Projektleiter und Biometriker) positive Auswirkungen auf die Entscheidungsfindung haben. Wenn jedoch nach Meinung des behandelnden Arztes durch die Fortführung der Studie eine Gefährdung der Probanden nicht ausgeschlossen werden kann, so darf bzw. muß der Arzt alleine die Unterbrechung der Studie veranlassen (Entscheidung gegen das Präparat). Ob die Studie allerdings komplett abgebrochen oder wieder aufgenommen werden soll (Entscheidung für das Präparat), sollte vom Projektteam entschieden werden.

Der Prüfplan ist ein weiteres Instrument, um den Eingriff in die Prüfung zu regeln, denn schon im Prüfplan sollten eventuelle Abbruchkriterien genau festgelegt werden. Man kann z.B. in den Prüfplan die Definition von "erwarteten" und auch von "schweren" unerwünschten Ereignissen aufnehmen und die Prüfung abbrechen, wenn ein unerwartetes als unerwünschtes Ereignis mit einer schweren Intensität oder auch ein schwerwiegendes (serious) auftritt.

Beim Auftreten von erwarteten unerwünschten Ereignissen in unerwarteter Häufigkeit oder Intensität muß die Nutzen/Risiko-Relation vom Projektteam neu überdacht werden, und die Prüfung sollte abgebrochen werden, wenn das Risiko den angestrebten Nutzen übersteigt. Auch diese Entscheidung ist rein subjektiver Art, die nur sehr schwer formal im Prüfplan zu verankern ist.

Weiterhin sollten im Prüfplan etwaige Möglichkeiten bereitgehalten werden, eine Änderung im Prüfungsablauf zuzulassen.

Für den Fall einer schleppenden Probandenrekrutierung - ein gewisser Prozentsatz ist zu einer bestimmten Zeit noch nicht aufgenommen worden - könnte im Prüfplan schon die Möglichkeit einer Multicenterstudie erwogen werden.

Vorgehen bei Eingriffen in den Prüfungsverlauf

Bei einer Änderung im Prüfungsablauf sind wiederum 2 Arten von Eingriffen zu unterscheiden. Zum einen relativ geringfügige Eingriffe, bei denen der zuständigen Ethikkommission das Prüfplan-Amendment nur zur Kenntnisnahme geschickt wird. Die Prüfung muß in diesem Fall nicht unterbrochen werden.

Anders liegt der Fall bei schwerwiegenden Eingriffen in den Prüfungsverlauf, wie z.B. Bedarf von größeren Blutmengen für zusätzliche Untersuchungen. Schwerwiegend bedeutet in diesem Sinne schwerwiegend für den Probanden oder auch eine schwerwiegende Designänderung. In einer solchen Situation darf die Prüfung erst weitergeführt werden, wenn ein Votum der Ethikkommission vorliegt. Des weiteren müssen auch die noch ausstehenden Probanden ihre Einwilligung in die Studie erneuern.

Bei einem Studienabbruch dagegen ist das Vorgehen eindeutig. Alle Ergebnisse der abgebrochenen Studie werden in Form eines "Brief Reports" dargestellt. In dieser Art von Report stehen die Sicherheitsaspekte im Vordergrund, und alle Wirksamkeitsergebnisse müssen unter Berücksichtigung dieser Aspekte bewertet werden. In der Regel wird ein Brief Report nicht so aufwendig ausfallen wie ein Report bei einer regulär zu Ende geführten Studie.

Auswirkungen eines Prüfungsabbruchs auf die Studienziele

Bei der Zielsetzung einer Phase-I-Studie kann man 3 unterschiedliche Hauptziele verfolgen. Die möglichen Zielsetzungen sind: sicherheitspharmakologische Fragestellungen, pharmakokinetische Aspekte und die Überprüfung der Bioäquivalenz zweier oder mehrerer unterschiedlicher Darreichungsformen eines Präparates.

In allen 3 Fragestellungen hat ein Abbruch aus den vorher schon dargelegten Gründen eine bestimmte Auswirkung.

Im Falle einer sicherheitspharmakologischen Fragestellung kann man bei einem Abbruch wegen einer Häufung von unerwünschten Ereignissen sagen, daß das Ziel der Studie erreicht wurde, denn es wurde die Unverträglichkeit gezeigt.

Bei einem Abbruch wegen neuerer Erkenntnisse sollte man prüfen, inwieweit die eigenen Ergebnisse mit diesen übereinstimmen.

Für den Fall der Einstellung der Präparateentwicklung, und dies gilt jetzt für alle anderen Zielsetzungen auch, ist die jeweilige Zielsetzung sinnlos geworden und es werden nur noch die Minimalanforderungen erfüllt. Die Minimalanforderungen sind ein Brief Report, der bei jeder Zielsetzung aber nur die sicherheitspharmakologischen Aspekte berücksichtigt.

Wenn eine Studie wegen einer verzögerten Probandenrekrutierung abgebrochen wurde, muß überprüft werden, ob die Minimalanforderungen an die Fallzahl erfüllt worden sind. In diesem Fall gibt es keine Einschränkung in der Beantwortung der gestellten Fragen. Bei einer nicht ausreichenden Fallzahl kann diese abgebroche Studie höchstens Hinweise darauf geben, wie das Design bei einer etwaigen Neuauflage der Studie aussehen könnte.

Wenn es um eine pharmakokinetische Zielsetzung geht, kann man bei einem Abbruch dieses Ziel nur erreichen, wenn der Abbruch aufgrund der schleppenden Probandenrekrutierung veranlaßt wurde. Aber auch in diesem Fall kann die Kinetik nur in den Dosisgruppen bestimmt werden, in denen die geforderte Fallzahl vorhanden war.

In allen anderen Fällen, in denen die Studie abgebrochen werden mußte, kann die Zielsetzung nicht erfüllt werden.

Bei einem Abbruch aufgrund von Unerwünschten Ereignissen oder wegen neuer Erkenntnisse sollte man aber trotzdem die Kinetik bestimmen, um vielleicht etwas über den Nebenreaktionsmechanismus zu erfahren oder um die eigenen Ergebnisse mit den veröffentlichten zu vergleichen.

Bei Einstellung der Präparateentwicklung kann das Ziel, wie schon vorher erwähnt, auf keinen Fall erreicht werden, bzw. es gibt in diesem Sinne keine Zielsetzung mehr.

Die Konsequenzen, die ein Abbruch auf die Ziele einer Bioäquivalenzstudie hat, sind im großen und ganzen dieselben wie bei einer pharmakokinetischen Fragestellung.

Wenn allerdings eine Häufung von Unerwünschten Ereignissen in einer Darreichungsform beobachtet wurde, so kann in diesem Fall auch von einem Erreichen des Ziels gesprochen werden. Es liegt nämlich keine Äquivalenz vor. Bioäquivalenz ist in diesem Zusammenhang nicht das richtige Wort, denn die Äquivalenz beschränkt sich in diesem Sinne nicht nur auf den Vergleich von Blutspiegeln, sondern der Patienten-Benefit (Nebenreaktionen) darf nicht übersehen werden.

Zusammenfassung und Konsequenzen

Wenn man jetzt die Eingriffe in den Studienverlauf und deren Konsequenzen auf die Zielsetzung der Studie kurz zusammenfaßt, gelangt man zu folgenden Ergebnissen:

Bei einer Änderung des Prüfungsverlaufs muß diese durch ein Amendment zum Prüfplan festgehalten werden. Abhängig von der Schwere der Änderung muß die Prüfung so lange unterbrochen werden, bis die Ethikkommission der Änderung zugestimmt hat. Im Falle von nicht so gravierenden Änderungen kann die Prüfung ohne Unterbrechung weitergeführt werden.

Eine Änderung hat nur geringe Auswirkungen auf die Zielsetzung einer Studie, wenn sichergestellt ist, daß die Anzahl der Probanden, die nach der Änderung des Prüfplans noch behandelt werden, ausreichend ist.

Der Abbruch einer Studie hingegen läuft immer auf einen Brief Report hinaus, bei dem die Sicherheitsaspekte des Präparates im Vordergrund stehen. Unter gewissen Voraussetzungen kann man das Studienziel dennoch erreichen.

Ein Studienabbruch ist eine bessere Lösung als eine weitreichende Prüfplanänderung. Denn auch bei einer Prüfplanänderung müssen noch ausreichend
viele Probanden nach dem neuen Schema behandelt worden sein, um
aussagekräftige Ergebnisse zu erhalten. Darum wäre es einfacher, die alte Studie
abzubrechen, sie kurz zu berichten und eine neue Studie mit geändertem
Prüfplan zu beginnen.

Eine Möglichkeit, um die Anzahl der abgebrochenen Studien zu minimieren,
ist, pro Dosisgruppe eine eigene Studie durchzuführen. Alle Studien müssen auf
demselben Prüfplan basieren und auch denselben Fragebogen benutzen. Mit
dieser Strategie ist es möglich, relativ flexibel auf etwaige Besonderheiten in
einer Dosisstufe einzugehen, indem man, z.B. bevor man die Dosis verdoppelt,
eine niedrigere Dosisgruppe dazwischenlegt. Alle Studien werden am Ende
zusammen als "eine große" Studie mit mehreren Dosisstufen ausgewertet.

Drop-outs, Nachzügler und zusätzliche Befunde bei Phase-I-Studien

L. Fontaine
Klinische Pharmakologie, Behringwerke AG, Marburg

Beim Umgang mit Drop-outs, Nachzüglern und zusätzlichen Befunden in Studien an gesunden Probanden sind drei Phase-I-typische Rahmenbedingungen zu berücksichtigen:

- Bei Prüfungen an Gesunden arbeiten wir in einer besonders kritischen Nutzen/Risiko-, d.h. besonders heiklen ethischen Situation. Denn gesunde Probanden haben in der Regel keinerlei Hoffnung auf gesundheitlichen Nutzen. Entsprechend sind wir gehalten, mit besonders geringen Fallzahlen zum Ziel zu kommen.
- Bei Prüfungen mit typischen Phase-I-Inhalten haben wir es oft mit "weichen" Fallzahlschätzungen zu tun. Häufig müssen wir z.B. mathematische Modelle mit Daten füttern, die Fallzahlen hierfür sind oft "gewachsen", und man wird durchaus schnell einen Kollegen finden, der bei einer etwas höheren Fallzahl ein "besseres Gefühl" hätte. Oder einen, der mit etwas weniger "auch noch leben könnte". Unseren eigenen Fallzahlschätzungen gegenüber müssen wir also sehr kritisch bleiben. Und vergleichsweise selten werden wir das gute Gefühl haben, das uns die scharf aufgebaute Fallzahlschätzung für einen geplanten statistischen Test gibt.
- Bei Phase-I-Prüfungen an Gesunden haben wir seltener als z.B. bei Phase-III-Studien mit einem "Probandenschwund" zu kämpfen. Nicht zuletzt dank der meist relativ kurzen Prüfungsdauer bleiben die Probanden in der Regel bis zum Ende bei der Sache.

Probleme mit Drop-out-Kriterien

Der Drop-out sei hier definiert als der Proband, dessen Datensatz so unvollständig ist, daß er nicht in die Kernauswertung kann, d.h. in den Teil der Auswertung, der sich auf das primäre Studienziel, also z.B. die Bestimmung einer Reihe kinetischer Kenngrößen, bezieht.

Viele Kollegen benennen diese Gruppe von Probanden anders, und oft werden Drop-outs in einem engeren Sinne von Withdrawals unterschieden. Es soll hier aber nicht weiter auf solche Differenzierungen eingegangen werden; der Einfachheit halber gelte hier die genannte, umfassende Definition. Ihr zufolge wäre übrigens auch der Proband Drop-out, dessen Laborproben nicht zur Analyse kommen, also nicht nur der, der aus mit seiner Person verbundenen Gründen aus der Prüfung fällt.

Oft ist es nicht möglich, vorab und umfassend festzulegen, wann ein Datensatz so unvollständig ist, daß ein Proband nicht mit in die Kernauswertung genommen werden kann. Dennoch sind wir aufgefordert, bereits im Prüfplan zu bestimmen, wann der Drop-out-Fall eintritt und was dann zu geschehen hat: z.B., daß der Proband aus der Prüfprozedur herauszunehmen ist, daß ihm also keine weiteren Gaben der Prüfsubstanz mehr zugemutet werden dürfen und keine Maßnahmen mehr außer solchen zu seiner eigenen Sicherheit; daß er ersetzt wird, wenn....
Immerhin lassen sich meist wenigstens einige gröbere und allgemeine Bedingungen für diesen Fall nennen, z.B., Drop-out sei, wer randomisiert ist, dann aber sich weigert, die Prüfsubstanz zu nehmen; wer in einer Bioäquivalenz-Studie das zweite Präparat nicht erhält; oder - eine sehr harte Bedingung - der, bei dem die Daten eines einzigen Meßzeitpunktes fehlen.

Wir in der Klinischen Pharmakologie der Behringwerke sind - wie die meisten Kollegen anderswo - üblicherweise nicht so hart. Wir erlauben eine Reihe von Datenlücken, bevor wir einen Probanden von der Auswertung ausschließen.
Allerdings ist vorab kaum festzulegen, welche und wieviele Datenlücken im Einzelfall noch zu tolerieren sind. Prozentangaben sind hier in der Regel unbrauchbar. Denn meist sind nicht alle Meßzeitpunkte gleich wichtig, und oft entscheidet das Muster der Lücken über die Brauchbarkeit eines Datensatzes.
So bleibt uns dann nur die Entscheidung am Einzelfall - zu der wir uns im Prüfplan für alle nicht vorherbestimmbaren Fälle zu bekennen haben. Selbstverständlich muß diese Entscheidung getroffen werden, bevor die Daten der Studie in die Auswertung genommen werden. Keinesfalls darf eine "Probeanalyse" vorgenommen werden, um festzustellen, ob man noch Daten und Probanden braucht.

Sofern nicht der Proband selbst ausscheiden möchte, entscheidet der Prüfer, ob ein Proband aus der Prüfprozedur genommen wird oder nicht. Bei Behring hört der Prüfer, wenn möglich, immer noch wenigstens den Biometriker, dessen Aufgabe es ist, ihm seine Einschätzung der Verwertbarkeit des vorhandenen Datensatzes darzustellen.

Regeln für die Herausnahme von Probanden

Trotz aller Probleme, vor denen wir immer wieder stehen werden, gibt es einige Regeln, die es uns erleichtern, im Prüfplan vorab oder am Einzelfall festzulegen, ob ein Proband von der Kernauswertung auszuschließen ist.

Reine Verträglichkeitsstudien

Wer in reinen Verträglichkeitsstudien wegen eines unerwünschten Ereignisses, das in Zusammenhang mit der Prüfsubstanz oder begleitenden Maßnahmen gebracht werden kann, aus der Prüfprozedur ausscheidet, ist *kein* Drop-out (und wird auch nicht ersetzt).

Üblicherweise reicht es aus, daß der Proband die Prüfsubstanz erhalten hat, um diesen Zusammenhang zu haben - rein zeitlich.

Selbstverständlich sind Ereignisse denkbar, die zum Ausscheiden führen und die "invalid for safety" sind, die also "beim besten Willen" nicht der Prüfsubstanz oder begleitenden Maßnahmen angelastet werden können. Will man in solchen Fällen herausnehmen und ersetzen, hat man die entsprechenden Details im Prüfplan zu regeln.

Studien mit kombinierten Zielen

Bei Studien mit kombinierten Zielen (z.B. Kinetik plus Verträglichkeit) muß ein klarer Schwerpunkt gesetzt und die Verträglichkeit zum Neben-Ziel erklärt sein, um nach den folgenden Regeln verfahren zu können:
- War das Ereignis erwartet - nach Art und/oder nach Häufigkeit - so sollte es keine Probleme geben: Die grundsätzliche Nutzen/Risiko-Abwägung, die ethische Grundbeurteilung der Studie muß einen solchen Fall bereits berücksichtigt haben. Und wenn
  - das Ereignis nicht jetzt, wo es eingetreten ist, doch als schwerwiegender eingeschätzt wird als zuvor,
  - wenn weiter davon ausgegangen werden kann, daß der Proband die Studie so gesund verläßt, wie er in sie eingetreten ist, und
  - wenn der Proband nicht selbst die Studie verlassen möchte,
  - wird er nicht herausgenommen, und es wird nicht in die Studie eingegriffen.
- War das Event nach Art und/oder Häufigkeit unerwartet, greift also die vorab getroffene Nutzen/Risiko-Einschätzung nicht mehr, so wird innegehalten - wenn noch möglich, d.h., wenn nicht ohnehin bereits alle Probanden die Prüfprozedur vollendet haben, bis das Ereignis bei einem von ihnen erstmals

in Erscheinung tritt. Nun muß eine neue Nutzen/Risiko-Abwägung erfolgen - mit allen Konsequenzen, bis hin zum neuen Ethikvotum und weiter.

Und sofern noch möglich bzw. nötig, wird der Proband aus der Prüfprozedur genommen, unter Weiterführung der Sicherheitsüberwachung.

Einsatz von Nachzüglern

Nachzügler sei hier der Proband, der einen Drop-out ersetzt, sofern dies zum Erreichen des Studienzieles *notwendig* und *gerechtfertigt* ist. Er tritt in die Maßnahmengruppe dessen, den er ersetzt. Selbstverständlich muß dabei jeder der beiden durch die gesamte Studiendokumentation hindurch eindeutig identifizierbar bleiben.

Liegt der Studie eine "harte" Probandenzahlschätzung zugrunde und steht die augenblickliche Nutzen/Risiko-Abschätzung der Studie nicht dagegen, so wird jeder Drop-out ersetzt. Würde er nicht ersetzt, so wäre das Erreichen des Studienzieles - soweit ohne Auswertung voraussehbar - gefährdet. Und eine Studie ohne zwingenden Grund nicht ins Ziel zu führen, wäre nicht ethisch.

Was aber, wenn die Fallzahlschätzung "weich" ist?

In diesem Fall ist ein Vorgehen nach dem "Optimum/Minimum-Konzept" vertretbar. Ein Beispiel soll dies erläutern:

Geplant (weil aus mathematischen oder statistischen Gründen "wünschenswert") sind 12 Probanden (Optimum) pro Gruppe, ersetzt wird aber erst, wenn die Zahl der voraussichtlich auswertbaren Probanden unter 10 (Minimum) fiele.

Immer dann, wenn wir den Verdacht haben, daß unsere eigene "weiche" Fallzahlschätzung (aus subjektiv gutem Grunde und auch nicht widerlegbar) die Ansprüche übertrifft, die andere, die aufgrund der Ergebnisse der Studie entscheiden müssen, an die Fallzahl stellen, müssen wir ein Vorgehen nach diesem Konzept in Erwägung ziehen.

Einem Sonderfall begegnen wir bei bei langdauernden Studien. Dort kann es zu einem "Probandenschwund" kommen. Ist dieser vorhersehbar und in der Größenordnung abzuschätzen, so sollte er von vorneherein bei der Fallzahlbestimmung berücksichtigt werden - wenn auch möglichst knapp!

Umgang mit bruchstückhaften Datensätzen

Bruchstückhafte Datensätze zur Verträglichkeit aus Drop-out-Fällen werden selbstverständlich in die entsprechenden Teile der Auswertung aufgenommen.

Das Spektrum des Umgangs mit anderen Datensatzfragmenten, z.B. bruchstückhaften Plasmaspiegelverläufen, reicht vom Ignorieren durch Gar-nicht-erst-Bestimmen der Plasmaspiegel (sofern nicht zur Erklärung von unerwünschten Ereignissen benötigt) bis hin zur Bereitschaft, diese Daten im Rahmen einer parallelen Worst-case-Auswertung zu verwenden. Dabei würde das unter Verwendung des Nachzügler-Datensatzes gewonnene eigentliche Studienergebnis gespiegelt an einem Ergebnis, das man erhalten hätte, wenn die beim Drop-out vermißten Daten denkbar ungünstig ausgefallen wären. Ich kenne jedoch niemanden, der das bereits getan hat.

Ich persönlich möchte einen Mittelweg zwischen diesen beiden Extremen empfehlen: die Datenbruchstücke von Drop-outs - soweit sinnvoll - kritisch mitzudiskutieren und somit keine Informationsquelle ungenutzt zu lassen.

Qualitätskontrolle

A. Englisch
L.A.B. Gesellschaft für pharmakologische Untersuchungen mbH & Co, Neu-Ulm

Dieser Beitrag über die Qualitätskontrolle im Studienablauf faßt zunächst die Kernaussagen von GCP zur Qualitätskontrolle zusammen.

Anschließend wird eine Reihe von Kernpunkten der Qualitätskontrolle in der L.A.B. dargestellt und schließlich werden die wichtigsten Aspekte zusammengefaßt.

Definitionen

Aus dem Glossar der "Note for Guidance":

"Qualitätskontrolle: Arbeitstechniken und Aktivitäten, die innerhalb des Systems der Qualitätssicherung unternommen werden, um zu bestätigen, daß die Anforderungen an die Qualität der Studie erfüllt worden sind. (...)"

"Qualitätskontrolle betrifft alle Stellen, die in die Planung, Durchführung, Monitoring, Bewerten und Berichten einer Studie involviert sind, (...) mit dem Ziel zu vermeiden, daß Personen, die in die Studie einbezogen sind, unnötigen Risiken ausgesetzt sind, oder daß falsche Schlußfolgerungen aus unkorrekten Daten gezogen werden."

Diese zwei Definitionen bilden den Rahmen für die Ausführung von Qualitätskontrollarbeiten. Wer ist nun aber konkret verantwortlich für die Qualitätskontrollen?

Die Antwort gibt die Definition des Prüfarztes:

"Prüfer: die Person, die für die praktische Durchführung einer Studie sowie für die Integrität und das Wohlergehen der in die Studie einbezogenen Personen (...) verantwortlich ist. (...)"

Damit ist klar: alle Qualitätskontrollen werden in Verantwortung des Prüfers durchgeführt, denn er ist verantwortlich für die Qualität der Studie und das Wohlergehen der Studienteilnehmer.

Wie kann der Prüfarzt seiner Verantwortung für die Qualitätskontrolle nun konkret gerecht werden?

1. Er kann und muß sich selbst kontrollieren lassen. (Basierend auf der Überlegung, daß man Fehler, die man selbst begangen hat, in der Regel nur sehr selten findet.)

2. Der Prüfarzt kann und soll zu bestimmten Zeiten selbst aktiv eingreifen und kontrollieren.

3. Er muß sich auf ein System der Qualitätskontrolle verlassen können, das effektiv der Sicherheit der Probanden und der Datenqualität dient.

Qualitätskontrolle in der L.A.B. (Phase-I-Studien)

Grundsätzlich müssen zunächst die Rahmenbedingungen für die Studiendurchführung auf ihre Qualität hin kontrolliert werden. Darunter sind z.B. die generelle Qualifikation der Mitarbeiter und die Existenz und Tauglichkeit eines SOP - Systems zu verstehen. Aber ebenso zählt dazu die Eignung von Räumlichkeiten und Geräten oder auch das Bereitstehen einer intakten Notfallausrüstung.

Der zweite Teil eines solchen Systems der Qualitätskontrolle funktioniert auf der Basis der Arbeitsteilung, d.h. auf der Tatsache, daß mehrere Mitarbeiter jeweils für sich bestimmte Aufgabenbereiche abdecken. Diese Einzelfunktionen müssen nun - und darauf kommt es an - auf eine sinnvolle Art und Weise an definierten Stellen miteinander verflochten werden. In diesen Verflechtungen müssen die Kontrollaspekte festgeschrieben sein.

Außerdem ist für die einzelne Studie gewährleistet, daß hauptamtliche Kontrolleure, d.h. Leute mit einem geschulten Blick, nach festgesetzten Kriterien bestimmte Kontrollen ausführen. Dies werden in der Regel rückblickende, seltener begleitende Kontrollen der Daten und Studienunterlagen sein.

Die Tatsache, daß ein Mitarbeiter einen anderen kontrolliert, sagt noch nichts über die Verantwortungsstruktur aus. Bittet der Prüfarzt z.B. einen Mitarbeiter, bestimmte Teile seiner Unterlagen zu kontrollieren, und es bleibt ein Fehler dennoch unentdeckt, liegt die Verantwortung nicht beim Kontrolleur, sondern unverändert beim Prüfarzt.

Wie funktioniert die Qualitätskontrolle im Studienablauf der L.A.B. ?

Zur besseren Übersicht sind die Kontrollschritte in vier Teile gegliedert:
1. Kontrolle der Schritte zur Probandenauswahl,
2. Kontrolle der organisatorischen Vorbereitungen,
3. Kontrolle der Studiendurchführung,
4. Kontrolle der Nachbereitungen bis zur Berichterstattung.

Kontrolle der Schritte zur Probandenauswahl

Die "Terminierung" gibt den Startschuß für die Studie. Sie wird von der Studienorganisation (einer Arbeitsgruppe zur Einteilung von Ressourcen) zeitgleich mit der Laboranforderung für das Screeninglabor erstellt.

Beide sind ihrem Wesen nach Auszüge aus dem Prüfplan und werden vom Studienbetreuer (entspricht dem "Study Coordinator" nach GCP) auf Übereinstimmung mit dem Prüfplan kontrolliert.

Die Prüfbögen werden vom Sponsor oder von einem darauf spezialisierten Assistenten der L.A.B. erarbeitet. Sie werden vom Prüfarzt oder wissenschaftlichen Projektbetreuer, von der Studienorganisation und vom Studienbetreuer auf Übereinstimmung mit den Vorgaben des Prüfplanes kontrolliert.

Die Probandendaten und Befunde aus der Voruntersuchung, erstellt vom untersuchenden Arzt und dessen Mitarbeitern, sind die ersten anfallenden Rohdaten. Sie müssen wie alle Rohdaten auf folgende Punkte hin geprüft werden:
• Vollständigkeit,
• Erfüllung formaler Anforderungen wie,
  eindeutige Zuordenbarkeit zu Studie, Person und Zeitpunkt,
  Leserlichkeit und Dauerhaftigkeit der Aufzeichnungen,
  Nachvollziehbarkeit, wer diese Daten wann erhoben hat,
  formale Richtigkeit von Korrekturen.

Weiterhin werden alle Rohdaten geprüft auf:
• Plausibilität
• Übereinstimmung mit den Vorgaben des Prüfplanes.

Diese Aufgabe wird vom Studienbetreuer übernommen.

Eventuelle Übertragungen von Rohdaten müssen grundsätzlich auf Übereinstimmung mit den Rohdaten selbst geprüft werden.

Für die Laborbefunde, die teilweise solche Übertragungen darstellen, ist dies
zu diesem Zeitpunkt bereits im Labor geschehen.

Das heißt, der Prüfarzt kann bei der Auswahl der Probanden auf bereits
geprüfte Daten zurückgreifen.

Kontrolle der organisatorischen Vorbereitungen

Die Studienmedikamente werden von der Apotheke oder dem Sponsor erst nach
der Freigabe durch den jeweiligen Kontrolleiter dem Humanpharmakologischen
Zentrum bereitgestellt. Der Studienbetreuer muß sich danach lediglich noch
vergewissern, daß die Präparate für die entsprechenden Probanden zum richtigen
Zeitpunkt in ausreichender Menge bereitgestellt wurden. Der Studienbetreuer
selbst, d.h. der Stand seiner Vorbereitungen und seine Prüfplankenntnis, werden
vom Prüfarzt oder Projektbetreuer in einer Besprechung auf Aktualität und
Vollständigkeit in allen relevanten Bereichen kontrolliert.

Die Ressourcenplanung im HPZ und die Bereitstellung der
Kennzeichnungssysteme, von der Studienorganisation ausgeführt, werden vom
Studienbetreuer für sein jeweiliges Projekt auf Vollständigkeit und
Übereinstimmung mit dem Prüfplan kontrolliert.

Der detaillierte Ablaufplan wiederum, den die Probanden aus der Hand des
Studienbetreuers erhalten, wird zuvor von der Studienorganisation mit den
Vorgaben des Prüfplanes verglichen.

Die Frage, ob alle Studieninteressenten von dem Prüfarzt oder seinem
Stellvertreter mündlich aufgeklärt wurden, wird anhand einer Unterschriftenliste
in der Abteilung Studieninformation geprüft, während die Vollständigkeit der
schriftlichen Einverständniserklärungen vom Studienbetreuer kontrolliert wird.

Spätestens zu diesem Zeitpunkt greift auch das Kontrollinstrument der internen
Studienfreigabe durch den Prüfarzt oder wissenschaflichen Projektbetreuer, der
anhand einer Checkliste die formalen Voraussetzungen für den Studienstart prüft
und deren Erfüllung bestätigt.

Eventuelle Dosisberechnungen und die Medikamentengabe selbst sind der
ureigenste Verantwortungsbereich des Prüfarztes. Sie werden relativ häufig an
den Studienbetreuer delegiert. Dosisberechnungen werden dabei grundsätzlich
überprüft.

Kontrolle der Studiendurchführung

Parenterale Applikationen werden immer unter unmittelbarer ärztlicher Anwesenheit und Kontrolle durchgeführt, ebenso die jeweils erstmalige Verabreichung eines Prüfpräparates an einen Probanden, unabhängig davon, um welches Präparat es sich handelt.

Die Datenerfassung und Probennahme, die von verschiedenen Mitarbeitern vorgenommen werden, werden generell vom Studienbetreuer und teilweise bereits in diesem Stadium von der Abteilung Datenkontrolle überwacht. Dabei gelten die Kriterien, wie sie bereits allgemein für Rohdaten erläutert wurden.

Die Compliance der Probanden, d.h. die Einhaltung studienspezifischer Vorschriften, wird von den Mitarbeitern überwacht, die tagtäglich mit ihnen zusammenarbeiten, d.h in erster Linie vom Studienbetreuer, aber auch von Assistenten, sofern sie bestimmte Studienaktivitäten übernehmen.

Kontrolle der Nachbereitung der Studie

Die Bilanz der Studienmedikamente, vom Studienbetreuer erstellt, wird von der Apotheke und der Abteilung Datenkontrolle überprüft.

Die Gesamtheit der erhobenen Daten sowie die begleitenden Studien-unterlagen werden ebenfalls von der Abteilung Datenkontrolle geprüft, d.h. es findet eine 100%ige Kontrolle aller erfaßten Daten und der begleitenden Studienunterlagen statt. Die begleitenden Studienunterlagen müssen ebenso vollständig, formal korrekt und plausibel sein wie die Rohdaten und natürlich ebenso mit den Prüfplanvorgaben übereinstimmen.

Zusammenfassung

Die Qualitätskontrolle wird in der Verantwortung des Prüfarztes durchgeführt.

Qualitätskontrolle im Studienablauf zur Vermeidung unnötiger Risiken für die Studienteilnehmer heißt in jedem Falle und mindestens
- kontrollierte Rahmenbedingungen,
- Kontrolle der Probandenauswahl,
- Kontrolle der Medikamentengabe.

Qualitätskontrolle im Studienablauf zur Vermeidung falscher Schlußfolgerungen aus unkorrekten Daten bedeutet in jedem Falle und mindestens
- kontrollierte Rahmenbedingungen,
- Kontrolle der Kennzeichnungs- und Dokumentationssysteme,
- 100 % Datenkontrolle.

Monitoring

A. Fox
Schwarz Pharma AG, Monheim

Unter dem Begriff Monitoring versteht man die Betreuung und Überwachung von Phase-II- und -III-Studien. Die Richtlinien zur ordnungsgemäßen Durchführung von klinischen Prüfungen nach Good Clinical Practice (GCP) machen jedoch bisher keinen Unterschied zwischen Monitoring von Phase II, Phase III und humanpharmakologischen Untersuchungen der Phase I.

Zunächst sieht es so aus, als würden die gleichen Richtlinien für alle Phasen gelten, man sollte aber die Monitoring-Arbeit in der Phase I schwerpunktmäßig anders gelagert sehen. Humanpharmakologische Untersuchungen sind oft von relativ kurzer arbeitsintensiver Dauer und benötigen eine sehr gute Vorbereitung für die Applikation und gegebenenfalls Analytik. Die einfache SCRIP-Empfehlung von Monitorbesuchen in Abständen von 2-4 Wochen, d.h. häufiger als für Phase II und III, ist nicht mehr von großer Hilfe, wenn man bedenkt, daß manche Phase-I-Prüfungen schon in wenigen Tagen abgeschlossen sein können.

Die Definition eines Monitors nach EG/GCP-Richtlinien ist folgende:

Eine Person, die vom Sponsor oder bei einem Auftragsforschungsinstitut angestellt ist; der Monitor ist gegenüber dem Sponsor oder dem Auftragsforschungsinstitut für das Monitoring und den Bericht über den Fortgang der Studie und für die Überprüfung der Daten verantwortlich. Der Monitor muß Qualifikation und Erfahrung aufweisen, die ihm/ihr eine fachkundige Überwachung der jeweiligen Studie ermöglichen."

Aus dem Englischen übernommen, bedeutet Monitoring beobachten, überwachen und kontrollieren. Anders als die Qualitätssicherung ist Monitoring ein Geschehen, das aktiv mit der Prüfung mitläuft und der objektiven Beurteilung der Qualitätskontrolle unterliegt.

Monitoring von Phase-I-Prüfungen könnte man in drei Kategorien unterteilen:
- Die erste betrifft Monitoring von Studien im eigenen Hause. Hier sollte man annehmen, daß das Monitoring ohne weiteres vom eigenen Studienpersonal übernommen werden kann. Die Rolle der Qualitätssicherung gewinnt mehr an

Bedeutung. Jedoch sollte sichergestellt werden, daß eigenes Monitoring objektiv ist.

- Im zweiten Fall, wenn der Sponsor eine Phase-I-Prüfung an ein ihm bereits bekanntes Auftragsforschungsinstitut gibt, an dem bisher Prüfungen von guter Qualität und nachweislich nach GCP durchgeführt wurden, wäre ein intensives Monitoring seitens des Sponsors nicht notwendig. Der Sponsor muß sich nur laufend vergewissern, daß die Studien nach wie vor nach GCP-Richtlinien durchgeführt werden.

- Bei Instituten, mit denen der Sponsor noch nicht zusammengearbeitet hat, ist intensives Monitoring schon notwendig, um die Arbeitsweise des Institutes kennenzulernen und sich zu vergewissern, daß eigene Wünsche erfüllt werden und daß nach GCP gearbeitet wird.

Wenn ein Monitor tätig wird, sollte dies nach vorgegebenen Standard Operating Procedures (SOPs) geschehen. Er kann Informationen über eine Prüfeinrichtung sammeln, die zur Entscheidung der Plazierung einer Studie beitragen.

Ein Besuch zur Besprechung des Prüfplans und der gesamten Studienlogistik ist ganz wichtig, besonders wenn die Studie vom Sponsor konzipiert wurde.

Dieses Gespräch kann als Teil eines "pre-investigational"-Besuches geführt werden. Einem Besuch im Vorfeld einer Prüfung wird besondere Bedeutung beigemessen. Im Besuchsbericht werden die Gründe für die Wahl der Prüfeinrichtung aufgeführt sowie die Bedingungen für eine prüfplanmäßige und ordnungsgemäße Durchführung der Studie.

Es ist fraglich, ob ein "trial initiation"-Besuch bei einer Phase-I-Prüfung notwendig ist. Wenn aber vom Sponsor allein gemonitort wird, dann müssen alle Einzelheiten kurz vor Start der Studie nochmals mit dem Studienpersonal und dem Prüfarzt besprochen werden. Die Studiendaten von den ersten Probanden sollten auch kurz nach deren Erhebung überprüft werden. Hiermit findet demnach eine schnelle Überprüfung statt, ob der Prüfplan eingehalten wird.

Die Anwesenheit eines Monitors bei einem Auftragsinstitut ist nicht üblich, wird aber nicht von Prüfinstituten abgelehnt, die davon überzeugt sind, daß sie ordungsgemäß arbeiten. Sollten bei der Prüfung unerwartete bzw. unerklärliche Ergebnisse herauskommen, dann wird der Sponsor eher tendiert sein, diese Ergebnisse zu glauben und nicht die Art der Durchführung der Studie in Frage stellen, wenn er einmal bei der Durchführung der Studie vertreten war.

Die EG-Richtlinien über die gute klinische Praxis für die klinische Prüfung von Arzneimitteln enthalten folgende Informationen über die Pflichten eines Monitors:

Ziel

Kommunikation zwischen Sponsor und Prüfer	EG 2.3c, 2.4
zu jedem Zeitpunkt der Studie gewährleisten	3.10-3.16

Aufgaben

- Einhaltung des Prüfplans   EG 2.4a
  - z.B. Einwilligungserklärung
  - Ein-/Ausschlußkriterien
- Datenqualität kontrollieren
  - Vollständigkeit
  - Korrekturen
  - Validierung anhand Originaldaten   EG 2.4e
  - unerwünschte Ereignisse abklären
  - Einhaltung der Randomisierung
  - dokumentenecht
  - lesbar
  - Unterschrift
- Kontrolle der Prüfmuster   EG 2.4f, 2.5j
  - ordnungsgemäße Lagerung
  - Nachvollziehbarkeit der Medikamentenausgabe
  - Notfallmedikation
  - weiterer Prüfmusterbedarf
- Räumlichkeiten, Ausrüstung, Personal   EG 2.4b
- Übermittlung der Studiendaten an Sponsor   EG 2.4h
- schriftlicher Bericht über jeden Kontakt mit Prüfer   EG 2.4i
  (Monitor-Report, Audit Paper Trail)
- Unterstützung des Prüfers bei Meldung an Behörden,   EG 2.4g
  Ethikkommission

Nach Abschluß einer Studie sollte ein Monitoringbesuch stattfinden, wobei die letzten Nachfragen zur Studiendokumentation geklärt werden und nicht verwendete Prüfmedikation wieder mitgenommen wird.

Der Sponsor wird nach EG-Richtlinien 2.3e verpflichtet, angemessen ausgebildete Monitore bei entsprechend führendem Forschungspersonal einzustellen sowie die ständige Weiterbildung der betreffenden Personen sicherzustellen. Es wäre sinnvoll, wenn für Phase-I-Prüfungen schon im eigenen Hause vorhandenes Personal, zum Beispiel Studienkoordinatoren oder Projektbetreuer, die Aufgaben eines Monitors nach GCP mit übernehmen dürften.

Archivierung

H.D. Plettenberg, D. Hennig
L.A.B. Gesellschaft für pharmakologische Untersuchungen mbH & Co, Neu-Ulm

Technische Anforderungen an das Archiv

Langfristige Aufbewahrung

Alle Beobachtungen und Befunde einer humanpharmakologischen Untersuchung müssen korrekt nachvollziehbar sein - und dies auch noch viele Jahre nach ihrem Abschluß. Die Note for Guidance der EG zu GCP empfiehlt in diesem Zusammenhang gegenüber früheren Richtlinien deutlich verlängerte Aufbewahrungsfristen (Tabelle 1). Das Archiv muß also schon rein räumlich in der Lage sein, die Dokumentenmenge zu fassen, die über einen solchen Zeitraum entsteht.

Zusätzlich muß die Dauerhaftigkeit der archivierten Unterlagen für die geforderten Aufbewahrungszeiten gewährleistet sein. Für magnetische Medien als Träger von Originalinformation muß daher in einem zeitlich organisierten Verzeichnis erfaßt werden, wann Kopien zum Auffrischen angefertigt werden sollen. (Von den Gesundheitsbehörden werden allerdings keine heroischen Bemühungen erwartet, solche Disketten und Bänder zu kopieren, deren Inhalt auch in unmittelbar leserlicher Form, z.B. als Ausdruck, vorliegt.) Ähnlich muß von Rohdaten, welche nur eine beschränkte Zeit leserlich sind (bestimmte Thermodrucker, Aufzeichnungen mit verblassender Tinte, NCR-Papier etc.), rechtzeitig eine Fotokopie erstellt werden. Bei solchen Fotokopien muß nachvollziehbar sein, wer sie wann angefertigt hat; dazu ist eine Erklärung sinnvoll, z.B. mit Stempelaufdruck, daß es sich um eine vollständige Kopie handelt.

Tabelle 1. Aufbewahrungsfristen für Unterlagen von klinischen Prüfungen, nach der Note for Guidance der EG zu GCP

Art der Unterlagen	Dauer der Aufbewahrung
Beim Prüfarzt	
- Identifizierung der Probanden	mindestens 15 Jahre
- Krankenblätter, sonstige Originaldaten	so lange wie möglich, mindestens 15 Jahre
Beim Sponsor	
- Alles andere zur Studie gehörige Material, im Trial Master File	solange sich das Arzneimittel auf dem Markt befindet
- Schlußbericht	5 Jahre länger, als sich das Arzneimittel auf dem Markt befindet

Vollständigkeit

Während der gesamten Aufbewahrungszeit muß die Vollständigkeit der Unterlagen aller Studien gesichert sein. Dies bedeutet vor allem, daß einmal archivierte Unterlagen nicht mehr aus der Kontrolle des Archivs entzogen werden dürfen.

Es gibt Ausnahmefälle, in denen eine Ausleihe stattfinden muß: Vor einem Audit oder einer Inspektion wird die Studiendokumentation vorübergehend wieder an den verantwortlichen Studienleiter übergeben, damit er den Wert der Prüfung und ihrer Ergebnisse belegen kann. Es kann auch angezeigt sein, bereits archivierte Unterlagen retrospektiv erneut zu bearbeiten, z.B. im Zuge einer Meta-Analyse oder zum Überprüfen von später generierten Hypothesen mit Hilfe von daraufhin noch nicht untersuchten Daten. Auch vom früher untersuchten Arzneimittel unabhängige Forschungstätigkeit ist vorstellbar, jedoch ist dafür eine ausdrückliche Autorisierung des Eigentümers der Daten notwendig.

In all diesen Fällen darf die Ausleihe nur gegen Quittung erfolgen, mit aktiver Nachforschung des Verbleibs und detaillierter Kontrolle des Rücklaufs.

Organisation

Ein Archiv ist so zu organisieren, daß im Bedarfsfall die erforderlichen Unterlagen kurzfristig zur Verfügung gestellt werden können. Das Archiv benötigt daher ein Informationssystem, welches die Unterlagen nach mehreren denkbaren Suchkriterien erfaßt: Studiennummer bzw. -code, Wirkstoff(e), Auftraggeber, Art der Untersuchung, Zeitraum der Studie, Verweise auf weitere Studien in einem Projekt.

Alle zu einer Einheit zusammen gehörigen Dokumente sollten gemeinsam aufbewahrt werden; dies ermöglicht eine Ablage nach einem eindimensionalen Ordnungskriterium, welches sofortiges Auffinden garantiert. Eine primär nach einliefernden Abteilungen organisierte Ablage oder eine getrennte Aufbewahrung von bestimmten Typen studienbezogener Dokumente, wie Prüfpläne, Schriftwechsel, Rohdaten, Berichte usw., ist weniger geeignet.

Nicht immer steht genügend Archivraum zur Verfügung, um alle Unterlagen in einem einzigen Raum oder Gebäude zu lagern; eine Auslagerung von Teilen des Archivs kann unumgänglich sein. Dabei sollte unbedingt systematisch vorgegangen werden; für eine Auslagerung bieten sich Unterlagen aus eingestellten Entwicklungen oder aus bereits erteilten Zulassungen an oder Unterlagen aus weiter zurückliegenden Jahrgängen. Ausgelagerte Archivteile müssen den gleichen Sicherheitsanforderungen genügen wie das Hauptarchiv.

Sicherheit

Der Zugang zu archivierten Unterlagen muß streng kontrolliert werden. Jeder Zutritt, außer durch den Archivar, muß dokumentiert und begründet werden. Ideal für das Archiv ist ein abschließbarer Raum, zu dem nur der beauftragte Archivar regelmäßigen Zutritt hat. Bei zentralen Schließanlagen sollte das Archiv nur mit höchstens drei zusätzlichen Schlüsseln geöffnet werden können (einem für den designierten Stellvertreter, einem für den Hausdienst und einem für den verantwortlichen Leiter der Firma oder des Geschäftsbereiches).

Auch der nur lesende Zugriff auf archivierte Unterlagen auf magnetischen oder optischen Speichermedien muß beschränkt sein, damit die allgemeine Vertraulichkeit der Daten gewahrt bleibt.

Die Bedeutung der Frage nach der technischen Sicherheit des Archivs hängt im wesentlichen davon ab, ob eine vollständige Kopie aller Unterlagen verfügbar ist. Daten auf optischen Speichermedien (Mikrofilm, Speicherplatte) sowie magnetischen Datenträgern lassen sich schnell und kostengünstig kopieren. Wenn diese Medien zur Archivierung genutzt werden, sollte unter allen Umständen eine vollständige Kopie an einer räumlich getrennten Stelle vorliegen. Wenn das Archiv im wesentlichen aus Dokumenten auf Papier besteht, sind die Kosten für das Anfertigen (und Aufbewahren!) einer vollständigen Kopie extrem hoch. In diesem Fall müssen konsequente Sicherheitsvorkehrungen gegen eine Schädigung oder gegen einen Verlust der Unterlagen durch Feuer oder Wasser getroffen werden; darüber hinaus müssen die Lagerungsbedingungen den zerstörerischen Einfluß von zu hoher Luftfeuchtigkeit oder zu hellem Licht ausschließen.

Zu archivierende Unterlagen

Zum Nachvollziehen einer klinischen Prüfung wird an erster Stelle der Prüfplan benötigt, dazu eine ganze Reihe weiterer Unterlagen, welche Planung, Genehmigung und externe Überwachung der Studie belegen (Tabelle 2).

Tabelle 2. Dokumentation für Planung, Genehmigung und Audit einer klinischen Prüfung

* Prüfplan, Amendments, Prüfbogen (Muster)
* Aufklärung und Einverständniserklärung (Muster)
* Briefwechsel mit Behörden: Hinterlegung, Anzeige einer klinischen Prüfung
* Briefwechsel mit Ethik-Kommission: Bitte um Begutachtung, Gutachten
* Zusätzliche Dokumente für ausländische Behörden (z.B. FD 1572)
* Auditzertifikat

Den zweiten großen Komplex in der Studiendokumentation bilden die Ergebnisse der Untersuchung, von ihrer ersten Aufzeichnung bis zum Abschlußbericht (Tabelle 3).

Tabelle 3. Experimentelle Ergebnisse und ihre Auswertung

* Rohdaten
* Informationen zu unerwünschten Begleiterscheinungen
* ausgefüllte Prüfbögen
* Auswertungen
* Abschlußbericht

Die praktische Studiendurchführung muß ebenfalls ausführlich dokumentiert sein. Dazu werden all jene Unterlagen benötigt, welche zwar in die Auswertung der Ergebnisse nicht eingehen, aber eine detaillierte Rekonstruktion erlauben, wie die Ergebnisse erzielt wurden (Tabelle 4).

Tabelle 4. Rahmendokumente zum experimentellen Teil einer klinischen Prüfung

- Teilnehmerlisten (incl. Interessenten), Einverständniserklärungen aller Teilnehmer
- Namen der Beteiligten, (Hinweis auf) Lebenslauf der Schlüsselpersonen
- Arbeitspläne und -anweisungen, interne Notizen
- Schriftwechsel über die Studie
- Nachweis über die zur Prüfung bestimmten Arzneimittel ("Drug accountability"): Empfangsbescheinigung, Verwendungsnachweis, Lagerung
- Monitorberichte

Schließlich braucht man Zugriff auf vielfältige nur mittelbar studienbezogene Dokumente (Tabelle 5): So wie die Note for Guidance der EG zu GCP zwischen Rohdaten und sonstigen Originaldaten (*source data*) unterscheidet, so benötigt man zum Nachvollziehen von humanpharmakologischen Untersuchungen außer der studienbezogenen Dokumentation des *trial master file* eine ganze Reihe von weiteren Unterlagen, deren langfristige Verfügbarkeit ebenfalls gesichert werden muß.

Hierzu gehören nicht prüfungsbezogene Aufzeichnungen über den Studienteilnehmer, wie seine Anamnese, frühere Laborbefunde, frühere Teilnahme an klinischen Prüfungen etc.

Tabelle 5. Mittelbar studienbezogene Unterlagen zum Nachvollziehen humanpharmakologischer Prüfungen (mit üblichem Aufbewahrungsort außerhalb des Archivs)

- Probandenbezogene Daten (beim ärztlichen Dienst)
- Daten zum Kenntnisstand über das Arzneimittel, die"*Investigator's Brochure*"
- Studienübergreifende Unterlagen der Abteilungen, wie Bücher für Nachtdienst, Probenaufbereitung, Gerätebücher, Notizbücher etc.
- Rohdaten des klinischen Labors, die jeweils gültigen Referenzbereiche
- Validierungsberichte von pharmakodynamischen und bioanalytischen Methoden (in der Fachabteilung)
- Personalqualifizierung (Personalbüro)
- SOPs, sogenannter *historical file* (beim Verwalter des SOP-Systems)
- EDV-Programme und ihre Validierung (EDV-Abteilung)

Die Nachvollziehbarkeit von Beobachtungen und Meßergebnissen verlangt Unterlagen zur Validität der zugrundeliegenden Verfahren. Zur Bewertung von Labordaten benötigt man also auch Daten für die Herkunft der Laborreferenzbereiche, Informationen über die allgemeine Laborakkreditierung (externe Qualitätskontrolle) und die konkrete Meßwertvalidierung (interne Qualitätskontrolle) im Zeitraum der Messung. Ähnlich wichtig sind Validierungsberichte von bioanalytischen Methoden bei pharmakokinetischen Untersuchungen, Informationen über die Eichung bzw. Kalibrierung der Geräte und über die Standardisierung von Verfahren der Pharmakodynamik.

Durch langfristige Aufbewahrung von Unterlagen zur Qualifikation der beteiligten Personen, zu den zur Zeit der Prüfung angewandten Verfahren (SOPs) und zu EDV-Programmen und ihrer Validierung wird schließlich die Möglichkeit geschaffen, auch nach Jahren die Glaubwürdigkeit der Studienergebnisse zu untermauern.

Arbeitsschritte bei Studienabschluß

Einreichen der Unterlagen

Nach Abschluß einer humanpharmakologischen Studie müssen die Unterlagen archiviert werden. Die folgende Darstellung geht davon aus, daß ein gut organisiertes und personell qualifiziert besetztes Zentralarchiv für die dauerhafte Aufbewahrung der *trial master files* zur Verfügung steht.

In den ersten Monaten nach Abgabe des Abschlußberichtes kommt es erfahrungsgemäß zu Rückfragen, deren zügige Beantwortung durch unmittelbare Verfügbarkeit der Unterlagen in den Abteilungen erleichtert wird. Nach dieser Frist, von z.B. drei Monaten, ergeht eine Aufforderung vom Archiv an alle Abteilungen, sämtliche zur Studie gehörigen Dokumente abzuliefern. Durch die koordinierte Übergabe an das Archiv wird die folgende Endbearbeitung wesentlich erleichtert.

Sichten und Bereinigen

Die Unterlagen aus den Abteilungen werden zunächst gesichtet und, wo noch erforderlich, sortiert. Für einzelne Abteilungen typische Dokumente, also Rohdaten und Auswertungen als Grundlagen von Teilberichten, liegen nur einmal vor, während Kopien formaler Dokumente, studienrelevanter Briefwechsel, interne Notizen etc. zuerst mit der Dokumentation der anderen Abteilungen abgeglichen werden.

Bei dieser Bestandsaufnahme werden fehlende Teile der Studienunterlagen nachgefordert. Zusätzlich wird die Sicherung wenig haltbarer Unterlagen, wie Ausdrucke einiger Thermodrucker oder Notizen mit verblassender Tinte, veranlaßt.

Nach dem Sichten ist ein planmäßiges Bereinigen der Unterlagen angezeigt (Tabelle 6): Archivieren ist nicht manisches Papiersammeln, sondern es erfordert Entscheidungen über den Wert der eingereichten Unterlagen zum Nachvollziehen der Studie.

Tabelle 6. Bereinigen der Dokumentation beim Archivieren

---

* Sichern der Originale von Prüfplan, Amendments, Ethikgutachten und ähnlichen Urkunden — Vernichten überzähliger Kopien
* Chronologische Ordnung studienbezogener Notizen — Vernichten überzähliger Kopien
* Entfernen fehlerhafter Vorstufen von Auswertungen und Bericht
* Entfernen nicht gültig gewordener Entwürfe oder Fassungen des Prüfplans, des Prüfbogens, des Berichts

---

Man braucht nicht alle Arbeitskopien des Prüfplans archivieren, um zu belegen, daß der Prüfplan während der Studie verfügbar war. Studienrelevante Randbemerkungen in einer Kopie müßten zwar archiviert werden, da aber solche Marginalien kein Kommunikationsmittel darstellen, sind sie für wichtige Anmerkungen zum Prüfplan ungeeignet.

Für die Kommunikation werden im allgemeinen formlose oder förmliche Notizen verwendet, aus denen neben dem Inhalt auch ein Verteiler hervorgeht. Bei derartigen Notizen empfiehlt sich eine Unterscheidung zwischen unmittelbar betroffenen Empfängern und solchen, die nur in Kenntnis gesetzt werden. Sicher benötigt man solche Notizen für die Unterlagen eines Verantwortungsbereichs höchstens einmal.

Die eingereichten Unterlagen enthalten oft Vorstufen von Auswertungen und Bericht, in denen noch einzelne, inzwischen korrigierte, Fehler enthalten sind. Solche Vorstufen enthalten außer den Fehlern und Korrekturnotizen in der Regel auch eine Vielzahl von Kontrollzeichen für korrekte Einzeldaten. Bei der Korrektur werden anschließend nur die geänderten Einträge kontrolliert, nicht mehr die Gesamtzahl der Daten; die Vorstufe wurde also bislang als Beleg für die Kontrolle aufbewahrt. Dieser Beleg ist jedoch für die Studienergebnisse irrelevant; eine Erklärung, nach welchem Verfahren die schließlich abgegebenen Daten kontrolliert worden sind, genügt.

Ebenso sollen nicht gültig gewordene Entwürfe oder Fassungen des Prüfplans, des Prüfbogens, des Berichts entfernt werden, wohl allein mit der Ausnahme von Auswertungen mit größerem Umfang, als schließlich berichtet wurde.

Erstellen des Trial Master File

Die so vorbereiteten studienbezogenen Dokumente werden zusammengestellt und katalogisiert. Bei humanpharmakologischen Untersuchungen sind häufig mehrere Abteilungen involviert, so daß sich eine Ordnung innerhalb der Studien-unterlagen primär nach Verantwortungsbereichen anbietet. Für die nächste Gliederungsstufe kann ein vorgefertigtes Inhaltsverzeichnis herangezogen werden, welches die möglichen Dokumentenarten aufführt: Für jede fehlende Dokumentenart wird eine ausdrückliche Bestätigung gefordert, daß sie in dieser Studie nicht vorliegt. Dadurch wird nicht nur die umfassende Archivierung unterstützt, sondern es wird auch eine zwischen verschiedenen Studien vergleichbare Ordnung erreicht, welche die Zusammenstellung und später das Wiederfinden der Unterlagen erleichtert.

Im letzten Schritt wird für jede Dokumentenart die Seitenzahl festgestellt und im Inhaltsverzeichnis festgehalten. Unterlagen, welche für eine einzelne Abteilung typisch sind, sollen bevorzugt bereits numeriert zum Archivieren geschickt werden.

Mit einer "Vollzugsmeldung" an den für die Studie Verantwortlichen endet jegliche aktive Bearbeitung der Studie, und es beginnt die unbestimmte Wartezeit auf den Eventualfall einer Inspektion in zwei, fünf oder fünfzehn Jahren.

Vorbereitung der Archivierung beim Erstellen der Dokumente

Das Archivieren von Studienunterlagen unterliegt keinem besonderen Zeitplan wie die Durchführung der Untersuchung. Die Arbeit des Sichtens und Ordnens der Dokumente in den Abteilungen muß daher immer zurückgestellt werden, wenn die Mitarbeiter in einer neuen Studie eingeplant werden. Mangelnde Eile ist jedoch nicht mit geringer Bedeutung gleichzusetzen, auch wenn die Möglichkeit des Aufschiebens der Arbeit genau diesen Eindruck vermittelt.

Unter dem allgegenwärtigen Druck, vorhandenes Personal wirtschaftlich einzusetzen, besteht die Gefahr, daß die Archivierung zu einem bloßen Wegräumen degeneriert, was kurzfristig als hinreichend angesehen werden mag, aber langfristig einem Verlust der Dokumentation gleichkommt. Die geordnete Archivierung gelingt mit dem geringsten Aufwand, wenn bereits beim schrittweisen Entstehen der Dokumentation im Verlauf der klinischen Prüfung die für die Archivierung benötigte Ordnung bekannt ist und von Anfang an eingehalten wird.

Auditing - ein wesentliches Instrument der Qualitätssicherung

J. Lange
Ph-Entwicklungssekretariat, Schering Forschungslaboratorien, Schering AG, Berlin

Anhand der Definitionen der europäischen GCP-Richtlinien (III/3976/88-EN vom 11.07.1990) zu den Begriffen Qualitätskontrolle, Qualitätssicherung, Standard Operating Procedures (SOPs) und Audit werden einführend die Voraussetzungen aufgezeigt, die erfüllt sein müssen, bevor ein Audit im Rahmen der qualitätssichernden Maßnahmen sinnvoll durchgeführt werden kann. Es folgt eine Darstellung der praktischen Durchführung von Audits und des Umgangs mit den Auditberichten innerhalb der Schering AG. Konsequenzen, die sich aus den gewonnenen Erkenntnissen ergeben können bzw. sollten, werden abschließend beschrieben.

Voraussetzungen

Für ein sinnvolles Auditing im Rahmen der Qualitätssicherung wird vorausgesetzt, daß
- die EG-GCP-Guidelines sowie weitere rechtliche Grundlagen bekannt sind und eine Bereitschaft zur Umsetzung besteht
- SOPs geschrieben und eingeführt sind

Standard Operating Procedures (SOP)

Standardisierte, eingehende, schriftliche Anweisungen des Sponsors für die Aktivitäten, die im Zusammenhang mit klinischen Prüfungen notwendig sind. Diese stellen eine Arbeitsgrundlage für die Funktionen und Aktivitäten einer bestimmten Studie dar.
- die Qualitätskontrolle als Aufgabe erkannt und wahrgenommen wird

Qualitätskontrolle

Arbeitstechniken und Aktivitäten, die innerhalb des Systems der Qualitätssicherung unternommen werden, um zu bestätigen, daß die Anforderungen an die Qualität der Studie erfüllt worden sind.
Qualitätskontrolle betrifft alle Stellen, die in Planung, Durchführung, Monitoring, Bewerten und Berichten einer Studie involviert sind, auch die Mitarbeiter des Sponsors oder des Auftragsforschungsinstitutes, eingeschlossen die Verarbeitung der Daten, mit dem Ziel zu vermeiden, daß Personen, die in die Studie einbezogen sind, unnötigen Risiken ausgesetzt sind oder daß falsche Schlußfolgerungen aus unkorrekten Daten gezogen werden.

• die Qualitätssicherung als übergeordnetes System gesehen und akzeptiert wird

Qualitätssicherung

Systeme und Vorgehensvorschriften, aufgestellt, um sicherzustellen, daß die Studie und die Erhebung der Daten in Übereinstimmung mit der Guten Klinischen Praxis einschließlich der Vorgehensweisen für die ethische Durchführung, SOPs, Bericht, persönliche Qualifikation etc. durchgeführt werden. Dies wird bestätigt durch In-Prozeß-Qualitätskontrolle und In- sowie Post-Prozeß-Auditing, beides angewendet auf die Durchführung der klinischen Prüfung wie auch die Daten.
Personal, das mit dem Auditing zur Qualitätssicherung beauftragt ist, muß unabhängig sein von dem Personal, das in den Aktivitäten für eine bestimmte klinische Prüfung involviert ist.

Auditing - ein wesentliches Instrument der Qualitätssicherung

Audit wird in den EG-GCP-Guidelines wie folgt definiert:

Audit

Vergleich der Rohdaten und hierzu gehörender Niederschriften mit dem Zwischenbericht oder dem Abschlußbericht, um festzustellen, ob die Rohdaten korrekt berichtet wurden, ob die Durchführung in Übereinstimmung mit dem Prüfplan und den Standard Operating Procedures (SOP) vorgenommen wurde, um zusätzliche Information, die nicht im Abschlußbericht enthalten ist, zu erhalten und um zu erkunden, ob bei der Erstellung der Daten Praktiken angewendet wurden, die deren Validität beeinträchtigen könnten

Ein Audit muß entweder von einer internen Einheit des Sponsors, die jedoch unabhängig von der Einheit tätig wird, welche verantwortlich für die klinische Forschung ist, oder durch ein externes Auftragsunternehmen durchgeführt werden.

Damit wird deutlich, daß ohne SOPs und Qualitätskontrolle eine Qualitätssicherung nicht stattfinden kann.

In dieser Definition ist außerdem festgelegt worden, von welchen organisatorischen Einheiten ein Audit durchgeführt werden muß und welchem Zweck es dient:

Dies bedeutet, eine unabhängige Gruppe führt einen stichprobenartigen Check/Audit durch, um zu bestätigen, daß die intern durchgeführten Maßnahmen der Qualitätskontrolle effektiv sind. Ein Audit kann und soll natürlich auch Schwachstellen bzw. Fehlerquellen aufzeigen (siehe Konsequenzen).

Durchführung von Audits

Bei der Schering AG werden im wesentlichen 3 Audits im Rahmen eines klinischen Prüfvorhabens der Phase I durchgeführt.

1. Prüfplanaudit

Der Prüfplan wird der Qualitätssicherungseinheit (GCP/QAU) zugeschickt. Diese verwendet Checklisten, um festzustellen, ob alle formalen Kriterien, die gesetzlich oder intern vorgegeben sind, erfüllt sind. Die Prüfbogen werden auf Vollständigkeit und Übereinstimmung mit den im Prüfplan angegebenen Parametern und Zeitpunkten geprüft. Die Probandeninformation wird auf Verständlichkeit und formale Vollständigkeit durchgesehen. Anschließend wird je ein schriftlicher Auditbericht zum Entwurf des Prüfplans (Version vor Ethik-Kommission) und zur Endfassung des Prüfplans an den Leiter der klinischen Prüfung und seine Vorgesetzten im Umlaufverfahren gesandt.

2. Audit während der Durchführung der klinischen Prüfung

Der Auditor, der die entsprechenden SOPs und den Prüfplan natürlich genau kennen muß, meldet sich in der zuständigen Abteilung zum Audit an und wird sich dann einen Plan entwerfen, wie er während des Audits einer bestimmten Prüfung vorgehen möchte. Es gibt einige Aspekte und Daten, die unbedingt geprüft werden sollten:

- Sind alle Vorarbeiten/Anforderungen erfüllt/dokumentiert?
- Ist die Dokumentation zur Korrespondenz mit der Ethik-Kommission vollständig?
- Liegen alle Einverständniserklärungen unterzeichnet vor?
- Ist die Dokumentation der bis zu diesem Zeitpunkt aufgetretenen unerwünschten Ereignisse vollständig?
- Wurden die Ein- und Ausschlußkriterien eingehalten?
- Liegt die Endfassung des Prüfplans vor?
- Wurde der Prüfplan eingehalten?
- Werden die SOPs eingehalten?
- Wie werden die Prüf- und Vergleichspräparate gelagert? Wer hat Zugang?
- Bei Kinetikprüfungen: Wurden die vorgegebenen Zeiten eingehalten bzw. Abweichungen dokumentiert? Sind die Proben vorschriftsmäßig beschriftet und gelagert?
- Zusätzlich kommen prüfungsspezifische Aufgaben in Betracht.

Auch hier erfolgt ein schriftlicher Auditbericht an den Leiter der klinischen Prüfung und seine Vorgesetzen, wie oben bereits erläutert. Ergänzend dazu wird bei einem Audit während der Durchführung einer klinischen Prüfung vor Erstellung des Auditberichtes eine Diskussion mit den an der Prüfung Beteiligten geführt. Dies soll ein offenes, konstruktives Arbeitsklima schaffen. Es besteht außerdem die Gelegenheit, Mißverständnisse auszuräumen. Die GCP/QAU weiß nicht alles und erst recht nicht alles besser, sondern muß sich sachkundig machen und nachfragen.

Fehler und Abweichungen werden immer vorkommen, das kann gar nicht verhindert werden - die Kernfrage ist allerdings: Wurde genau und ausführlich genug dokumentiert, so daß der Ablauf nachvollziehbar ist?

3. Audit des Abschlußberichtes einer klinischen Prüfung

Der Abschlußbericht wird der GCP/QAU zugesandt. Er wird zunächst auf Verständlichkeit und Übereinstimmung mit dem Prüfplan durchgesehen. Die Daten werden auf ihre formale Richtigkeit und Vollständigkeit hin stichprobenartig (Zufallsauswahl 10% - 20% je nach Umfang der Prüfung) mit den Rohdaten verglichen. Einige wesentliche Parameter werden zu 100% gecheckt. Bei Fehlerraten über 2-3% werden die gesamten Unterlagen an den Leiter der klinischen Prüfung zur Überarbeitung und Qualitätskontrolle zurückgegeben.

Die Qualitätssicherungseinheit erstellt wiederum je einen Auditbericht des Entwurfes und der Endfassung des Berichtes.

Auditberichte

Da Auditberichte nicht zur Prüfungsdokumentation (Trial Master File) gehören, werden sie bei der Schering AG im Umlaufverfahren bearbeitet und den Vorgesetzten zur Kenntnis gegeben. Sie werden nur bei der GCP/QAU dokumentiert und auch archiviert.

Das Feststellen und Weiterleiten der Auditergebnisse hilft noch nicht allzuviel. Was erfolgen muß, ist eine Rückmeldung, die zeigt, es wurde über die Anmerkungen nachgedacht. Die Auditberichte werden zwar zunächst immer mit den verantwortlichen Mitarbeitern besprochen, um Mißverständnisse zu vermeiden. Um aber sicherzustellen, daß erkannte Mängel abgestellt oder zumindest den Verantwortlichen bekannt wurden, muß bei der Schering AG jeder Auditbericht vom Leiter der klinischen Prüfung kommentiert und anschließend von seinen Vorgesetzten routinemäßig abgezeichnet werden. Der Leiter der klinischen Prüfung entscheidet, ob er den Empfehlungen der QAU folgt oder nicht.

Systemaudits

Man kann nicht nur Audits einer Einzelprüfung durchführen, sondern auch System-Audits, z.B. Audits von Abläufen und Prozessen. Hierunter würden u.a. auch die Abläufe beim Berichten von unerwünschten Ereignissen, die Verteilung, Beschriftung und Verpackung von klinischen Prüfpräparaten und die Validierungsdokumentation einer Software fallen.

Checklisten

Ob man als Auditor eine Checkliste verwendet, scheint eher eine persönliche Entscheidung zu sein. Es gibt da Pro´s und Contra´s. Unsere persönliche Erfahrung ist, daß Checklisten für den Auditor sehr hilfreich sind. Man darf aber nicht das Denken vergessen.

Konsequenzen

Die Konsequenzen der Arbeit einer GCP/QAU sollen hier an 2 ausgewählten Beispielen dargestellt werden:

- Für die Einzelprüfung

  Im positiven Fall wird ein Quality Assurance Statement erstellt, d.h., es wird bestätigt, daß die Prüfung GCP-gerecht durchgeführt wurde; das bedeutet auch, daß die Qualitätskontrollmaßnahmen effektiv waren. Sollte der Leiter der klinischen Prüfung in wesentlichen Punkten den Empfehlungen der GCP/QAU nicht folgen, muß es möglich sein, darauf angemessen zu reagieren. Ein Quality Assurance Statement kann dann nicht erteilt werden.

- Übergreifende Konsequenzen

  Kommen bestimmte Abweichungen über Arbeitsgruppen hinweg gehäuft vor, - und nur eine QAU wird dies feststellen - sollte eine Fehleranalyse durchgeführt werden. Es besteht die Möglichkeit, die QAU an der Suche nach den Fehlerquellen zu beteiligen.

Mögliche Fehlerquellen sind
- z.B. SOPs, die zu eng oder weit gefaßt werden oder die überholt oder mißverständlich formuliert sind,
- Verantwortlichkeiten, die nicht eindeutig geklärt wurden,
- fehlendes Training der Mitarbeiter u. ä.

Erst nach dem Auffinden der Fehlerquelle besteht die Chance, die Schwachstelle zu beseitigen.

Zusammenfassung

Die GCP/QAU unterstützt den Leiter der klinischen Prüfung und den Leiter einer organisatorischen Einheit in seinem Bemühen, eine optimale Qualität der Daten zu erhalten. Es wird dabei versucht, die Anmerkungen so zu formulieren, daß sie verständlich und neutral gehalten werden, damit sie insbesondere in der Anfangsphase für die Mitarbeiter einsichtig und umsetzbar sind.

Der Leiter der klinischen Prüfung sollte bzw. muß sich allerdings auch auf die Auditberichte einlassen und die Anmerkungen nicht als formale, unwichtige Belehrung auffassen: Die Zusammenarbeit und Unterstützung ist sonst schwierig bzw. nicht möglich.

Das Ziel dieser aufwendigen Maßnahmen kann nicht nur eine Anpassung an die GCP-Richtlinien sein. Es soll eine hohe Qualität und Transparenz klinischer Prüfungen über die Bereiche Planung, Durchführung und Bericht hinweg erreicht werden, um einer inspizierenden und/oder zulassenden Behörde die Nachvollziehbarkeit und Glaubwürdigkeit der erhobenen Daten darlegen zu können.

Auswertung und Bewertung

Pharmakodynamik und Pharmakokinetik

R. Schulz
Humanpharmakologisches Institut, Ciba-Geigy GmbH, Tübingen

Biochemische und physiologische Wirkungen von pharmakologisch aktiven Substanzen und ihr Wirkungsmechanismus werden unter dem Begriff Pharmakodynamik zusammengefaßt. Die Pharmakokinetik beschäftigt sich mit der Absorption, Verteilung, Biotransformation und Ausscheidung von Pharmaka. Operational kann man auch definieren: Pharmakodynamik ist, was die Substanz mit dem Köper macht, und Pharmakokinetik ist, was der Körper mit der Substanz macht.

Peck und Collins vom "Center for Drug Evaluation and Research" der Food and Drug Administration (FDA) haben kürzlich eine Liste vorgelegt, die die pharmakokinetischen und pharmakodynamischen Informationen aufzählt, welche in der Phase I gesammelt werden sollen (Peck und Collins 1990). Umfang und Inhalt dieser Liste spiegeln die Bedeutung der Phase I in der Arzneimittelentwicklung aus der Sicht der FDA und sicher auch anderer Zulassungsbehörden wider. Es ist offensichtlich, daß diese Informationen nicht in einigen wenigen Studien am Anfang der klinischen Entwicklung gewonnen werden können. Vielmehr begleitet die Phase I (bzw. humanpharmakologische Prüfungen) die spätere klinische Profilierung des Entwicklungspräparates. Selbst nach Markteinführung ist die Phase I z.B. dann gefordert, wenn bei Formulierungsänderungen einer Darreichungsform die Bioäquivalenz erneut gezeigt werden muß. Fragestellungen in der frühen Phase I müssen sich also von denen späterer Phase-I-Studien unterscheiden und demzufolge auch ihre Auswertung.

Bei den frühen Phase-I-Studien geht es um Sicherheit, Verträglichkeit, erste Erfahrungen mit dem pharmakodynamischen Eigenschaften eines Präparates, deskriptive Pharmakokinetik und Bestätigung des in Tiermodellen erarbeiteten Wirkprofils, sofern geeignete humanpharmakologische Modelle zur Verfügung stehen. Dabei soll die Zahl der Probanden gering gehalten werden. Dies erlaubt oft nur eine deskriptiv-statistische Datenbearbeitung. Bei späteren Phase-I-Studien wird man mit ausreichend vielen Probanden pharmakodynamische und pharmakokinetische Fragen schlüssig zu klären haben und evtl. Blutspiegel-Wirkungskorrelationen erstellen. Besonderheiten spezieller Populationen (alte,

niereninsuffiziente, leberinsuffiziente Versuchspersonen etc.) und Interaktionen
mit anderen Arzneimitteln wären zu untersuchen.

Pharmakodynamik

Es ist hier nicht möglich, auch nur die bekanntesten pharmakodynamischen
Modelle und Tests der wichtigsten Indikationsbereiche und ihre Auswertung
anzusprechen. Eine gute Übersicht findet sich in "Grundlagen der Arzneimittel-
therapie" (Dölle et al. 1986). Trotz der Vielzahl beschriebener Methoden ist die
Erarbeitung neuer eine wichtige Aufgabe der Humanpharmakologie, um der
Prüfung neuer Wirksubstanzen mit bislang unbekannten pharmakologischen
Profilen gerecht zu werden.

*Die Anforderungen an humanpharmakologische Methoden sind hoch und oft
schwer zu erfüllen, denn sie*
- dürfen nur mit einem geringen Risiko behaftet sein,
- dürfen nicht invasiv oder nur wenig invasiv sein,
- müssen schmerzlos oder schmerzarm sein,
- dürfen das Wohlbefinden des Probanden nur in vertretbarem Ausmaß
  beeinträchtigen,
- müssen pharmakosensitiv sein,
- sollen kontinuierliche Beobachtungen/Messungen erlauben,
- müssen ein günstiges Signal/Rausch-Verhältnis aufweisen,
- sollen eine geringe Variabilität (intraindividuelle, interindividuelle, von Tag
  zu Tag etc.) haben,
- müssen reproduzierbar sein,
- sollen bei einem technisch vertretbaren Aufwand zu realisieren sein,
- sollen kostengünstig sein.

Nicht optimal ausgearbeitete, standardisierte und validierte Methoden liefern
fragwürdige Ergebnisse. Mangelhafte humanpharmakologische Methoden sind
auch immer ein ethisches Problem, da Probanden Präparate verabreicht werden,
ohne daß dem ein rechtfertigender Erkenntnisgewinn gegenübersteht.
    Die gewonnenen Daten können Nominalskalen-, Ordinalzahlen- (= Rang-
skalen), Intervallskalen- oder Verhältnisskalenniveau aufweisen. Dies ist bei der
statistischen Bearbeitung und medizinischen Beurteilung zu berücksichtigen. Es
besteht eine Tendenz, einfache klinische Beobachtungen mit Nominalskalenni-
veau als "weiche" Daten aufzufassen. Dennoch ist es gerade die genaue Beobachtung (und ihre Protokollierung!), die am Anfang der klinischen
Entwicklung entscheidend zum Erkenntnisgewinn beiträgt.

Der Arzt und Biologe Konrad Lorenz wies auf die von Windelband geforderte Reihenfolge der Methoden hin: "Jede Naturwissenschaft, auch die Physik, beginnt mit der Beschreibung, schreitet von da zur Einordnung der beschriebenen Erscheinungen und von da erst zur Abstraktion der in ihnen obwaltenden Gesetzlichkeiten vor. Das Experiment dient zur Verifizierung der abstrahierten Naturgesetze und kommt somit in der Reihe der Methoden als letzte... Je komplexer und höher intergriert ein organisches System ist, desto strenger muß die Windelbandsche Reihenfolge der Methoden eingehalten werden..." (Lorenz 1973).

Wesentliche Informationen gewinnen wir in der Phase I durch die Selbstbeobachtung der Probanden und ihr Protokoll über (unerwünschte) Wirkungen. Dieser Fragebogen soll gezielt nach Art, Zeitpunkt, Dauer und Intensität fragen, im übrigen aber möglichst unstrukturiert sein und keine Formulierungsvorschläge enthalten. Die Handschrift des Probanden und seine eigene Wortwahl erhöht die Glaubwürdigkeit dieser wichtigen Rohdaten. Zusätzliche Fragebögen, wie z.B. 100-mm-Analogskalen, können ergänzend hilfreich sein, um ggf. ein erwartetes Nebenwirkungsspektrum gezielt und semiquantitativ zu erfassen.

Ernsthafte unerwünschte Arzneimittelreaktionen sind in der Phase I glücklicherweise ausgesprochen selten. Die Inzidenz ernsthafter unerwünschter Reaktionen beträgt 0.073 %, gemäß den kumulierten Daten dreier Publikationen mit einem Stichprobenumfang von zusammen 149 985 gesunden Probanden. Nur in einem Falle kam es zu einer bleibenden Schädigung (Cardon et al. 1976; Zarafonetis et al. 1978; Royle und Snell 1986). Cardon et al. zogen den Schluß, daß das Risiko für gesunde Probanden in klinischen Studien nicht größer sei als das Risiko im gewöhnlichen Leben.

In geeigneten Fällen lassen sich auch in der Phase I Dosis-Wirkungen erstellen, wie wir sie aus der klassischen Pharmakologie kennen. Zum Beispiel läßt sich mit Pressortesten die ED50 von Tyramin bestimmen, die während der Behandlung mit verschiedenen Monoaminoxidase-Hemmern und unter Kontrollbedingungen eine kritische Blutdruckerhöhung verursacht (Abb. 1) [1]. Die Kenntnis dieser ED50-Werte erlaubt das Risiko einer Blutdruckkrise bei diätetischer Tyraminaufnahme im Sinne eines "cheese effect" abzuschätzen und neue reversible Monoaminoxidase-Hemmer mit klassischen irreversiblen diesbezüglich zu vergleichen.

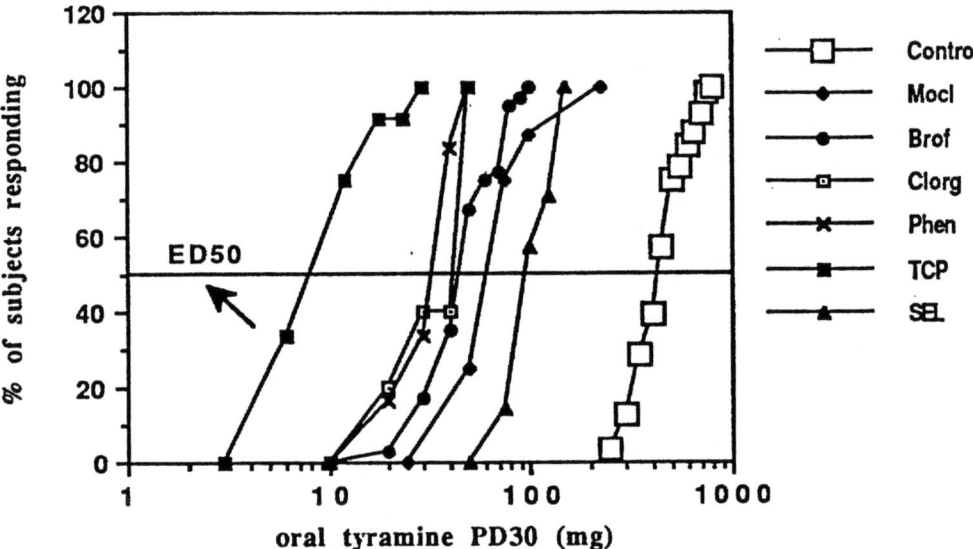

Abb. 1. Dosis-Wirkungs-Kurven von oral verabreichtem Tyramin unter Kontrollbedingungen und unter Behandlung mit verschiedenen Monoaminoxidase-Hemmern. Dargestellt sind die kumulativen Häufigkeitsverteilungen gesunder Versuchspersonen, die auf eine bestimmte Tyramindosis mit einer Blutdruckerhöhung von 30 mmHg oder mehr reagieren (PD30). Aus diesen lassen sich die ED50 Werte ablesen. Mocl= Moclobemid (reversibler MAO-A-Hemmer), Brof= Brofaromin (reversibler MAO-A-Hemmer), Clorg= Clorgyline (irreversibler MAO-A-Hemmer), Phen= Phenelzin (irreversibler MAO-A- und MAO-B-Hemmer), Sel= Selegiline (irreversibler MAO-B-Hemmer)

Ein Beispiel soll aufzeigen, wie sich eine unkontrollierte, intervenierende Variable auswirkt und die Ergebnisse einer anscheinend etablierten Methode unbrauchbar machen kann: Gesunde Versuchspersonen (n = 17) versuchten, durch Üben ihre Leistung am Determinationsgerät ("multiple choice reaction task") zu maximieren. Ziel war, ein stabiles Leistungsplateau vor Versuchsbeginn zu erreichen: eine notwendige Voraussetzung, wenn der Test während des Versuches mehrfach unter verschiedenen Behandlungen angewendet werden soll (Cross-over-Design). Es stellte sich jedoch heraus, daß selbst bei bis zu 15 Trainingstagen, mit z.T. vier Übungssitzungen pro Tag, noch kein ausreichend stabiles Leistungsniveau erreicht war. Die notwendige Voraussetzung zu Vermeidung von Carry-over-Effekten im Cross-over-Design war damit nicht gegeben (Schulz und Reimann 1988). Es gibt Beispiele in der Literatur, wo dieser oder ähnliche Teste repetitiv im Cross-over-Design verwendet wurden und die Ergebnisse unter Kontrollbedingungen Übungseffekte während der Studie aufzeigen. In diesen Fällen kann der Behandlungseffekt nicht vom Übungseffekt unterschieden werden. Die Interpretation der Daten ist dann zumindest schwierig.

Pharmakokinetik

Phase-I-Studien stellen bei der Entwicklung eines Pharmakons die einzige Möglichkeit dar, pharmakokinetische Erkenntnisse am Menschen unbeeinflußt von Krankheitszuständen und Begleitmedikation zu sammeln. Das üblicherweise genutzte biologische Material - Blut und Urin - läßt sich einfach und ohne bedeutendes Risiko für die Versuchsperson gewinnen. Gelegentlich lassen sich auch im Speichel Arzneimittelspiegel bestimmen. So zeigten z. B. Galeazzi et al. (1976), daß die Speichelkonzentrationen von Procainamid den Zeitverlauf am cardialen Wirkungsort - gemessen an der Verlängerung des QT-Intervals - besser widerspiegeln als Plasmaspiegel.

Die Zeitpunkte, zu denen eine Blutprobe genommen wird, bzw. die Urinsammelperioden sind entsprechend den pharmakokinetischen Eigenschaften der Substanz so zu wählen, daß die wesentlichen Parameter bestimmt werden können. Bei der ersten humanpharmakologischen Studie mit einem neuen Präparat ist ein Pilotversuch mit einem oder zwei Probanden empfehlenswert, um das Abnahme- bzw. Sammelschema für die Hauptstudie optimieren zu können.

Die Parameter, die auch bei einmaliger oraler Gabe bestimmt werden können sind lag-time, tmax, Cmax, evtl. die terminale Eliminationshalbwertszeit, immer aber die Fläche unter der Plasmaspiegel-Zeitkurve (AUC) und die sog. Mean Residence Time (MRT). AUC und MRT sind unabhängig von einem pharmakokinetischen Kompartimentmodell aus der Plasmaspiegelkurve mittels der Trapezregel zu berechnen. Faßt man den Zeitverlauf der Pharmakakonzentration im Plasma als statistische Verteilungskurve auf, so entspricht die AUC dem nullten und MRT dem ersten statistischen Moment:

$$AUC = \int C * dt$$

$$MRT = \int t * C \, dt \, / \, AUC = AUMC/AUC$$

Bei mehrfacher Gabe können die Blutspiegel vor der jeweils nächsten Verabreichung, die sog.. "trough levels", gemessen werden. Aus diesen erhält man Informationen darüber, ob das Präparat bei der gewählten Dosierung und dem gewählten Dosierungsintervall kumuliert. Bei geeignetem Design erlauben Vergleiche der Akutkinetik mit dem Plasmaspiegelverlauf nach Mehrfachgabe Hinweise darauf, ob bei länger dauernder Behandlung eine beschleunigte

Elimination vorliegt, verursacht z. B. durch eine Enzyminduktion. Auch eine verzögerte Elimination kann man so feststellen.

Bezüglich detaillierterer pharmakokinetischer Informationen sei auf die zahlreichen Lehrbücher der Pharmakokinetik verwiesen.

In der Phase I lassen sich auch relevante Arzneimittelinteraktionen systematisch untersuchen, z.B., ob die Komedikaton von Cimetidin, welches das Cytochrom-P-450-System hemmt, zu einer verzögerten Elimination des Entwicklungspräparates führt. Ebenso stellt der Einfluß von Nahrungsmitteln auf die Pharmakokinetik ein Aufgabengebiet der Humanpharmakologie dar.

Die quantitive Erfassung des Metabolitenmusters an Gesunden kann von besonderer Bedeutung sein - z.B. dann, wenn das Stoffwechselprodukt pharmakologisch aktiv ist oder das eigentliche Wirkprinzip darstellt, also die verabreichte Substanz ein "prodrug" ist. Ferner ist das Metabolitenmuster aus toxikologischen Gründen bedeutsam. Unterscheidet es sich beim Menschen wesentlich von dem in präklinischen Toxizitätsstudien, so ist die Aussagekraft der toxikologischen Studien entscheidend geschwächt. Gegebenenfalls müssen zusätzliche Toxizitätsstudien mit direkter Gabe des Metaboliten durchgeführt werden.

Im Rahmen der Entwicklung neuer Darreichungsformen, von Formulierungs-änderungen, bezugnehmenden Zulassungen von Nachahmerprodukten (Generika) etc. ist die methodisch einwandfreie Durchführung von Bioäqui-valenzstudien von entscheidender Bedeutung. Typischerweise verabreicht man 12 oder mehr Versuchspersonen sowohl die Referenzformulierung als auch die zu testende Formulierung in einem randomisierten 2fach-cross-over-Design. Anleitungen zur Auswertung finden sich in der einschlägigen Literatur der Biometrie (z. B. Westlake 1972, Steinijans und Hauschke 1990). Es ist inzwischen akzeptierte Praxis, 95%-Konfidenzintervalle für die Kenngrößen des Ausmaßes und der Geschwindigkeit der Wirkstoffresorption zu finden, und t-Test bzw. die ANOVA nur noch zur Errechnung des (Rest-)Fehlers zu verwenden. Es ist nicht angebracht, t-Test bzw. ANOVA für die klassische Hypothesentestung einzusetzen, da bei kleinem Stichprobenumfang oder auch großer Variabilität die Nullhypothese nicht verworfen werden kann, also Bioäquivalenz u. U. fälschlich angenommen wird. Die Verwendung parametrischer Verfahren zur Bildung von Konfidenzintervallen beruht auf bestimmten Annahmen, die erfüllt sein müssen, um die mathematisch-prozedurale Seite der Berechnungen handhaben zu können, z.B. Homogenität der Varianzen für die Einflußfaktoren Versuchspersonen und Restfehler, Additivität des Perioden-, Versuchspersonen- und Formulierungseffektes etc. All dies hat aber nur wenig mit der klinischen Realität zu tun. Oft wäre daher die Berechnung nichtparametrischer Konfidenzintervalle vorteilhafter. Die Entscheidung, ob zwei Formulierungen bioäquivalent sind, geht aber über die rein statistische Bearbeitung der Ergebnisse hinaus. Sie erfordert ein sachkundiges Urteil des Klinischen Pharmakologen darüber, ob ein evtl.

gefundener Unterschied in der Bioverfügbarkeit von klinischer Relevanz ist, wie auch in der Originalarbeit von Westlake gefordert.

Die Güte von Retardpäparaten kann man mittels der von Meier et al. (1974) vorgeschlagenen Parameter mit einer Standardformulierung vergleichen. Man berechnet dabei zunächst die MRT nach der oben angegebenen Formel und bildet den Quotienten MRT(retard)/MRT(Standard). Ferner errechnet man die Zeiten, während derer ein halbmaximaler oder höherer Plasmaspiegel bei der jeweiligen Formulierung vorliegt, und setzt diese "half-value durations" (HVD) miteinander ins Verhältnis (R_{HVD}). Schließlich läßt sich auch noch der Quotient aus den beiden halbmaximalen Plasmaspiegeln der Formulierungen berechnen (Rc). Diese Verhältniszahlen lassen sich leicht berechnen, quantifizieren die Charakteristika der Plasmaspiegel-Zeitkurven und sind unabhängig von einem pharmakokinetischen Modell.

Eine reizvolle Erweiterung des pharmakokinetischen Methodenarsenals stellen Studien mit Verwendung stabiler (oder schwerer) Isotopen dar. Dabei markiert man Substanzen mit einem Isotop, welches eines oder mehrere zusätzliche Neutronen besitzt, verglichen zu dem am häufigsten vorkommenden Isotop eines Atoms. Bei guter Planung erlaubt diese Methode, bei geringer Zahl von Probanden eine hohe statistische Power zu erreichen und auf ein Cross-over-Design zu verzichten. Beispielsweise kann ein Pharmakon unmarkiert intravenös und gleichzeitig markiert oral gegeben werden, sofern bestimmte Bedingungen erfüllt sind. Ethische Probleme wie bei radioaktiven Isotopen ergeben sich nicht. Obwohl diese Technik nicht neu ist, ist die Zahl berichteter Studien gering. Gründe sind die begrenzte Verfügbarkeit und die Kosten der GC MS Ausstattung sowie die Kosten für die Synthese der mit stabilen Isotopen markierten Substanzen. Eine gute Übersicht über Vor- und Nachteile hat T. R. Browne kürzlich vorgelegt (Browne 1990).

"Integrated approach"

Es hat sich in der frühen Phase I bewährt, Studien so anzulegen, daß pharmakodynamische und pharmakokinetische Informationen parallel erfaßt werden können. In der ersten Studie erhält man dadurch biologisches Material, das der Analytiker braucht, um seine Methode zu optimieren, die bis dahin ja für Ratten-, Mäuse-, Hunde-, Affenplasma oder -urin erarbeitet wurde. Er kann feststellen, ob und mit welchem Zeitverlauf die neue Substanz meßbar ist. Besonders niedrige Spiegel zeigen möglicherweise früh ein Problem bei der galenischen Formulierung auf. Der Zeitverlauf kann vielleicht mit pharmakodynamischen Kenngrößen korreliert werden. Unbekannte Metabolite, die im Chromatogramm auftauchen, können frühzeitig erforscht werden. Bei

Mehrfachgabe am ambulanten Probanden dienen Plasmaspiegel oder Urinproben auch der Kontrolle der Compliance.

Eine Gefahr dieses Vorgehens besteht bei der Planung der Studie. Das Hauptziel wird leicht aus den Augen verloren, zu viele Fragen sollen mit einer Studie beantwortet werden, und die Studie wird methodisch überfrachtet. Die Untersuchung dauert dann evtl. lange und verzögert damit den Entwicklungsprozeß. Schlimmstenfalls lassen sich die Hauptfragen gar nicht mehr beantworten. Ein typisches Beispiel stellt der Versuch dar, schon in der ersten Studie definitive pharmkokinetische Erkenntnisse gewinnen zu wollen.

Schlußbetrachtung

Fragestellung und Methodik bestimmen Design und Auswertung einer Studie. Die Auswertungskriterien pharmakodynamischer und pharmakokinetischer Daten müssen gemäß den GCP-Richtlinien schon im Protokoll festgelegt werden. Abweichungen müssen im Abschlußbericht erwähnt und begründet werden.

Frühe humanpharmakologische Studien haben oft einen explorativen Charakter und dienen der Hypothesengenerierung. Dies erfordert einen anderen statistischen Ansatz als bei späteren humanpharmakologischen Studien, die konfirmatorischen Charakter annehmen.

Im Hinblick auf die Stellung humanpharmakologischer Studien im Rahmen des Entwicklungsprozesses eines neuen Arzneimittels begleiten Phase-I-Studien die klinische Forschung bis zur Markteinführung und häufig auch noch danach zur Beantwortung spezieller pharmakodynamischer und pharmakokinetischer Fragen.

Literatur
1. Bieck PR, Antonin KH, Schulz R: Clinical Pharmacology of MAO inhibitors. In: Monoamine Oxidase; Basic an Clinical Aspects. A Tribute to Prof. Kamijo Eds.: H Yasuhara SH, Parvez M, Sandler K, Oguchi T Nagatsu, VSP Press, Zeist, Holland 1992. in preparation.
2. Browne TR: Stable isotopes in clinical pharmacokinetic investigations: Advantages and disadvantages. Clin Pharmacokinet. 1990; 18: 423 - 433.
3. Cardon PV, Domer Jr FW, Trumble R: Injuries to research subjects. New Eng. J MED1976; 295: 650 - 654
4. Galeazzi RL, Benet LZ, Sheiner LB: Relationship between the pharmacokinetics an pharmacodynamics of procainamide. Clin Pharmacol Ther 1976; 20: 278 - 289.

5. Grundlagen der Arzneimitteltherapie: Entwicklung, Beurteilung und Anwendung von Arzneimitteln. Hrsg.: W Dölle, B Müller-Oerlinghausen, U Schwabe. B.I.-Wissenschaftsverlag Bibliographisches Institut Mannheim/Wien/Zürich. 1986.

6. Lorenz K: Die acht Todsünden der zivilisierten Menschheit. R. Piper & Co. Verlag, München, 1973.

7. Meier J, Nüesch E, Schmidt R: Phamacokinetic criteria for the evaluation of retard formulations. Europ J Clin Pharmacol. 1974; 7, 429 - 432.

8. Peck CC, Collins JM: Fist time in man studies: A regulatory perspective - Art and Science of phase I trials. J Clin Pharmacol, 1990; 30: 210 - 222.

9. Royle JM, Snell ES: Medical research on normal volunteers. Br J Clin Pharmacol 1986; 21: 548 - 549.

10. Schulz R und IW Reimann: Practice effect of volunteers in repeated psychometric testing. How to handle this intervening variable in clinical pharmacology studies? Meth and Find Exptl Clin Pharmacol 1988; 10: 657 - 661.

11. Steinijans CW, Hauschke D: Update on the statistical analysis of bioequivalence studies. Int J Clin Pharmacol Ther Tox 1990; 28: 105 - 110.

12. Westlake WJ: Use of Confidence intervals in analysis of comparative bioavilability trials. J Pharmaceutic Sci. 1972; 61, 1340 - 1341.

13. Zarafonetis C, Riley P, Willis P, Power L, Warbelow J, Farhat L, Beckwith W, Marks B: Clinically significant adverse effects in a Phase 1 testing progarm. Clin Pharacol Ther 1978; 21: 127 - 132

Statistische Auswertung

G. Pabst

L.A.B. Gesellschaft für pharmakologische Untersuchungen mbH & Co, Neu-Ulm

In den Frühphasen der klinischen Entwicklung eines neuen Arzneimittels werden viele Untersuchungen durchgeführt mit dem Ziel, erste Erkenntnisse zu gewinnen. Die Auswertung wird dann kaum über eine explorative oder deskriptive Statistik hinausgehen. Aber selbst in diesen Fällen sollte die statistische Auswertung sorgfältig geplant und durchgeführt werden.

Der Biometriker

Die Planung der statistischen Analyse und ihre Ausführung muß durch einen namentlich benannten, entsprechend qualifizierten und erfahrenen Biometriker / Statistiker durchgeführt oder bestätigt werden [4]. Unklar ist, was ein(e) "Biometriker(in)" im Sinne der GCP ist, denn es gibt keinen Studiengang Biometrie; im europäischen Raum bieten gerade zwei Universitäten einen einjährigen Master's Kurs "Medizinische Statistik" an. Noch schwieriger ist es, die notwendige Erfahrung des Biometrikers operationell festzulegen, vor allem wenn man bedenkt, daß bei klinischen Studien der Phasen II und III mitunter mehrere Jahre vergehen von der ersten Planung bis zum endgültigen Bericht.

Positiv kann gemeldet werden, daß das von der Biometrischen Gesellschaft und der GMDS gemeinsam herausgegebene Zertifikat "Biometrie in der Medizin" vom BGA als Fachkunde- und Qualifikationsnachweis anerkannt wird [5]. Für dieses Zertifikat wird u.a. eine mindestens dreijährige praktische Tätigkeit auf dem Gebiet der Biometrie in der Medizin gefordert mit Erfahrung auf mindestens zwei der folgenden sieben Tätigkeitsgebiete:

1. Planung und Auswertung kontrollierter klinischer Therapiestudien
2. Planung und Auswertung epidemiologischer Studien
3. Statistische Analysen im Bereich der experimentellen und klinischen Medizin

4. Statistische Analysen im Bereich des Gesundheitswesens
5. Erstellung und empirische Prüfung biomathematischer Modelle
6. Anwendungsorientierte Weiterentwicklung statistischer Verfahren
7. Entwicklung und Anwendung von Computerprogrammen für statistische und
   biometrische Verfahren.

Unabhängig davon, wer letztendlich die statistische Auswertung plant und durch-
führt, ist bereits vor Beginn der Studie *die Verteilung der Verantwortlichkeiten
für die Datenübermittlung, biometrische Auswertung, Bericht* festzulegen [6].

Der Auswertungsplan

Biometrische Überlegungen sind so früh wie möglich anzustellen [7], d.h.
Zugang zu biometrischer Expertise ist bereits *vor Beginn* der Studie
notwendig [8].

Der Biometriker kann/soll in der Planungsphase:
- bei der Auswahl geeigneter experimenteller Designs beraten
- die Möglichkeiten der Verblindung und Randomisierung diskutieren
- erläutern, welche Fragestellungen statistisch untersucht werden können und
  welche nicht; die Probleme als statistische Fragestellungen formulieren
- den statistischen Auswertungsplan erstellen, geeignete Auswertungsstrategien
  entwickeln
- die notwendige Fallzahl schätzen

Das Formulieren einer für die statistische Auswertung geeigneten Fragestellung
erfordert eine intensive Interaktion zwischen dem Biometriker und dem Autor
des Prüfplans, wobei es sich in der Praxis als einfacher erweist, wenn der
Biometriker sich medizinische Grundkenntnisse erwirbt, als wenn der Mediziner
die Statistik erlernt.

Über den Umfang des statistischen Auswertungsplans kann man geteilter
Ansicht sein, u.U. mögen zwei Absätze ausreichen, insbesondere wenn es sich
um eine Studie in der Anfangsphase der pharmazeutischen Entwicklung eines
Präparates handelt, wenn also im wesentlichen eine explorative Analyse gefragt
ist. Obwohl natürlich eine weniger detailliert vorgegebene Auswertung flexibler
zu handhaben ist, wird in der Regel eine weiterreichende Festlegung der
Auswertung bereits im Stadium der Prüfplanerstellung von Vorteil sein, zum
einen, um sich über die Struktur der zu gewinnenden Daten klar zu werden, zum
anderen, weil damit der von der Biometrie zu erbringende Beitrag zum
Abschlußbericht festgeschrieben wird.

Der statistische Auswertungsplan sollte in jedem Fall eine Spezifikation der *Auswertungsmethoden* enthalten, im Falle einer testenden Statistik *mit Festlegung der Arbeitshypothesen und der Irrtumswahrscheinlichkeiten* [9]. Zu beachten ist, daß jeder Parameter nur einmal und nur auf eine einzige Art ausgewertet werden darf. Allerdings kann ggf. ein vorher festgelegtes datenabhängiges Verfahren zur Anwendung kommen, um z.B. zwischen einer parametrischen und einer nonparametrischen Auswertung zu entscheiden.

Aus Platzgründen soll hier nur auf drei ausgewählte Teilaspekte der eigentlichen Auswertung eingegangen werden.

Auswertungs-Software

Die Auswertung muß mit validierten Programmen durchgeführt werden [10], wobei eine Validierung im Einzelfall einen erheblichen Aufwand bedeuten kann. Weltweit in zahlreichen Exemplaren installierte statistische Auswertungssysteme, wie z.B. SAS, SPSS, BMDP, P-Stat, SYSTAT oder S-Plus (ohne Anspruch auf Vollständigkeit), die auch regelmäßig weiterentwickelt werden, können allerdings meist als ausreichend validiert angesehen werden, sofern nicht für einzelne Prozeduren Fehler bekannt sind. In diesem Fall ist beim Anwender nur die Installation dieser Software zu validieren.

In Programmpaketen, die aus den USA stammen, sind in der Regel nur sehr wenige nonparametrische Methoden enthalten. Hier müssen z.T. Zusatzprogramme (z.B. StatXact) eingesetzt werden. Bei der Auswahl derartiger Software sollte darauf geachtet werden, ob die Dokumentation ausführlich genug ist, denn ein unzureichend dokumentiertes Programm wurde in der Regel auch nicht ausreichend vom Hersteller validiert. Wegen der geringeren Verbreitung dieser Programme muß sich der Anwender in der Regel vor dem Einsatz separat von der Korrektheit der Routinen überzeugen.

Die allem übergeordnete Maxime ist, daß die *Integrität der Daten während der Datenauswertung* und *höchstmögliche Korrektheit sichergestellt* sein muß [11].

Umgang mit Fehlern und fehlenden Daten

Fehler lassen sich nicht immer vermeiden. Wurden keine Fehler festgestellt, sollte dies im Bericht erwähnt werden. Anderenfalls muß der Bericht *Rechenschaft ablegen über fehlende, nicht verwertete oder fehlerhafte Daten. Alle Auslassungen dieser Art müssen dokumentiert werden, um zu ermöglichen, daß eine Reanalyse vorgenommen werden kann* [12]. Bei nicht verwerteten, fehlerhaften, als unplausibel erkannten Daten reicht demnach z.B. in Tabellen ein Sonderzeichen als Platzhalter nicht aus, sondern diese Werte sind quantitativ anzugeben mit einer Begründung im Einzelfall, weshalb der jeweilige Wert als fehlerhaft oder unplausibel einzustufen ist bzw. nicht verwertet wurde.

Daten können im strengen Sinne nur dann als fehlerhaft gelten, wenn der Umstand, der zu diesem Fehler geführt hat, extern dokumentiert ist und auch dann hätte entdeckt werden können, wenn der genaue Wert noch nicht bekannt gewesen wäre. Wenn als fehlerhaft erkannte Daten trotz allem in der Auswertung belassen werden sollen, ist dies zu begründen. Bei unplausiblen Daten, die nicht verwertet werden sollen, ist zu begründen, weshalb der Wert als unplausibel zu gelten hat und weshalb ein Belassen dieses Wertes in der Auswertung zu einer noch unzuverlässigeren Aussage geführt hätte als ein Weglassen. Bei fehlenden Werten sind gleichfalls im Einzelfall die Gründe anzugeben, weshalb der jeweilige Wert fehlt. Der Bericht muß auch Auskunft darüber geben, ob und wie diese Datenlücken bei der statistischen Analyse berücksichtigt wurden (Tabelle 1).

Tabelle 1. Möglichkeiten zur Behandlung fehlender Daten bei der Auswertung

* unberücksichtigt lassen
* ersetzen durch ungünstigsten Wert
* ersetzen durch plausiblen Wert
    * letzter vorheriger Wert
    * Interpolation
    * Mittelwert, Median
    * LS-Schätzer
* randomisierte Ergänzung
  (Simulation, bootstrap)

Fehler oder fehlende Daten können schwerwiegende Auswirkungen auf die Aussagefähigkeit und ggf. auch die Aussage der Studie haben, aber es gibt auch Fehler mit nur geringfügigen Auswirkungen; eine verspätet abgenommene Probe kann beispielsweise bei der pharmakokinetischen Auswertung ohne größere Schwierigkeiten dem tatsächlichen Zeitpunkt nach Applikation zugeordnet werden.

Bei fehlenden Werten liegt es nahe, nur mit den verfügbaren Daten weiterzurechnen. Diese Vorgehensweise kann jedoch die Aussage verfälschen. Bei einer Patientenstudie ist es beispielsweise ohne weiteres denkbar, daß gerade

Patienten mit einem besonders guten Therapieerfolg nicht mehr zur Abschlußuntersuchung erscheinen. Zu beachten ist auch, daß häufig Mittelwertsverläufe
zur zusammenfassenden Beurteilung herangezogen werden — jedoch sind
Mittelwerte, die auf Daten unterschiedlicher Teilkollektive beruhen, nicht
unmittelbar miteinander vergleichbar. Da darüber hinaus viele statistische
Auswertungsverfahren, insbesondere bei nichtparametrischen Methoden,
vollständige Datensätze erfordern, kann es angezeigt sein, fehlende Werte
geeignet zu ergänzen.

Handelt es dabei um die Zielgröße der Studie, so kann man, im Sinne einer
konservativen Entscheidung, den fehlenden Wert durch den jeweils
ungünstigsten Wert ersetzen. Bei der subjektiven Einschätzung der
Verträglichkeit beispielsweise wäre eine fehlende Beurteilung eines
Testpräparates als "schlecht verträglich" zu ergänzen, eine fehlende Beurteilung
des Referenzpräparates dagegen als "gut verträglich".

Meist erscheint es jedoch angemessener, einen fehlenden Wert durch einen
plausiblen Schätzwert zu ergänzen. Bei dieser Vorgehensweise sind während der
statistischen Auswertung die Freiheitsgrade entsprechend anzupassen. Insbesondere bei Daten mit einer relativ großen Meßungenauigkeit, aber ohne große
Veränderungen mit der Zeit, z.B. bei Blutdruck und Puls, könnte zur Ergänzung
der letzte vorausgegangene Meßwert herangezogen werden. Häufig wird auch
zwischen benachbarten Werten interpoliert. Konzentrationsdaten in der termina-
len Abfallphase sollten dabei eher log-linear anstatt linear interpoliert werden,
wobei anzumerken ist, daß bei der Berechnung der Fläche unter der Kurve,
AUC, über die Trapezregel ein Unberücksichtlassen den gleichen Effekt hat
wie eine lineare Interpolation. Zur Ergänzung fehlender Werte können auch
Mittelwerte oder Mediane herangezogen werden. Am verläßlichsten ist die
Ergänzung durch den Kleinste-Quadrate-Schätzer (Least Squares Mean), der sich
bei normalverteilten Daten z.B. über generalisierte lineare Modelle errechnen
läßt.

Es gibt auch die Möglichkeit der randomisierten Ergänzung (Simulation,
Bootstrap). Nach Durchrechnen einer Vielzahl möglicher Ergänzungen wird
dann nicht mehr eine einzelne Kenngröße, z.B. ein Mittelwert angegeben,
sondern ein Konfidenzintervall für diese Kenngröße. Dieses Verfahren erfordert
allerdings einen sehr hohen Rechenaufwand.

Für welche Vorgehensweise auch immer man sich entscheidet: Die Entscheidung ist zu begründen. Um dem Vorwurf der Datenmanipulation entgegenzuwirken, ist es hilfreich, wenn die Vorgehensweise bei verschiedenen Fehlertypen
bereits vor Beginn der Datenerhebung z.B. in SOPs festgelegt wird.

Zwischenauswertungen

Immer wieder wird nach Zwischenauswertungen gefragt, jedoch müssen *die Möglichkeit und die Umstände einer Zwischenauswertung* bereits *im Prüfplan ausgeführt sein [13]*. Dies ist aus statistischen Gründen notwendig, denn die Wahrscheinlichkeiten, die für Signifikanztests mit einer festen Fallzahl hergeleitet wurden, geben ein falsches Bild, wenn Studienergebnisse mit Eintreffen der Daten wiederholt ausgewertet werden. Wiederholte Tests auf einem festen nominalen Signifikanzniveau führen dazu, daß die aktuelle Wahrscheinlichkeit für eine falsche Entscheidung (α-Fehler) auf einen Unterschied, obwohl keiner da ist, mit zunehmender Fallzahl ansteigt (Tabelle 2) [1]; nach 10 wiederholten Tests beträgt die Wahrscheinlichkeit bereits mehr als 19%, mit einem falsch signifikanten Ergebnis die Studie abzubrechen.

Tabelle 2. Das Problem wiederholter Signifikanztests bei akkumulierenden Daten (zweiseitige Tests, normalverteilte Zielvariable bekannter Varianz, Abbruch bei $p<0.05$)

Anzahl Tests auf dem 5%-Niveau	Gesamtsignifikanz-Niveau
1	0.050
2	0.083
3	0.107
4	0.126
5	0.142
10	0.193
20	0.248
50	0.320
100	0.374
250	0.440
1000	0.530
∞	1.000

Es gibt verschiedene Wege, dieses Problem statistisch anzugehen [2]. Eher für den Bereich klinischer Studien anwendbar sind Folgetestpläne, wo nach jedem Einzelfall das Ergebnis notiert wird. Gruppensequentielle Designs sind eine Verallgemeinerung dieses Konzepts. Bei diesen Methoden ist die Anzahl der Tests im voraus festzulegen, und zwischen den einzelnen Tests sollen annähernd gleich viele Fälle eingeschlossen werden. Basierend auf diesen wesentlichen

Annahmen wird eine Folge von Signifikanzniveaus für die Einzeltests festgelegt, so daß die Wahrscheinlichkeit des α-Fehlers für das gesamte Testverfahren auf dem gewünschten Niveau gehalten wird.

Beim Verfahren von Lan und DeMets [3] braucht die Anzahl der Zwischenauswertungen nicht im voraus festgelegt zu werden. Stattdessen wird eine Funktion definiert, die das kumulative Signifikanzniveau für Zwischenauswertungen festlegt für jede beliebige Fraktion der Gesamtfallzahl. Dieses Verfahren ist deshalb u.a. als "significance spending" bekannt.

Die genannten Methoden halten das α-Niveau unter Kontrolle, d.h. die Wahrscheinlichkeit dafür, einen Unterschied zu behaupten, obwohl keiner vorhanden ist. Der Sinn dieser Art der Zwischenauswertung liegt darin, die Untersuchung ggf. schon vorzeitig abbrechen zu können, wenn bereits bei einer niedrigeren Fallzahl der erwünschte Nachweis, z.B. einer überlegenen Wirksamkeit, möglich war. Von erheblichem Interesse, insbesondere in der Humanpharmakologie, ist aber auch der β-Fehler, einen vorhandenen Unterschied nicht zu entdecken. Bei einer Zwischenauswertung kann deshalb auch die Frage gestellt werden, ob der beobachtete Trend so stark ist (entweder für oder gegen die Nullhypothese), daß keine wesentlich anderen Schlußfolgerungen mehr zu erwarten sind, selbst wenn die Untersuchung bis zum vorgesehenen Ende fortgeführt würde.

Dieser Zugang ist als "stochastic curtailing" bekannt (Tabelle 3). Man errechnet dazu anhand der Daten der Zwischenauswertung einerseits die bedingte Wahrscheinlichkeit dafür, bei der Schlußauswertung die Nullhypothese abzulehnen, obwohl die Nullhypothese gilt — und bricht die Studie mit einer positiven Signifikanzentscheidung ab, wenn diese bedingte Wahrscheinlichkeit groß genug ist. Andererseits errechnet man anhand der Daten der Zwischenauswertung auch die bedingte Wahrscheinlichkeit dafür, bei der Schlußauswertung die Nullhypothese nicht abzulehnen, obwohl die Alternativhypothese gilt — und bricht die Studie unter Beibehalten der Nullhypothese ab, wenn wiederum diese bedingte Wahrscheinlichkeit groß genug ist.

Tabelle 3. "Stochastic Curtailing" bei Signifikanz-Niveau α und Trennschärfe $1-\beta$

Fall 1:

H_O wird bei der Zwischenauswertung verworfen, wenn:

P_R (Verwerfen von H_O am Ende $\mid$ gegebene Daten, H_O gilt) $\geq \gamma$

Fall 2:

H_O wird bei der Zwischenauswertung beibehalten, wenn:

P_R (Beibehalten von H_O am Ende $\mid$ gegebene Daten, H_A gilt) $\geq \gamma'$

Dann gilt:

P (α-Fehler) $\leq \alpha / \gamma$

P (β-Fehler) $\leq \beta / \gamma'$

Nicht in allen Fällen ist eine Anpassung des Signifikanzniveaus erforderlich, wenn Zwischenauswertungen vorgenommen werden. In diesen Fällen sollte aber vorzugsweise so ausgewertet werden, daß eine etwaige Verblindung nicht gebrochen zu werden braucht.

Eine Zwischenauswertung zum Monitoring der Studiendurchführung, der Compliance, der Meßmethoden hat keinen Einfluß auf das Signifikanzniveau. Das Gleiche gilt für Zwischenauswertungen, die durchgeführt werden, um Management-Entscheidungen zu erleichtern, z.B., ob neues Personal eingestellt werden soll, welche von mehreren galenischen Formulierungen weiterentwickelt werden soll o.ä.

Wenn die für die Studie errechnete notwendige Fallzahl mangels verläßlicher Daten nur auf einer groben Schätzung der Varianz beruhte, kann in einer Zwischenauswertung nach z.B. 25% der angestrebten Fälle die Varianz genauer abgeschätzt werden, um die Fallzahl ggf. nach oben anzupassen. Dies erfordert jedoch eine erneute Abwägung der ethischen Rechtfertigung der Studie. Wenn die Möglichkeit zu einer Reduktion der Fallzahl zu diesem Zeitpunkt offen gelassen wird, sind allerdings auch bei einer derartigen Zwischenauswertung zur Fallzahlschätzung die Signifikanzniveaus neu festzulegen.

Bei Abbruchkriterien ohne Einfluß auf den α-Fehler ist keine Anpassung der Signifikanzniveaus erforderlich. Das Ziel der Studie könnte beispielsweise sein, die Überlegenheit einer Behandlung A über eine Behandlung B nachzuweisen. Wenn eine Zwischenauswertung durchgeführt wird, um ggf. die Studie abbrechen zu können, falls sich A als deutlich schlechter als B erweist, wird die Wahrscheinlichkeit für den α-Fehler, eine nicht vorhandene Überlegenheit von A über B zu behaupten, nicht beeinflußt. Auch bei einer Zwischenauswertung zur Fallzahlschätzung kann die Studie ggf. ohne Anpassung des Signifikanzniveaus abgebrochen werden, wenn sich nur eine minimale Erfolgschance abzeichnet — in welchem Fall es auch ethisch bedenklich wäre, die Studie fortzuführen. Ein vorzeitiger Abbruch aus diesen Gründen beeinflußt jedoch den β-Fehler, einen vorhandenen Unterschied nicht zu entdecken, d.h. im obigen Fall das Präparat A fälschlicherweise abzuqualifizieren.

Außer daß ggf. Signifikanzniveaus anzupassen sind, werfen Zwischenauswertungen weitere Probleme auf, die noch schwieriger in den Griff zu bekommen sind (Tabelle 4).

Tabelle 4. Probleme bei Zwischenauswertungen

---

* Adjustierung der Testniveaus
* sukzessive Kohorten mögen sich unterscheiden
* Auswirkungen auf Durchführung
* Mißbrauchsgefahr

Es ist möglich, daß sich sukzessive Kohorten unterscheiden. Insbesondere bei Untersuchungen an Patienten könnte sich das Kollektiv, das zuerst für die Studie rekrutiert wurde, von den Patienten unterscheiden, die zu einem späteren Zeitpunkt in die Studie eingeschlossen wurden.

Wenn die Ergebnisse der Zwischenauswertung erfolgversprechend sind, könnte die Sorgfalt bei der weiteren Durchführung nachlassen — es ist deshalb im Einzelfall zu überlegen, welchem Personenkreis die Ergebnisse der Zwischenauswertung zugänglich gemacht werden.

Nicht zuletzt besteht eine Mißbrauchsgefahr. Von mehreren Studien mit gleicher oder ähnlicher Fragestellung könnten beispielsweise nach einer Zwischenauswertung diejenigen mit einem ungünstigen Ergebnis abgebrochen werden, während die Studien mit einem günstigen Zwischenergebnis bis zum Ende durchgeführt werden. Bei Abschluß des Entwicklungsprogramms kommt es dann dazu, daß die großen Studien tendentiell günstigere Ergebnisse aufweisen als die kleinen, was zu einer ungerechtfertigt positiven Gesamteinschätzung führt.

Aus diesem und den anderen genannten Gründen stoßen Zwischenauswertungen auf eine gewisse Skepsis, und es ist gerechtfertigt, daß die GCP bereits im Prüfplan ein Festlegen von Möglichkeit und Umständen von Zwischenauswertungen verlangt. Im Endbericht sollten dann aber neben den Endergebnissen auch die Ergebnisse der Zwischenauswertung zusätzlich aufgeführt werden.

Der Bericht

Der Endbericht sollte mindestens enthalten:
* *eine statistische Auswertung anhand der im Prüfplan festgelegten Zielvariablen* und Methoden [14]. Abweichungen vom statistischen Auswertungsplan sind möglich, *aber jegliche Abweichungen von der Planung müssen beschrieben und im Endbericht gerechtfertigt werden* [15].
* *Angaben zu allen verwendeten statistischen Verfahren, so daß ihre Anwendung nachvollzogen werden kann* [16]. Bei der Berechnung terminaler Geschwindigkeitskonstanten über log-lineare Regression ist beispielsweise eine Angabe dazu erforderlich, welche Datenpunkte in diese Regression einbezogen wurden, bei der Varianzanalyse sollte das untersuchte varianzanalytische Modell genannt werden usw.
* *eine Beurteilung der Aussagefähigkeit der Prüfung aus biometrischer Sicht* [17], ob z.B. auch alle Voraussetzungen der jeweiligen statistischen Auswertung tatsächlich erfüllt waren.

Die Ergebnisse der Analyse sollen in einer Art präsentiert werden, die die Interpretation der klinischen Bedeutung erleichtert [18], hier ist der Biometriker in die Pflicht zu nehmen. Für den Endbericht kann z.B. der Biometriker um eine Stellungnahme zu seinen Ergebnissen im "Klartext" gebeten werden. An dieser Stelle könnte der Biometriker auch durch seine Unterschrift bestätigen, daß die Auswertung korrekt durchgeführt und beschrieben wurde und dem Stand der wissenschaftlichen Erkenntnis entspricht.

Literatur und Anmerkungen
1. Armitage P, McPherson CK, Rowe BC: Repeated significance tests on accumulating data. J Roy Statist Soc A 132, 235-244 (1969)
2. Johnson MF: Issues in planning interim analyses. Drug Inform J 24, 361-370 (1990)
3. Lan KKG, DeMets DL: Discrete sequential boundries for clinical trials. Biometrika 70, 659-663 (1983)
4. GCP Kapitel 4.6
5. Derzeit (Stand: 30.7.1990) 58 Zertifikatsinhaber
6. GCP Kapitel 2.3, Absatz k und Kapitel 4.2
7. Der Bundesminister für Jugend, Familie, Frauen und Gesundheit: Bekanntmachung von Grundsätzen für die ordnungsgemäße Durchführung der klinischen Prüfung von Arzneimitteln. BAnz (1987), 166617. Grundsatz 2.2
8. GCP Kapitel 4.1
9. Grundsätze 2.5.17

10. GCP Kapitel 3.10. Die dort geforderte Fehlerfreiheit des Datenverarbeitungssystems kann in der Praxis nicht gewährleistet werden.
11. GCP Kapitel 4.7 und 3.13
12. GCP Kapitel 4.9
13. GCP Kapitel 4.6
14. Absatz 4.2.1 der Grundsätze ist insofern unvollständig, als die Methodik nicht angesprochen wird.
15. GCP Kapitel 4.6
16. Grundsätze 4.2.3
17. Grundsätze 4.2.5
18. GCP Kapitel 4.8

Bewertung und Beurteilung humanpharmakologischer Studien

C. de Mey
Zentrum für Kardiovaskuläre Pharmakologie, Mainz/Wiesbaden

Humanpharmakologische Studien untersuchen pharmakokinetische und pharmakodynamische Prozesse am gesunden Menschen. Sie liefern die unerläßlichen Grundlagen für die Entscheidungen in der pharmazeutischen Produktentwicklung, Arzneimittelzulassung und kompetitiven therapeutischen Differenzierung.

Eine Studie greift in diese Entscheidungsprozesse über den Studienbericht ein. Der Bericht ist deswegen nicht nur eine grammatikalische Umgestaltung des Prüfplans (Futur/Präsens in Präteritum), welche durch eine Auflistung der Studiendaten ergänzt wird, sondern vor allem 1. eine Beurteilung und Bewertung der Erfahrungen und Beobachtungen, die im Rahmen der Studie gemacht wurden, und 2. deren Übertragung in eine den Entscheidungsträgern annehmbare Kommunikationsform.

Die Herausforderungen, die bei der Bewertung und Beurteilung der Studienergebnisse auftreten, betreffen damit nicht nur den Prüfer (und/oder den Biostatistiker), sondern jeden, der aufgrund des Studienberichtes an der Entscheidungsfindung beteiligt ist. Das Ziel dieses Beitrags ist, einige praktische und konzeptuelle Aspekte der Bewertung humanpharmakologischer Studien zu diskutieren, mit der Absicht zur Lösung und Vermeidung eventueller Probleme beizutragen.

Die Studie als Experiment

Eine humanpharmakologische Studie ist ein *Experiment,* das 1. in prospektiver Art und Weise durchgeführt wird, 2. eine Zufallsstichprobe ("sample") einer definierten Grundgesamtheit ("population") verwendet, bei dem 3. die wichtigsten Quellen der Varianz (z.B. Behandlung bzw. Formulierung) ausgewählt und kontrolliert und 4. die Varianzfaktoren (z.B. Test und Referenz bzw. Kontrolle) zufällig zugeteilt werden können. Die Studie ist deswegen zur Bestätigung und Ergänzung der Ergebnisse und Schlüsse wiederholbar .

In der Planung der Studie werden eine experimentelle Hypothese gewählt, die experimentellen Rahmenbedingungen definiert und die Modalitäten zur Prüfung der Hypothese festgelegt. Bei der Bewertung der Studie ist es notwendig, kritisch zu analysieren, ob diese Vorentscheidungen richtig waren und ob sie konsequent und richtig ausgeführt wurden. Dadurch sichert man, daß die Prüfung der Hypothese (durch Hypothesentestung oder Schätzungsverfahren) nicht mit systematischen Fehlern ("bias") [1] und nur minimal mit Zufallsfehlern behaftet ist.

Bewertung der experimentellen Hypothese

Die zu beantwortende Frage wird als *experimentelle Hypothese* definiert. Die Bewertung der Beobachtungen wird zur Prüfung dieser Hypothese und zur Beantwortung der Studienfrage herangezogen. Manchmal werden experimentelle Hypothesen angewendet (und sogar auferlegt), die jedoch kaum die Studienfrage aus klinisch-pharmakologischer Sicht befriedigend und ausreichend beantworten können; z.B. :

Differenz vs. Relevanz

Der Vergleich zweier Behandlungen weist, auch wenn es sich um eine einfache Wiederholung handelt, stets eine Differenz auf. Diese Differenz wird statistische Signifikanz erreichen, wenn der Meßfehler klein genug ist (d.h. die Fallzahl ausreichend groß ist). Die biostatistische Prüfung der experimentellen Hypothese ist jedoch nur eine Grundlage zur Beantwortung der Studienfrage. Die wahrgenommene Differenz muß, unabhängig von ihrer biostatistischen "Bestätigung", stets nach ihrer klinischen Relevanz bewertet werden [2-4].

Nichtdifferenz vs. Äquivalenz

Die Differenz zwischen zwei Behandlungen wird keine statistische Signifikanz erreichen, wenn der Meßfehler relativ groß ist. Möglicherweise ist dabei die ß-Irrtumswahrscheinlichkeit eines Fehlers 2. Art (d.h. eine "wahre" Differenz nicht zu erkennen) zu groß (d.h. die Teststärke oder Power = 1-ß ist zu schwach) [5].Wenn es wichtig ist, nachzuweisen, daß keine Differenz vorliegt, dann sollten die Behandlungen hinsichtlich ihrer Äquivalenz überprüft werden :

d.h. es ist zu prüfen, ob die Differenz eine klinisch/physiologisch bzw. therapeutisch relevante Akzeptanzzone nicht überschreitet.

Diese Probleme können anhand von Schätzungsverfahren (Konfidenzintervalle [6-9]) besser als mit einfacher Hypothesentestung bewältigt werden. Das Konfidenzintervall (KI) ermöglicht 1. eine Hypothesentestung (die Nullhypothese [H0 : $\mu1 = \mu2$] wird mit einem 5% α-Risiko verworfen, wenn das 2-seitige 95% Konfidenzintervall um die Punktschätzung [$\mu1 - \mu2$] die Null nicht einschließt), 2. eine Bewertung der Relevanz (einer biologisch oder therapeutisch relevanten Akzeptanzzone gegenüber) und 3. der Zuverlässigkeit der Schätzung (breite KIs deuten die Schwäche der Schätzung und eine fehlende Teststärke an).

Biostatistische Äquivalenz vs. therapeutische Äquivalenz

Es ist üblich, auf eine therapeutische Äquivalenz (d.h. Austauschbarkeit) zweier Darreichungsformen desselben Arzneistoffes aus dem Nachweis der biostatistischen Äquivalenz ihres pharmakokinetischen Verhaltens zu schließen [10-13]. Aus pharmakotherapeutischer Sicht ist jedoch die intra- und interindividuelle Austauschbarkeit der Formulierungen das entscheidende Kriterium der Äquivalenz. Diese Fragen sowie das Vermögen, sie aufgrund pharmakokinetischer Daten zu beantworten, ließen sich besser überprüfen anhand von Hypothesen, die die Übereinstimmung der Mittelwerte und Variabilität der Wiederholung (Referenz → Referenz) mit denen des Austausches (Referenz → Test) vergleichen. Die inferentielle Analyse der pharmakokinetischen Bioäquivalenzvariablen richtet sich hauptsächlich, wenn nicht ausschließlich, auf die Übereinstimmung der "wahren" Mittelwerte der Grundgesamtheit [14]; dieses täuscht über die pharmakotherapeutisch wichtige Tatsache hinweg, daß eine exzellente Übereinstimmung der Mittelwerte trotz erheblicher intraindividueller Datenvariabilität erzielt werden kann. Bei kleiner Fallzahl bleibt diese Variabilität meistens als großer Meßfehler erhalten, was zu einem breiten Konfidenzintervall führt, das weder die Annahme noch die Ablehnung der pharmakokinetischen Äquivalenz zuläßt [15,16]. Dies könnte z.B. durch eine höhere Fallzahl, ein alternatives Studiendesign oder eine liberalere Akzeptanzzone (z.B. 70-130% für Cmax statt 80 bis 120 bzw. 125%, wie für AUC üblich [10-13]) umgangen werden. Es stellt sich jedoch die Frage, ob eine pharmakokinetische Äquivalenz, die auf solche Weise "erzwungen" wird, überhaupt als Grundlage einer therapeutischen Äquivalenzentscheidung gelten darf. Trifft die Annahme zu, daß eine direkte Beziehung zwischen Plasmaspiegel und therapeutischer Wirkung besteht (d.h. die Grundvoraussetzung, um von einer pharmakokinetischen auf eine therapeutische Äquivalenz schließen zu können), dann würde eine so erzielte pharmakokinetische Äquivalenz der Mittelwerte eine Unzuverlässigkeit der individuellen Therapieentscheidungen erlauben. Aus pharmakotherapeutischer Sicht bietet es sich deswegen an, die Fallzahlen in beide Richtungen (8 bis 16) zu beschränken, und es bleibt durchaus vernünftig, die alte [21] und biostatistisch verpönte [22-25] 75/75-125-Regel als Zusatzkriterium zu verwenden.

Studienplanung und Durchführung

Die Architektur der Studie [26] definiert die Grund- und Rahmenbedingungen, unter welchen die Behandlungsfaktoren (z.B. Test- und Referenzbehandlung) mit den Beobachtungseinheiten (d.h. Probanden) zusammentreffen und die Studienbeobachtungen erfaßt werden. Bei der Planung der Studie sollten diese Modalitäten prospektiv (im Prüfplan) festgelegt werden. Sie umfassen z.B.:
* eine präzise Definition der Testbehandlung (Dosis, Formulierung, Applikationsmodalitäten etc.),
* eine geeignete Kontrollbehandlung,
* ein geeignetes Studiendesign (d.h. Zufallszuordnung der Behandlungen entweder innerhalb der Probanden - Cross-over-Design - oder zwischen Probanden - Parallel-Design),
* eine genaue Definition der Probanden (gesunde bzw. symptomatische, Alter, Geschlecht, Gewicht, Ein- und Ausschlußkriterien etc.),
* die Fallzahl,
* die Zielvariable (deren Änderungen - d.h. Response - vorrangig zur Prüfung der experimentellen Hypothese herangezogen werden),
* die Beobachtungs- bzw. Meßmethoden (Genauigkeit, Validität, Selektivität, Spezifizität, Abhängigkeit vom Beobachter etc.),
* die Beobachtungszeitachse (wie lang, wie oft ?) und
* die Beobachtungsbedingungen (Vorbereitung der Probanden, Haltung und physiologischer Zustand während der Beobachtungen - nüchtern, im Liegen und in Ruhe etc.).

Bei Fehlentscheidungen in diesem Bereich können die Studienbeobachtungen so stark fehlerbehaftet sein, daß eine Bewertung der Behandlungseffekte kaum durchführbar ist. Wichtig ist, 1. - wenn möglich - solche Fehler zu vermeiden und 2. - wenn aufgetreten - sie zu erkennen und zu berücksichtigen (auch wenn dies bedeuten könnte, daß die Studie - in dieser Form - nicht geeignet war, die Studienfrage zu beantworten) [27-28]. Fehler oder Schwachstellen, die sich hier einschleichen, sind manchmal während der Studie erkennbar, meistens werden sie jedoch - wenn überhaupt - zu spät (d.h. nach Abschluß der Studie) entdeckt. Deswegen ist es bei der Bewertung der Studienergebnisse notwendig zu prüfen, ob 1. die o.g. Modalitäten richtig gewählt und 2. richtig angewendet wurden, ob 3. von den Vereinbarungen des Prüfplans abgewichen wurde ("protocol deviations") oder sogar schwere Verletzungen dieser Vereinbarungen ("protocol violations") auftraten. Im einzelnen ergeben sich zu den oben genannten Aspekten insbesondere folgende Überlegungen :

Darreichungsform, Applikationsmodalitäten

- Humanpharmakologische Studien verwenden oft vorläufige *Darreichungsformen*. Die Übertragung der Studienergebnisse auf die kommerzielle Formulierung ist nur zulässig, wenn die Beobachtungen als formulierungsunabhängig [29-31] gelten können und/oder eine (pharmakokinetische) Äquivalenz der Darreichungsformen nachgewiesen werden kann.
- Bei der *Dosiswahl* ist zu berücksichtigen, daß aus Sicherheitsüberlegungen bei gesunden Probanden oft nicht die Dosen angewendet werden können, die bei Patienten therapeutisch notwendig sind. Eine direkte Übertragung pharmakokinetischer Beobachtungen auf höhere Dosen ist aufgrund einer nachgewiesenen Dosisproportionalität möglich. Die Dosisproportionalität des pharmakokinetischen Verhaltens entspricht jedoch keineswegs einer Proportionalität der pharmakodynamischen Effekte [32]. Ein direkte Übertragung der pharmakodynamischen Beobachtungen auf eine höhere Dosis ist damit unzulässig.
- Die *Applikationsmodalitäten* müssen der Fragestellung angepaßt werden [33]. Die Flüssigkeitsmenge muß bei der Einnahme peroraler Behandlungen standardisiert sein [34], "exotische" Getränke sollten (als potentielle Störfaktoren) vermieden werden [35].
- Bei *Wechselwirkungsstudien* ist es wichtig, die zeitliche Trennung der Behandlungen kritisch zu wählen (erscheint es sinnvoll, sie gleichzeitig oder mit einem bestimmten Zeitabstand zu verabreichen ?). Es kann notwendig sein, die Schlußfolgerungen auf den gewählten Modus zu beschränken.

Das Studiendesign

Da in der Praxis die interindividuelle Variabilität fast immer viel größer ist als die intraindividuelle, ist ein *Cross-over-Design* [36-38] (eventuell mit inkompletten Blöcken [39-42] oder mit Replikationen [43]) grundsätzlich dem Parallel-Design vorzuziehen, es sei denn, daß auch bei angemessenem Intervall zwischen den Studientagen mit starken Carry-over-Effekten zu rechnen wäre und/oder die Belastung (z.B. durch Blutentnahmen) der Probanden zu groß würde. Cross-over-Studien sind auch praktisch leichter durchzuführen und beanspruchen eine kleinere Probandenzahl.
- Bei einer fehlenden oder ungeeigneten *Kontrollbehandlung* [44] kann eine Trennung zwischen methoden- und behandlungsbedingter Beeinflussung der

Zielvariablen nicht vorgenommen werden (z.B. unkontrollierte Verträglichkeitstudien [45,46], unterschiedliche Verabreichungswege etc.).

- Bei Cross-over-Studien mit einer Behandlungszuordnung, die nicht nach Periode balanciert ist, können die Behandlungseffekte nicht von eventuellen *Periodeneffekten* (bzw. Lerneffekten) getrennt werden (z.B. Verträglichkeits- oder Dosisproportionalitätsstudien mit Verabreichung des Arzneistoffes in sequentiell aufsteigender Dosierung). Behandlungseffekte können nur dann sinnvoll beurteilt werden, wenn sie Variablen betreffen, die nach höchster Wahrscheinlichkeit weniger durch Perioden- als durch Behandlungseffekte beeinflußt sind (z.B. pharmakokinetische Variablen).

- Bei einer Mehrwege-Cross-over-Studie ist es wichtig, daß das Zeitintervall zwischen den Studientagen lang genug ist, um Übertragung der *Residualeffekte* einer Periode in die nächste zu vermeiden. Tritt eine solche Übertragung trotzdem ein, dann wird sie sich als Periodeneffekt (bei behandlungsunabhängigem Carry-over-Effekt) oder als (Behandlung x Periode)-Wechselwirkung (bei behandlungsabhängigem Carry-over-Effekt) zeigen [47].

- Es wäre optimal, wenn die Identität der Behandlungen allen Betroffenen (Probanden, Prüfern, Datenanalytikern etc.) verborgen bliebe. Eine solche *Verblindung* ist jedoch nicht immer möglich (z.B. bei sehr unterschiedlichen Applikationsmodalitäten, die nicht durch ein Double-dummy-Verfahren verblindet werden können) und bei deutlichen Behandlungseffekten sehr oft wenig effektiv ("Untersucher sind vielleicht blind, aber nicht dumm" - was auch für viele Probanden gilt). Bei Zielvariablen, die durch das Fehlen oder die Ineffektivität der Behandlungsverblindung beinflußt werden könnten, ist besondere Vorsicht geboten. Die Verblindung der Probanden ist m.E. dabei weniger wichtig als die der Untersucher ("observer") und (Signal-)Analytiker.

- Bei pharmakodynamischen Interaktionsstudien ist es möglich und sinnvoll, die einzelnen Effekte und deren Wechselwirkung gleichzeitig zu erfassen [48].

Die Probanden

- Studien an *Patienten* erfordern ein großes Kollektiv und ein hohen Zeitaufwand. Zusätzlich ist die Variabilität der Daten sehr groß. Meistens ist es notwendig, Zusatzmedikationen abzusetzen und/oder die Grundbehandlung abzubrechen (wobei sie durch die Testbehandlungen meistens nicht effektiv substituiert werden kann). Diese Nachteile werden bei Studien an *gesunden Probanden* umgangen: 1. die Homogenität der Stichprobe ist besser gesichert (d.h. der Schweregrad des Krankheitsbildes und/oder eine gleichzeitige Medikamenteneinnahme oder Erkrankung müssen nicht berücksichtigt werden), 2. ein großes Probandenreservoir ist ansprechbar (was die gleichzeitige Untersuchung eines ausreichend großen Kollektives ermöglicht), 3. die Compliance, mit wichtigen Richtlinien und Beschränkungen, kann leichter erreicht werden (Diät, längerdauernde Nahrungskarenz während der Studie etc.), 4. gesunde Probanden sind eher zu zeitaufwendigen Studienverfahren an mehreren Studientagen bereit und 5. sind besser in der Lage und bereit, die nicht immer angenehmen Testprozeduren aktiv mitzumachen. Bei der Bewertung der Studie ist es wichtig zu überlegen, ob die gestellten Fragen ausreichend durch Beobachtungen an gesunden Probanden beantwortet werden können und/oder ob sie durch weitere Studien an Patienten ergänzt werden sollten [49].

- Eine der wichtigsten biostatistischen Voraussetzungen zur Bewertung und Beurteilung der Studienergebnisse ist, daß das Probandenkollektiv einer *Zufallsstichprobe* entspricht. Die Transferfunktion (Grundkollektiv → individuelle Bereitschaft zur Studienteilnahme → Forschungsinstitut → Zuordnung in eine spezifische Studie) ist jedoch so komplex [50,51] (besonders bei symptomatischen Probanden [52,53]), daß dies eher unwahrscheinlich ist [54]. Eine weitere wichtige Voraussetzung ist, daß die Behandlungen (bei Parallelgruppen) oder die Behandlungssequenzen (bei Cross-over-Studien) randomisiert den Versuchspersonen zugeteilt werden. Es ist wichtig zu prüfen, ob (grobe) Verletzungen dieser Vorgaben auftraten.

- Humanpharmakologische Studien finden meistens sehr früh in der pharmazeutischen Produktentwicklung statt und schließen damit aufgrund der noch fehlenden teratotoxikologischen Erfahrungen sehr oft *Frauen* aus [55]. Einschränkungen gelten meistens auch bezüglich Alter [56] und Gewicht [57]. Diese wichtigen Einschränkungen bei der Probandenauswahl zwingen zu einer angemessenen Zurückhaltung bei der aus der Studie gezogenen Schlüsse.

Die Fallzahl

Die Fallzahl bestimmt die minimale Differenz, die aufgrund eines vorhandenen und/oder antizipierten Meßfehlers mit einer bestimmten Teststärke (=1-ß) und Konfidenz (=1-α) detektiert werden kann [58-61]. Weil eine größere Fallzahl durch eine Zunahme der residuellen Freiheitsgrade auch zur Verringerung des Meßfehlers beiträgt, sichert sie, daß die α- und ß-Irrtumswahrscheinlichkeit bei der Hypothesentestung minimiert wird. Bei einer inferentiellen Schätzung kommt die Schätzungsgenauigkeit durch die Breite des Konfidenzintervalls direkter zum Ausdruck. Fallzahlüberlegungen werden dadurch weniger zwingend (sicherlich auch wenn man akzeptiert, daß die Schlußfolgerung einer Nicht-Differenz einen Äquivalenznachweis erfordert). Hoffentlich setzt dies den pauschal abgelehnten kleineren Fallzahlen ein Ende. Die Komplexität der Studien zwingt sehr oft zur Bescheidenheit in der Fallzahl. Solche Studien erreichen damit nicht immer die gewünschte Teststärke; indem Schätzungsverfahren verwendet werden, wird darüber nicht hinweggetäuscht. Statistisch signifikante Differenzen gelten dabei als *"Effekt"*, während

Differenzen, die keine statistische Signifikanz erreichen, jedoch durch ein um die Null stark asymmetrisches Konfidenzintervall gekennzeichnet sind, als *"Trends"* gewertet werden sollten.

Die Zielvariable

- Oft wird die gewählte Zielvariable nicht reichen, um die gestellte Frage zu beantworten (z.B. eine Bioäquivalenzanalyse, die nur AUC berücksichtigt), was erforderlich macht, auch weitere Variablen zur Bewertung (sogar mit vergleichbarer Gewichtung) heranzuziehen.
- Manchmal mag die gewählte Zielvariable bei Patienten geeignet erscheinen, bei gesunden Probanden jedoch nicht : Antihypertensiva z.B. wirken bei gesunden Probanden öfters nicht hypotensiv, zeigen jedoch ihre Wirkung indirekt, durch eine Zunahme der Herzfrequenz, der Plasmakatecholamine und weitere Indizien einer baroreflexvermittelten Steigerung der efferenten adrenergen Aktivität.
- Es kann sein, daß die Hauptfrage der Studie aufgrund anderer Effekte nicht beantwortbar ist (z.B. psychometrische Performance-Tests bei stark euphorisierenden oder sedierenden Pharmaka).
- Es sollte vermieden werden, Schlußfolgerungen aufgrund von Variablen, die nur durch komplexe Berechnungen und unter schwer zu prüfenden Annahmen aus den Meßvariablen abgeleitet werden können, zu ziehen.

Die Meßmethodik

- Es ist zu prüfen, ob die Meßmethodik die notwendige Empfindlichkeit erreicht hat (z.B. kann eine Akkumulationskinetik nicht ausreichend erfaßt werden, wenn die Plasmakonzentrationen nicht über das gesamte Dosierungsintervall quantifiziert werden konnten).
- Bei "observer"-abhängigen Meßverfahren ist es notwendig, auszuschließen, daß eventuelle "observer"-Effekte die Behandlungen ungleich betrafen [62].
- Es ist zu prüfen und auszuschließen, daß die Genauigkeit der Messung von den Behandlungseffekten beeinflußt wurde (z.B. wird Korotkoff V als Kriterium für den diastolischen Blutdruck eine Blutdrucksenkung bei Pharmaka, die eine kardiovaskuläre Hyperkinesie auslösen, überschätzen [63]).
- Die symptomatischen Endpunkte eines Provokationsverfahrens sind manchmal nur schwierig kausal einzuordnen (z.B. orthostatische Hypotonie [64]).

Die Zeitachse der Messungen

Eine kontinuierliche Registrierung ist nur sehr selten durchführbar. Eine diskrete Profilierung kann durchaus genügen, wenn die wenigen, ausgewählten Meßzeitpunkte die Responsedynamik und -kinetik richtig erfassen. Anderenfalls bleiben wichtige Segmente des Responseverlaufs eventuell verdeckt.

Das Studienenvironment

Nahrungsaufnahme z.B. hat erhebliche kardiovaskuläre Effekte [65]. Bei einem kontrollierten Studienablauf sind diese Effekte erkennbar. Eine eventuelle Wechselwirkung zwischen Nahrungs- und Behandlungseffekten (d.h. die Behandlungseffekte werden nach dem Essen verstärkt bzw. abgeschwächt) bleibt jedoch möglich.

Restriktive Studienbedingungen (Beobachtungen im Liegen [66,67], in Ruhe, nüchtern, unter Coffeinentzug) tragen zu einer niedrigeren Restvarianz bei. Sie zwingen jedoch zu Mäßigung bei der Extrapolation der Beobachtungen über diesen experimentellen Rahmen hinaus.

Deskriptive Datenanalyse

Die deskriptive Darstellung der Studienergebnisse sollte eine prägnante, zusammenfassende, jedoch nachvollziehbare Kontinuität zwischen den *Meßdaten*, deren Zeitverlauf und den hieraus abgeleiteten *Responsedaten* der wichtigsten Variablen (z.B. maximale Änderung vom Basiswert vor Dosierung und/oder die Fläche unter dem Zeitverlauf eines bestimmten Zeitsegmentes) herstellen .

Individuelle Beobachtungen

Es ist sinnvoll, die individuellen Meßdaten für jede wichtige Variable wiederzugeben (z.B. in einem Appendix des Berichtes). Dieses sollte durch die Auflistung und/oder graphische Darstellung des Zeitverlaufes *der individuellen Responsedaten* (die bei der inferentiellen Analyse herangezogen werden) ergänzt werden.
Semilogarithmische Zeitverläufe der Plasmakonzentrationen werden in der Pharmakokinetik oft verwendet, weil sie eine lineare Trennung der exponentiellen Segmente des Zeitverlaufes erleichtern. Diese Darstellung ist

jedoch nicht für die Bewertung eventueller Unterschiede von Cmax und AUC geeignet.

Wenn pharmakodynamische Effekte gegenüber den entsprechenden Plasma- oder Rezeptorkonzentrationen aufgetragen werden, bildet sich eine *Hystereseschleife*. Dabei ist zu beachten, daß die Daten im deszendierenden Verlauf anders durch prandiale und diurnale Störfaktoren (und die eventuell damit verbundenen Wechselwirkungen) beeinflußt werden als die Daten im aszendierenden Verlauf [68].

Wenn zwei Variablen gegeneinander aufgetragen werden, entsteht eventuell eine mehr oder weniger ausgeprägte Linearität, deren Interpretation (*Korrelation*, Kausalität, Übereinstimmung? [69]) die relative Dependenz und Interdependenz der Variablen berücksichtigen muß. Bei der formellen Analyse solcher Beziehungen sollten residuelle Korrelationen berücksichtigt werden, wenn mehrere Meßpunkte pro Proband aufgetragen wurden [70-72]. Bei dem Vergleich zweier Meßmethoden sollten solche Korrelations- und Regressionsanalysen am besten nicht verwendet werden [73].

Zeitverlauf der Mittelwerte

Die individuellen Tabellen können durch ein Lagemaß (z.B. Mittelwert und/oder Median) erweitert werden. Sind Median und Mittelwert sehr unterschiedlich, ist dieser Unterschied eine Warnung bezüglich der Datenverteilung.

Relativ oft werden die individuellen Daten durch den *Zeitverlauf der mittleren Responsedaten* zusammengefaßt. Dieses ist jedoch nur zulässig, wenn das resultierende Bild - mindestens qualitativ - den realen (und individuellen) Effekt-Zeit-Verhältnissen und den Behandlungsunterschieden entspricht. Nicht selten entstehen jedoch Artefaktbilder, die keineswegs für die individuellen Kurven repräsentativ sind und die sich nicht als Grundlage zur Beurteilung der Behandlungseffekte eignen. Relativ oft wird die graphische Darstellung der Zeitverläufe der mittleren Daten durch *Standardabweichungen* ergänzt. Dieses ist nur sinnvoll, wenn die Standardabweichung tatsächlich als Streuungsmaß der empirischen Beobachtungen interpretiert wird [74] (der *Box Plot* [75] wäre dazu jedoch besser geeignet). Die Standardabweichung (SD) ist keine Basis zur inferentiellen Analyse [76]. Das gleiche gilt für "standard errors" (manchmal verwendet, weil sie kleiner sind?). Diese "standard errors" sind meistens direkt aus der Standardabweichung abgeleitet ($=SD/\sqrt{n}$) und sollten nicht mit dem Meßfehler (Residualvarianz) verwechselt werden [77]. In einem Cross-over-Design ist nur der letztere zur inferentiellen Analyse zu verwenden [78], weil er nicht durch Periodeneffekte behaftet ist.

Datenzusammenfassung

Es ist nicht nur kaum praktikabel, sondern auch unzulässig, eine detaillierte Bewertung bzw. inferentielle Analyse für jede Variable und jeden Zeitpunkt vorzunehmen [79-82]. In Analogie zu den pharmakokinetischen Daten [83,84] (Cmax, Tmax, AUC, T½, etc.) kann auch das Ausmaß und der Zeitverlauf pharmakodynamischer Effekte durch Responsedaten sinnvoll zusammengefaßt werden (wobei jedoch Zeiteffekte [85] berücksichtigt werden müssen und vermieden werden muß, daß die Behandlungseffekte durch eine (Behandlung x Zeit)-Wechselwirkung falsch dargestellt werden). Bei pharmakodynamischen Variablen ist es möglich, dabei auch die Ausgangswerte vor Dosierung in Betracht zu ziehen [86-89] (die Daten nach Dosierung werden als arithmetische Differenz oder als Quotient vom Basiswert umgerechnet, oder der Basiswert wird als Kovariante in die Analyse aufgenommen; siehe auch [90]).

Vergleichende Datenanalyse

Die meisten humanpharmakologischen Studien beruhen auf einem Vergleich zwischen einer oder mehreren Testbehandlungen und der dazugehörigen Referenzbehandlung (Placebokontrolle bzw. aktive Kontrolle). Die inferentielle Analyse stellt die Basis her (Punktschätzung und Konfidenzintervall der "wahren" Differenz), worauf die Unterschiede der Behandlungseffekte (Responsedaten der Zielvariablen) geprüft und bewertet werden können.

Die Wahl des Analyseverfahrens hängt unter anderem von folgenden Aspekten ab [36,91] :
1. Art der Variable: kontinuierliche (Körpermaße, Blutdruck) oder diskrete (abzählbar, d.h. die Variable kann nur bestimmte Werte annehmen, z.B. Tmax), quantitative Merkmale oder binäre (Mann/Frau), dichotome (Blutdruck ≤ 115 mmHg), kategorial gegliederte (wertungslose Reihenfolge, z.B. Berufe, Augenfarben etc.), ordinale (--/-/0/+/++) qualitative Merkmale [92],
2. Verteilung (der quantitativen Merkmale): normal verteilt und Homogenität der Varianzen (→ parametrische Analyse, z.B. Varianzanalyse) oder nicht normal verteilt (→ nichtparametrische bzw. verteilungsfreie Verfahren siehe z.B. [93-96]),
3. Studiendesign : Cross-over [37,97]- oder Parallel-Design [98]
4. Anzahl der zu vergleichenden Behandlungen (bei mehr als zwei Behandlungen: sind alle Vergleiche gleich wichtig und simultan zu betrachten [99] oder werden nur Vergleiche gegenüber einer einzigen Kontrollbehandlung analysiert [100,101] etc.).

5. Handelt es sich um wiederholte Messungen [102]?
6. Können die Testbehandlungen (z.B. nach Dosis) geordnet werden [103]?
7. Können die Daten als Änderung vom Basiswert vor Dosierung transformiert werden (vide supra) und/oder kann der Basiswert als Kovariante in die Analyse aufgenommen werden ?
8. Bei kontinuierlichen Variablen kann der Unterschied der Behandlungs-effekte als arithmetische Differenz (bei einer normalverteilten Variable) oder als prozentuale Änderung (bei einer log-normalverteilten Variable) analysiert werden. Die Entscheidung, welches dieser sich gegenseitig ausschließenden Formate geeignet ist, kann meistens aufgrund der kleinen Datenmenge nicht ausreichend formell (d.h. auf Normalität der Daten und Homogenität der Varianzen) geprüft werden [104]. Es wird am besten das Format gewählt, das den Unsterschied der Behandlungen in einer Form berichtet, die aus therapeutischer Sicht am sinnvollsten erscheint (z.B. Unterschiede zeitbezogener Variablen lassen sich besser als Differenzen als Quotienten darstellen). Dieses Auswahlkriterium ist nur dann zulässig, wenn die biostatistischen Voraussetzungen nicht grob verletzt sind (eine solche Prüfung kann am besten graphisch vorgenommen werden [105,106]).

Bewertung und Beurteilung der Studienergebnisse aus GCP-Sicht

Die GCP-Richtlinie [107] definiert präzise Forderungen bezüglich folgender, bei der Studienbewertung wichtiger Aspekte :
1. Datenerfassung : § 3.1 bis 3.9;
2. Datenkodierung : § 3.9 & 3.14;
3. Datensicherung und -verarbeitung : § 3.10 bis 3.16 und § 5;
4. Datenarchivierung : § 3.17 bis 3.20;
5. Audits : § 3.21 und § 5;
6. Notwendigkeit der Einbeziehung biostatistischer Expertise(n) während der gesamten Studie, vom Entwurf des Prüfplanes bis zum Abschluß des Studienberichtes : § 4.1 und 4.2;
7. In vergleichenden Studien sollte die zu detektierende Differenz (der Zielvariablen) und die dazugehörige Teststärke vorab definiert und begründet werden unter Berücksichtigung ihrer klinischen Relevanz : § 4.3.a.
8. Maßnahmen, um systematische Fehler zu vermeiden (besonders bei der Randomisierung und Verblindung : § 4.4 bis 4.5), sind erforderlich : § 4.3.b.
9. Die Art und Weise der statistischen Analyse muß im Prüfplan definiert und jegliche nachträgliche Abweichung sollte beschrieben und begründet werden (§ 4.6).

10. Die Planung und Durchführung der Analyse muß von einem namentlich benannten, enstprechend qualifizierten und erfahrenen Biometriker/Statistiker vorgenommen oder bestätigt werden : § 4.6.
11. Der Prüfer und der Monitor sind für die Qualität der Datenerfassung zuständig; der Biometriker/Statistiker muß die Integrität der Daten während der Analyse sicherstellen : § 4.7.
12. Die Ergebnisse der Analysen sollen in einer Art und Form präsentiert werden, die die Interpretation ihrer klinischen Bedeutung erleichtert, d.h. eher durch Schätzungen der Behandlungseffekte (inkl. Konfidenzintervalle) als durch alleinige Anwendung einer Hypothesentestung : § 4.8.
13. Angaben bezüglich nicht verwendeter (d.h. fehlender, nicht verwerteter oder fehlerbehafteter) Daten sollten genau registriert werden : § 4.9.

Hieraus geht hervor, daß die GCP-Richtlinie klare Vorgaben liefert, und zwar nicht nur rein formal-administrative Aspekte betreffend (wie sie leider zu oft interpretiert wird), sondern auch auf die inhaltlich-wissenschaftliche Transparenz und Glaubwürdigkeit zielend und ausführlich eingehend. Dieses erfordert sehr erfahrene und integre Prüfer und eine enge interdisziplinäre Kooperation, was sicherlich die bestgeeignete Grundlage ist, um diese Aufgabe effektiv und praktikabel zu bewältigen, ohne dabei an wissenschaftlich-innovativer Kreativität zu verlieren.

Literaturverzeichnis
1. Rose G. Bias. Br J Clin Pharmacol 1982;13:157-162.
2. Spriet A, Beiler D. When can 'non significantly different' treatments be considered as 'equivalent' ? Br J Clin Pharmacol 1979;7:623-624.
3. Modell W. On the signifiance of significant. Clin Pharmacol Ther 1981;30:1-2.
4. Wade OL. Significant or important ? Br J Clin Pharmacol 1977;4:411-412.
5. Freiman JA, Chalmers TC, Smith Jr H, Kuebler RR. The importance of beta, the type II error and sample size in the design and interpretation of the randomized control trial. N Engl J Med 1978;299:690-694.
6. Berry G. Statistical significance and confidence intervals. Med J Aust 1986;144:618-619.
7. Gardner MJ, Altman DG. Confidence intervals rather than P values: estimation rather than hypothesis testing. Br Med J 1986;292:746-750.
8. Bulpitt CJ. Statistical analysis - confidence intervals. Lancet 1987;494-497.
9. Poole C. Confidence intervals exclude nothing. Am J of Public Health 1987;77(4):492-493.
10. EG-Richtlinienentwurf zur Untersuchung der Bioverfügbarkeit und Bioäquivalenz (Note of Guidance III/54/89-EN 8th Draft).

11. Arbeitsgemeinschaft für pharmazeutische Verfahrenstechnik. APV-Richtlinie. Untersuchungen zur Bioverfügbarkeit, Bioäquivalenz. Pharm Ztg 1987;132:1952-1955.

12. Dept. Health, FDA. Drug Products : Bioequivalence requirements and in-vivo bioavailability. Federal Register III,42:1624-1653, 1977.

13. Report by the Bioequivalence Task Force on Recommendations from the Bioequivalence Hearing conducted by the Food and Drug Administration (11.02.1988).

14. Schuirmann DJ. A comparison of the two one-sided test procedure and the power approach for assessing the equivalence of average bioavailability. J Pharmacokin Biopharm 1987;15:657-680.

15. Peil H and Häselbarth V. Über das statistische Testen der Bioäquivalenz. Arzneim Forsch 1985;35:1489-1494.

16. Mandallaz D and Mau J. Comparison of different methods for decision-making in bioequivalence assessment. Biometrics 1981;37:213-222.

17. Blume H, Siewert M, Stenzhorn G, Kübel-Thiel K. ZL-Monographie zur Prüfung der Bioverfügbarkeit / Bioäquivalenz (Entwurf): Doxycyclin. Dtsch Apoth Z 1987;127:2090-2094.

18. Geisler I. Bekanntmachung einer Mitteilung der Transparenzkommission an die Hersteller von apothekenpflichtigen Fertigarzneimitteln für kardiovaskuläre Indikationen zur Bioäquivalenz von Nifedipin. Bundesanzeiger 1988;40:2305-2307.

19. Dölle W. Bekanntmachung einer Mitteilung der Transparenzkommission an die Hersteller von Isosorbiddinitrat enthaltenden Fertigarzneimitteln (Monopräparate) zur Bioäquivalenz von nicht-retardierten Arzneiformen (29. Nov. 1990), Bundesanzeiger v. 12. Dezember 1990.

20. Blume H, Geisler I, Scheidel B, Siewert G, Stenzhorn G und Wendt G. ZL-Monographie Glyceroltrinitrat (GTN). Zur Prüfung der Bioverfügbarkeit/Bioäquivalenz von sublingual anzuwendenden Zubereitungen (Entwurf). Dtsche Apoth Ztg 1991;131:367-371.

21. USA Federal Register. Tricyclic antidepressants : proposed bioequivalence requirement. 1978;43:6965-6969.

22. Haynes JD. FDA 75/75 rule : a response. J Pharm Sci 1983;72:99.

23. Metzler CM. Assessment of variance in bioavailability studies. Comments. Pharm Res 1987;4:536.

24. Skelly JP, Shah VP and Schuirmann DJ. Comments. Pharm Res 1988;5:322.

25. Haynes JD. Statistical simulation study of new proposed uniformity requirement for bioequivalence studies. J Pharm Sci 1981;70:673-675.

26. Feinstein AR. The architecture of clinical research. Clin Pharmacol Ther 1970;11:433-441, Clin Pharmacol Ther 1970;11:595-610 and Clin Pharmacol Ther 1970;11:755-771.

27. Sherry S. Frustration with clinical trials. Eur J Clin Pharmacol 1980;17:79-80.

28.. Wolf GT and Makurch RW. A classification system for protocol deviation in clinical trials. Cancer Clin Trials 1980;3:101-103.

29. Hussain MZ. Effect of shape of medication in the treatment of anxiety state. Br J Psychiatr 1972;120:507-509.

30. Schapira K, McClelland HA, Griffiths NR and Newell DJ. Study of the effect of tablet colour in the treatment of anxiety states. Br Med J 1970;2:446-449.

31. Branthwaite A and Cooper P. Analgesic effects of branding in treatment of headaches. Br Med J 1977;21:748-752.

32. Ritschel WA and Hussain A. Review on correlation between pharmacological response and drug disposition. Meth Find Exptl Clin Pharmacol 1984;6:627-640.

33. Van Harten J, Burggraaf K, Danhof M, van Brummelen P and Breimer DD. Negligible sublingual absorption of nifedipine. Lancet 1987;ii:1363-1365.

34. Bustrack JA, Katz JD, Hull JH, Foster JR, Hammond JE and Christenson RH. Bioavailability of digoxin capsules and tablets : effect of coadministered fluid volume. J Pharm Sci 1984;73:1397-1400.

35. Bailey DG, Spence JD, Munoz C and Arnold JMO. Interaction of citrus juices with felodipine and nifedipine. Lancet 1991;i:268-269.

36. Spriet A and Simon P (Eds). Methodology of clinical drug trials. Karger, 1985.

37. Hills M, Armitage P. The two-period cross-over clinical trial. Br J Clin Pharmacol 1979;8:7-20.

38. Matthews JNS. Recent developments in crossover designs. Int Stat Review 1988;117-127.

39. Westlake WJ. The use of the balanced incomplete block designs in comparative bioavailability trials. Biometrics 1974;30:319-327.

40. Colburn WA. Balanced incomplete-block design: Its use and misuse. J Pharm Sci 1985;74(7):795.

41. Mason WD. Response to "Balanced incomplete-Block design: Its use and misuse". J Pharm Sci 1985;74(7):795-796.

42. Ciminera JL. The statistical evaluation of a three-period two-treatment crossover pharmacokinetic drug interaction study. Biometrics 1987;43:713-718.

43. Chassan JB. Intensive design in medical research. Pharmac Therap B 1975;1:139-148.

44. Joyce CRB. Placebos and other comparative treatments. Br J Clin Pharmacol 1982;13:313-318.

45. Beecher HK. The powerful placebo. JAMA 1955;159:1602-1606.

46. Dhume VC, Agshikar NV and Diniz RS. Placebo-induced side effects in healthy volunteers. The Clinician 1975;39:289-291.

47. Howland K, de Mey C and Meineke I. Sequence effects and treatment x period interaction in cross-over study designs. Br J Clin Pharmacol 1990;29:626P-627P.

48. de Mey C, Sparrow P. Studies with two investigational interventions: a simple model to assess their effects and interaction. J Clin Pharmacol Res 1989;9:297-303.
49. Brazzell RK and Colburn WA. Controversy I : Patients or healthy volunteers for pharmacokinetic studies. J Clin Pharmacol 1986;26:242-247.
50. Lasagna L and von Felsinger JM. The volunteer subject in research. Science 1954;120:359-361.
51. Feinstein AR. Clinical Biostatistics IV. The architecture of clinical research (cont'd). Clin Pharmacol Ther 1979;11:595-610.
52. Leff JP. Influence of selection of patients on results of clinical trials. Br Med J 1973;4:156-158.
53. Hassar M and Weintraub M. "Uninformed" consent and the wealthy volunteer: an analysis of patient volunteers in a clinical trial of a new anti-inflammatory drug. Clin Pharmacol Ther 1976;20:379-386.
54. Feinstein AR. Clinical Biostatistics VII. The rancid sample, the tiltet target and the medical poll-bearer. Clin Pharmacol Ther 1971;12:134-150.
55. Kinney EL, Trautmann J, Gold JA, Vesell ES, Zelis R. Underrepresentation of women in new drug trials. Ann Intern Med 1981;95:495-499.
56. Bell JA, May FE, Steward RB. Clinical research in the elderly: Ethical and methodological considerations. Drug Intell Clin Pharm 1987;21:1002-1007.
57. Abernethy DR, Greenblatt DJ. Drug disposition in obese humans. Clin Pharmacokinet 1986;11:199-213.
58. Stolley PD and Strom BL. Sample size calculations for clinical pharmacology studies. Clin Pharmacol Ther 1986;489-490.
59. Lachin JL. Introduction to sample size determination and power analysis for clinical trials. Controlled Clin Trials 1981;2:93-113.
60. Donner A. Approaches to sample size estimation in the design of clinical trials - a review. Statistics in Medicine 1984;3:199-214.
61. Feinstein AR. Clinical biostatistics - the other side of 'statistical significance': alpha, beta, delta, and the calculation of sample size. Clin Pharmacol Ther 1975;18(4):491-505.
62. Wilcox J. Observer factors in the measurement of blood pressure. Nursing Res 1961;10:4-17.
63. de Mey C, Hansen-Schmidt S, Enterling D. Postprandial haemodynamic changes : a source of bias in cardiovascular research affected by its own methodological bias. Cardiovasc Res 1988;22:703-707.
64. de Mey C, Enterling D. Variant responses impair the usefulness of passive upright tilt in drug research. Meth and Find Exptl Clin Pharmacol 1988;10:57-64.
65. de Mey C, Hansen-Schmidt S, Enterling D, Meineke I. Time course and nature of postprandial hemodynamic changes in normal man. Clin Physiol 1989;9:77-87.
66. Edner M. Serum digoxin concentration : increase after rest in different body positions. J Cardiovasc Pharmacol 1990;15:508-509.

67. Warren JB, Cuss F, Barnes PJ. Posture and theophylline kinetics. Br J Clin Pharmacd 1985;19:707-709.
68. Schäfer-Korting M, Belz GG, Brauer J, Alken RG und Mutschler E. Digoxin concentrations in serum and cantharides blister fluid : correlations with cardiac response. Clin Pharmacol Ther 1987;42:613-620.
69. Diamond GA. Correlation, causation and agreement. Am J Cardiol 1989;63:392.
70. Donner A. Linear regression analysis with repeated measurements. J Chron Dis 1984;37:441-448.
71. Donner A and Cunningham DA. Regression analysis in physiological research : some comments on the problems of repeated measurements. Med Sci Sports Exerc 1984;16:422-425.
72. Jeng YJ and Martin A. Residuals in multiple regression analysis. J Pharm Sci 1985;74:1053-1057.
73. Bland JM and Altman DG. Statistical methods for assessing agreement between two methods of clinical measurement. Lancet 1986;i:307-310.
74. Bunce H, Hokanson JA, Weiss GB. Avoiding ambiguity when reporting variability in biomedical data. Am J Med 1980;69:8-9.
75. Williamson DF, Parker RA, Kendrick JS. The Box Plot : a simple visual method to interpret data. Ann Intern Med 1989;110:916-921.
76. Feinstein AR. The derangements of the "range of normal". Clin Pharmacol Ther 1974;15:528-540.
77. Feinstein AR. Demeaned errors, confidence games, nonplussed minuses, inefficient coefficients, and other statistical disruptions of scientific communication. Clin Pharmacol Ther 1977;20:617-631.
78. Browne RH. On the visual assessment of the significance of a mean difference. Biometrics 1979;35:655-657.
79. de Klerk NH. Repeated warnings re repeated measures. Aust NZ J Med 1986;16:637-638.
80. Cupples LA, Heeren T, Schatzkin A, Colton T. Multiple testing of hypotheses in comparing two groups. Ann Intern Med 1984;100:122-129
81. Elashoff JD. Down with multiple t-tests! Gastroenterology 1981;80:615-620.
82. Sinclair JD. Multiple t-tests are appropriate in science. TIPS 1988;9:12-13.
83. Benet LZ. Pharmacokinetic parameters: which are necessary to define a drug substance ? Eur J Resp Dis 1984;134:45-61.
84. Greenblatt DJ. Elimination half-life of drugs : value and limitations. Ann Rev Med 1985;36:421-427.
85. Altman DG and Royston JP. The hidden effect of time. Stats in Med 1988;7:629-637.
86. Fleiss JL, Wallenstein S and Rosenfeld R. Adjusting for baseline measurements in the two-period crossover study : a cautionary note. Controlled Clin Trials 1985;6:192-197.
87. Kaiser L. Adjusting for baseline : change or percentage change ? Stats in Med 1989;8:1183-1190.

88. Kenward MG and Jones B. The analysis of data from 2x2 cross-over trials with baseline measurements. Stats in Med 1987;6:911-926.
89. Hill GB. The statistical analysis of clinical trials. Br J Anaesth 1967;39:294-314.
90. Hayes RJ. Methods for assessing whether change depends on initial value. Stats in Med 1988;7:915-917.
91. Werner J. Medizinische Statistik. Urban & Schwarzenberg, 1984.
92. Sachs L. Angewandte Statistik. Springer, Berlin, 6. Auflage, 1984.
93. Koch GG. The use of non-parametric methods in the statistical analysis of the two-period change-over design. Biometrics 1972;28:485-505.
94. Steinijans VW and Diletti E. Statistical analysis of bioavailability studies : parametric and non-parametric confidence intervals. Eur J Clin Pharmacol 1983;24:127-136.
95. Steinijans VW and Diletti E. Generalization of distribution-free confidence intervals for bioavailability ratios. Eur J Clin Pharmacol 1985;28:85-88.
96. Hauschke D, Steinijans VW, Diletti E. A distribution-free procedure for the statistical analysis of bioequivalence studies. Int J Clin Pharmacol 1990;28(2):72-88.
97. Grizzle JE. The two-period change-over design and its use in clinical trials. Biometrics 1965;21:467-480.
98. Welch BL. The generalization of Student's problem when several different population variances are involved. Biometrika 1947;34:28-35.
99. Scheffé H. A method for judging all contrasts in the analysis of variance. Biometrica 1953;40:87-104.
100. Dunnett CW. A multiple comparison procedure for comparing several treatments with a control. J Am Stat Assoc 1955;1096-1121.
101. Dunnett CW. Pairwise multiple comparisons in the homogeneous variance, unequal sample size case. J Am Stat Assoc 1980;75(372):789-795.
102. Greenhouse SW and Geisser S. On methods in the analysis of profile data. Psychometrika 1959;24:95-112.
103. Williams DA. A test for differences between treatment means when several dose levels are compared with a zero control. Biometrics 1971;27:103-117.
104. Shapiro SS, Wilk MB, Chen HJ. A comparative study of various tests for normality. J Am Stat Assoc 1968;1343-1372.
105. Barnett V. Probability plotting methods and order statistics. Appl Statist 1975;24:95-108.
106. Montgomery DC. Design and analysis of experiments. John Wiley, New York, 1984, S. 86-93.
107. EG-Richtlinie : Good Clinical Practice for trials on Medicinal Products in the European Community (Note for Guidance III/3976/88-EN, 04.05.1990).

Humanpharmakologie in der Phase I als Voraussetzung für die Phase II

W. Seifert

Institut für Humanpharmakologie, Schering AG, Berlin

Inhaltliche Bedeutung

In der Phase I werden (noch) keine Arzneimittel untersucht, sondern Xenobiotika, Fremdstoffe. Ein Wirkmuster zu beschreiben, mit dem in der weiteren klinischen Forschung eine heilsame Wirkung erzielt werden kann, ist eine Aufgabe der frühen Phase I. Darauf basiert die Arbeit der Phase II, durch die das Xenobiotikum zu einem Heilmittel wird.

Strategische Bedeutung

Zum frühen Zeitpunkt der Phase I werden Daten erhoben, die Grundlage für die weitere klinische Entwicklung sind. Hier sind die Terminologien festzulegen, Methoden und Zielvariablen zu beschreiben und Datenbankformate einzurichten, in denen der weitere Verlauf der Prüfungen seinen Platz findet. Daten müssen verfügbar und visualisierbar sein.

Wirtschaftliche Bedeutung

Der Prozeß der Arzneimittelentwicklung ist teuer geworden. Letzte Übersichten zeigen die Dringlichkeit, die Kosten zu senken (Tabelle 1).

Tabelle 1. Kosten der Entwicklung eines neuen Arzneimittels

Quelle	Kosten (Mill.)	Land	Dauer (Jahre)	1 Jahr Einsparung (Mill.)
PMA [1] 1985	$ 125	USA		
PMA 1990	$ 200	USA		
CSDD [2]1989	$ 231	USA	12	$ 19
EFPIA [3]1989	ECU 100	Europa	>10	
Sandoz/ HoLaRo/ Ciba-Geigy 1990	SwF 200-250	Sw	8-12	
>	$ 80	USA		

1 Pharmaceutical Manufacturers Association; in SIS, April 1990
2 Center for the Study of Drug Development; in Drug Store News, Mai 1990
3 European Federation of Pharmaceutical Industries; in Drug News and Perspectives, April 1990
4 Investext, Oktober 1988

Bessere Organisation und Abstimmung der Inhalte der einzelnen Phasen sind erforderlich, um effektiver zu werden und Kosten zu senken. Eine Standortbestimmung über die Aufgaben der einzelnen Entwicklungsphasen ist eine zwingende Grundlage. Um die Voraussetzungen für die Phase II zu beschreiben, muß genauso die Aufgabenstellung der Phase II beschrieben werden. Grundsätzlich gilt: Die inhaltliche Aufteilung muß projektspezifisch erfolgen, kein Projekt ist wie ein zweites. Daraus ergibt sich der individuelle Umfang einer Phase I zu diesem Projekt. Unabhängig davon gibt es jedoch auch Kerninhalte einer Phase I. Diese sind Pharmakokinetik, Pharmakodynamik und Safety.

Zielsetzung von Phase-I-Studien

Vor dem Hintergrund von Entwicklungskosten und -zeiten müssen die Inhalte der Phase I aufgeteilt werden in solche, die dem unverzüglichen Beginn der

Phase II dienlich sind, und solchen, die der Vertiefung und Beweisführung des in den bislang geleisteten Arbeiten gewonnenen Wissens dienen. Die Zielsetzungen dieser beiden Arten von Prüfungen sind klar von einander zu trennen, und dies sollte auch Berücksichtigung in den Netz/Entwicklungsplänen finden. Um diese beiden Aufgabenstellungen sprachlich voneinander zu trennen, spreche man von Phase 1a und Phase 1b.

Die Position der beiden Phasen im Entwicklungsgang ist in Abb. 1. dargestellt.

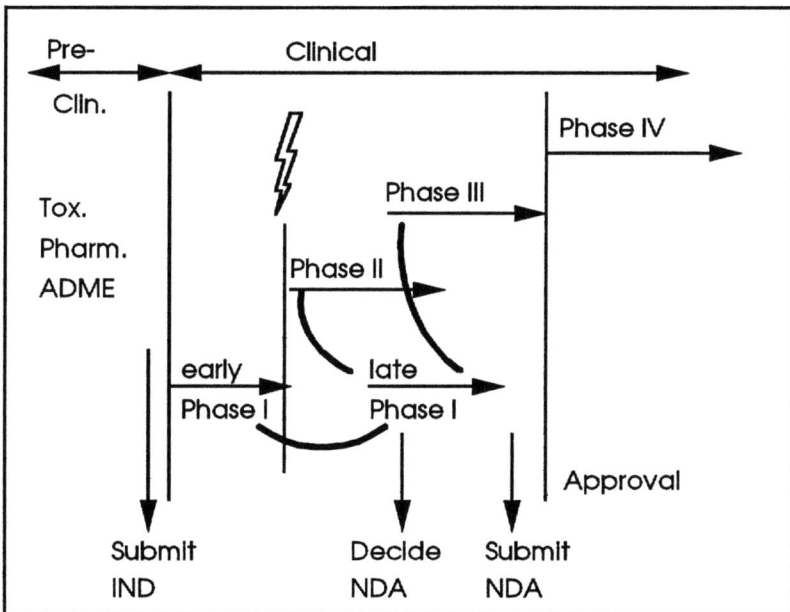

Abb. 1. Early vs. late Phase I Studies; Aus Bergstrom RF, Lemberger L (1990) in J Clin Pharmacol 30:212-217

Die unterschiedlichen Techniken der beiden Phase-I - Abschnitte werden in Tabelle 2 verdeutlicht:

Tabelle 2. Unterschiede zwischen frühen (Ia) und späten (Ib) Phase-I-Untersuchungen (modifiziert nach Bergstrom)

Schwerpunkt auf Safety/Tolerance	Schwerpunkt auf Dosis/Wirkungs-Beziehungen und Bioverfügbarkeit der "Final Formulation"
deskriptive Aussagen; beschränkte Anzahl von Probanden	auch statistisch gesicherte Beweisführung mit Fallzahlen wie nötig
Wahrscheinlichmachen von Wirkungen in Zielindikation	intensive Untersuchung pharmakologischer Wirkmechanismen
Hypothesen-generierend	Hypothesen-testend
Kenntnisse zum Wirkstoff in enger Zielpopulation	Ausweitung der Kenntnisse auf spezielle Zielgruppen

Als eine Standardanforderung kann die in Tabelle 3 gezeigte Prüfsequenz in der frühen Phase I(a) angesehen werden, mit der die Voraussetzungen für eine Phase II weitgehend erfüllt sein dürften.

Tabelle 3. Prüfungen in der Phase Ia

1	Kontrollierte, sequentielle Dosistitration, beginnend mit Dosen deutlich unterhalb des zu erwartenden Wirkbereichs bis in einen Bereich, in dem das Vollwirkbild zu erwarten ist oder darüber hinaus, mit orientierender Pharmakodynamik und Kinetik. ZWECK: SAFETY
◇	ENTSCHEIDUNG
2	Untersuchung von Bioverfügbarkeit und Metabolismus mittels radioaktiver Markierung des Wirkstoffs
2	Darstellung von Ziel-Wirkungen im Bereich klinischer Dosierung (soweit Modellbildung möglich) ZWECK: KLINISCHE DOSIERUNG
◇	ENTSCHEIDUNG
3	Bioverfügbarkeitsuntersuchung der vorgesehenen Formulierung unter klinisch relevanten Bedingungen (Nahrungseinfluß) ZWECK: DOSIERUNGS-SCHEMA
◇	ENTSCHEIDUNG
4	Wiederholte Gabe des Wirkstoffs in der vorgesehen Formulierung über einen längeren Zeitraum in Dosen, die den klinischen Plandosen ähnlich sind (mit orientierender Pharmakodynamik und Kinetik) ZWECK: SAFETY
◇	ENTSCHEIDUNG

partiell paralleles Vorgehen!

Safety

Im Vordergrund der frühen Phase I(a) stehen die Wunschaussagen zu "Safety" und Verträglichkeit. Hieraus resultiert ein Konflikt, wie wir sehen werden.

Bezogen auf die Zielindikation können Wirkungen als "erwünscht" oder als "nicht erwünscht" eingeordnet werden. Während die erwünschten Wirkungen wenig Probleme verursachen, muß den unerwünschten Wirkungen besondere Aufmerksamkeit geschenkt werden. Die nicht erwünschten Wirkungen sind in der einen oder anderen Weise dosisabhängig.

Sie können aufgrund pharmakologischer Eigenschaften zustande kommen, die in eine komplementäre Indikation zielen (Antagonist/Agonist), die ein stark dissoziiertes Muster an indizierten Wirkungen aufweisen (Aldosteron-antagonist/Gestagen), die im weitesten Sinne unangenehm oder gar toxisch begründet sind. Nicht dosisabhängige unerwünschte Wirkungen sind solche, die "selten" auftreten und auf besondere permanente Risiko-Konstellationen (allergische Disposition) oder zufällige, vorübergehende Ereignisse (Interaktion mit anderen Stoffen) zurückzuführen sind.

Am Probanden gelten diese Überlegungen sinngemäß.

In Übereinstimmung mit Salsburg (Abb. 2) kann von einem grundsätzlichen Wirkungsmodell eines neuen Stoffes ausgegangen werden.

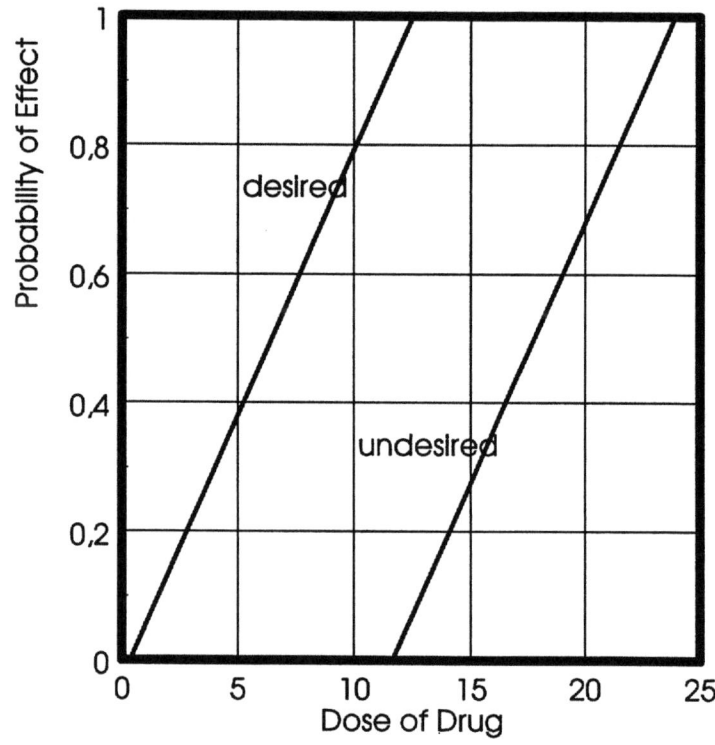

Abb. 2. Model of Effects for a New Drug. Aus Salsburg D (1990) in Drug Info J 24:267-279

Jeder Wirkstoff verfügt über mehrere Eigenschaften, die in eine oder mehrere erwünschte sowie eine oder mehrere unerwünschte Wirkungen resultieren.

Je größer der Abstand der unerwünschten von den erwünschten Wirkungen ist, desto günstiger läßt sich der Wirkstoff profilieren; die unerwünschten Wirkungen begännen erst, wenn das Wirkungsmaximum der erwünschten erreicht ist (Abb. 3).

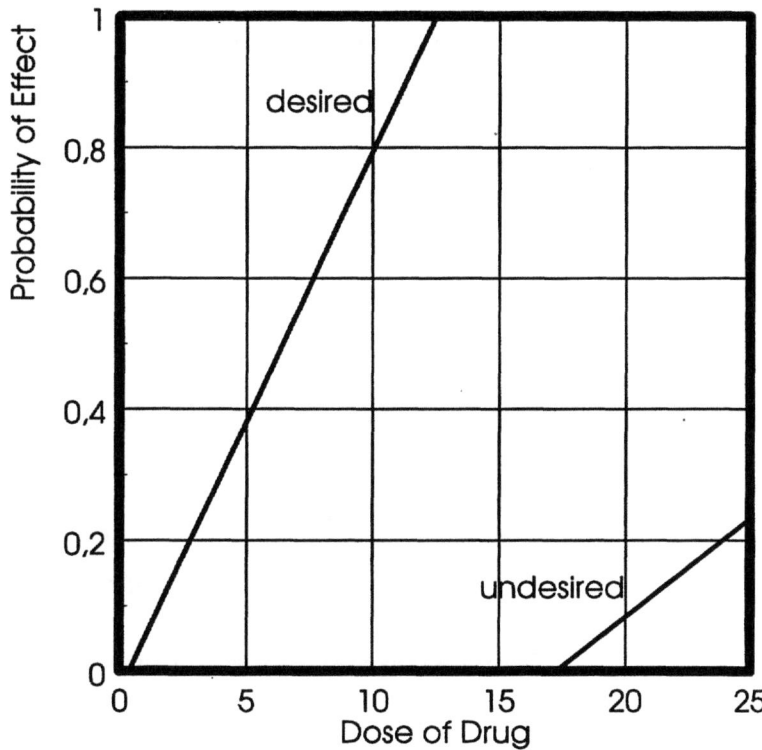

Abb. 3. The Ideal Drug

Wirkstoffe, die voraussichtlich eine ungünstige Prognose haben oder deren Einsatz nur unter intensiver Beobachtung, eventuell nach Dosistitration, erfolgen darf, weisen einen engen Abstand zwischen Nutz- und Störwirkung auf. Hier dürfte mit Nebenwirkungen schon zu rechnen sein, wenn das erwünschte Wirkbild unter Umständen noch nicht voll erreicht ist (Abb. 4).

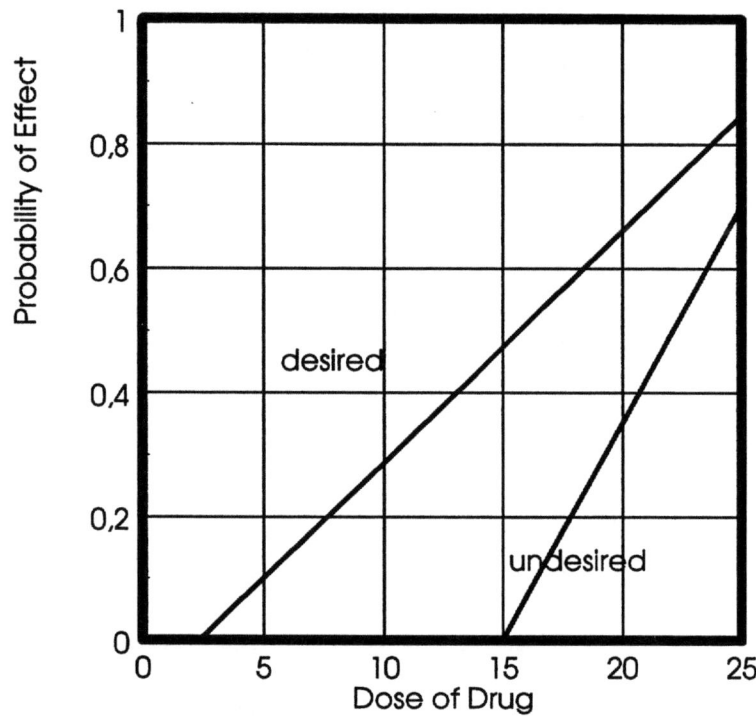

Abb. 4. An Unfavourable Compound

Ob dies so ist, läßt sich jedoch im voraus nicht sagen. Es ist ja gerade der Inhalt der Entwicklungsarbeit, diese Verhältnisse zu beschreiben. Deshalb handelt es sich bei den getroffenen Aussagen während der klinischen Entwicklung um Betrachtungen, die auf einem unzureichenden Erkenntnisstand basieren. Tatsächlich dürfte der Wissensstand auch zum Zeitpunkt der Einreichung noch bruchstückhaft und unsicher sein.

Weder liegen zum Einreichungszeitpunkt durchgängige Kenntnisse zu den gewünschten wie zu den nicht gewünschten Wirkungen vor. In Abb. 5 kommt dies durch die Unterbrechungen in den Linien für erwünschte und nichterwünschte Wirkungen zum Ausdruck.

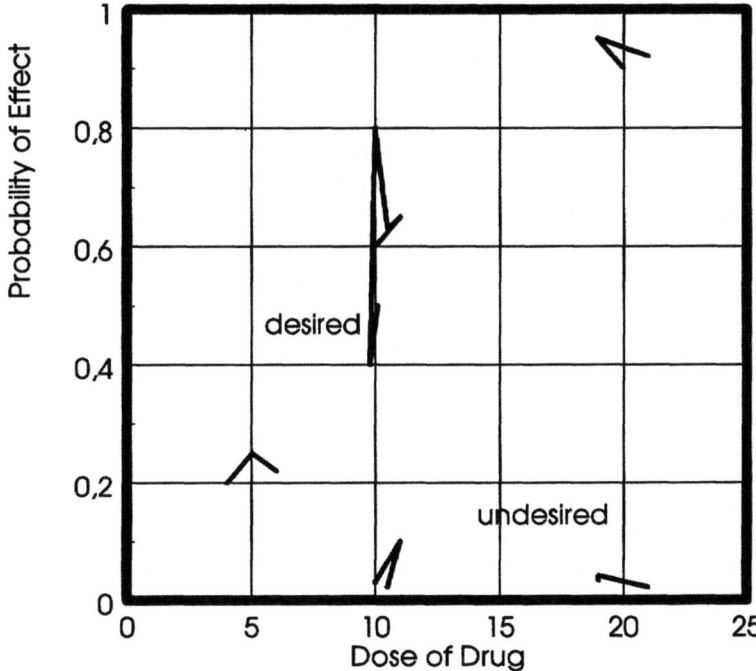

Abb. 5. Status at Submission

Was bedeutet dies nun für die in der Phase I(a) zu erarbeitenden Aussagen zur "Safety"? Nehmen wir an, die Wahrscheinlichkeit des Auftretens einer unerwünschten Wirkung in einem bestimmten Dosisbereich beträgt 10%, bezogen auf eine große Bevölkerungsgruppe (was im voraus ja noch nicht bekannt ist), dann dürfte die Wahrscheinlichkeit des Auftretens selbst dieser recht prominenten Nebenwirkung in einer Phase-I(a)-Prüfung verschwindend gering sein. Durch die zufällige Verteilung des Auftretens kann auch damit gerechnet werden, daß eine Dosisabhängigkeit (im Falle von Dosistitrationen) nicht zur Darstellung kommt. Diese Vorhersage wird noch zusätzlich durch Meßfehler (Varianzen) verkompliziert; in Fällen, in denen die Nebenwirkung auf

Beobachtung oder Spontanbericht basiert, kommen weitere methodische Probleme hinzu.

Um aus dieser Situation zu entkommen, wird immer wieder die Forderung nach erhöhter Fallzahl laut, um durch intensive Datensammlung am Gesunden klinische Unschärfen zu vermindern und Risiken der Entwicklung statistisch besser abzusichern. Zum Erreichen einer ausreichenden Trennschärfe müßte die Fallzahl jedoch schon ungewöhnlich angehoben werden, was abhängig ist von der Häufigkeit des Auftretens der Wirkung (was nicht bekannt ist) und der Fehlerbehaftung der verwendeten Meßmethode. Um seltene Nebenwirkungen zu beschreiben, steigt die Fallzahl gegen unendlich. Besonders problematisch erscheint jedoch in diesem Zusammenhang die ethische Komponente: Probanden dürfen nicht für ein Versuchsziel eingesetzt werden, von dem nicht einmal bekannt ist, ob es klinisch verifizierbar ist.

Es kann daher nur Gegenstand der Phase I(a) sein, Wirkungen zu beschreiben, die "prinzipiell" sind und im Regelfalle auftreten. Dies sollten bei einem prospektiv günstig zu bewertenden Wirkstoff Nutzwirkungen sein, die im Indikationsziel begründet liegen.

Hieraus ergibt sich, daß das Freisein von Nebenwirkungen in einer Phase-I-Untersuchung *keine Aussage zur Nebenwirkungsfreiheit* oder zur "Safety" zuläßt, vielmehr bedeutet dies, daß eine regelmäßige *Unverträglichkeit* nicht auftritt. Die Phase I(a) kann in dieser Hinsicht keine Sicherheit für "gute Verträglichkeit" geben; anders ausgedrückt: bei *regelmäßig* auftretenden Störwirkungen liegt ein gewisses Maß an Sicherheit vor, daß diese Störwirkungen auch klinisch in Erscheinung treten. Eine weitergehende Aussage kann nicht getroffen werden.

Das bedeutet, daß es unter anderem eine vornehmliche Aufgabe der Phase II und der weiteren Phasen bleibt, intensive Anstrengungen darauf zu verwenden, unerwünschte Wirkungen zu erfassen. Sollten diese klinisch in Erscheinung treten, kann in der späten Phase I darauf ggf. eingegangen werden.

Pharmakokinetik und Biodegradation

Pharmakokinetische Daten und Daten zur Verstoffwechselung sind von großer Bedeutung in der Bewertung der beobachteten Wirkungen. Immerhin geben sie an, ob der Wirkstoff überhaupt absorbiert wurde, und sie zeigen, ob höhere Dosen auch eine größere Exposition des Menschen bewirken.

Dabei ist es nicht notwendig, jede Dosisstufe einer Dosistitration durch intensive kinetische Untersuchungen zu begleiten (obwohl manchmal die Untersuchung der Placebo-Behandlung als analytische Kontrolle angebracht zu sein scheint); es ist ausreichend, markante Dosis-Sprünge sowie die höchsten Dosen in die Analysen einzubeziehen.

Wenn jedoch unerwartete oder unerwünschte Wirkungen auftreten, soll in jedem Falle versucht werden, die Wirkstoffspiegel in entsprechenden biologischen Flüssigkeiten darzustellen und mit anderen Dosierungen in Beziehung zu setzen.

Wenn der Wirkstoff auf eine Patientengruppe zielt, die von der Gruppe der untersuchten Probanden stark abweicht, sind gegebenenfalls Untersuchungen einzuleiten, die das Wirkstoffverhalten in der Zielgruppe beschreiben. Dies betrifft z.B. Altersgruppen, Magenfüllung, Geschlecht, Pharmakogenetik.

Grundlagenkenntnisse über die Biodegradation und besondere Ausscheidungswege des Wirkstoffs im Menschen sollen vorliegen: Entstehen wirksame Metabolite, wie sind deren kinetische Daten, über welche Wege werden diese ausgeschieden?

Pharmakodynamik

Pharmakodynamische Untersuchungen in der frühen Phase I(a) sollen Hinweise auf Wirkungen geben, die mit der geplanten Zielindikation übereinstimmen. Hierfür ist eine gute Modellbildung der experimentellen Situation in bezug auf die Krankheitssituation notwendig. Derartige Modelle lassen sich häufig von klinischen Funktionstests ableiten; sie stellen in der Regel physiologische Belastungssituationen dar, in denen sich der zu untersuchende Wirkstoff eindeutig verhalten muß.

Über den Einsatz pharmakodynamischer Untersuchungsverfahren und die notwendigen Vorarbeiten hierzu muß in Abhängigkeit vom Bekanntheitsgrad des neuen Wirkstoffs entschieden werden. Nachahmerpräparate werden in der Regel eher durch bekannte Modelle beschreibbar sein als völlig neue, ausschließlich in invasiven Tierversuchen charakterisierte Wirkstoffe. Da andererseits in der Phase II gegenüber Klinikern und ethischen Kommissionen eine starkes und begründetes Erklärungsbedürfnis für den Einsatz neuer Wirkprinzipien besteht, sind vorbereitende Modellüberlegungen in interdisziplinären Arbeitsgruppen auch für die frühe Phase I(a) unerläßlich.

An dieser Stelle kann ein Entscheidungskriterium über Stop oder Go der Weiterentwicklung entstehen. Wenn der Wirkstoff in einer plausiblen Modellsituation nicht die erwünschten Wirkungen zeigt oder die Zielwirkung im Verhältnis zu unerwünschten Wirkungen zu spät auftritt, dürfte sich ein ordentlicher Eintritt in die Phase II versagen.

In diesen Fällen ist zunächst das Modell zu überprüfen; von einem klinischen Einsatz sollte Abstand genommen werden.

Biometrie

Humanpharmakologische Untersuchungen der frühen Phase I(a) haben in der Regel hypothesengenerierenden Charakter. Im Gegensatz zu den späteren Entwicklungsphasen zeichnet sich die frühe Phase I dadurch aus, daß häufig keine Alternativhypothesen existieren und das Ausmaß einer klinisch signifikanten Reaktion unbekannt ist. Sie bilden die Wissensgrundlage für den Einsatz eines neuen Wirkstoffes an weiteren Probanden (im Anschluß oder in der späten Phase I) oder an Patienten in der Phase II. Die Aufgaben des Biometrikers liegen hier in der Beratung des Forschers, in der Anleitung zur Vereinfachung der Designs und der Fragestellung, und in der Wichtung der Zielkriterien.

Da in der frühen Phase I die zwingende Beweisführung und der dafür notwendige schließende statistische Test unter ethischen Perspektiven und aus Sach- und Zeitgründen oft nicht möglich sind, bleiben diese Aufgaben der späten Phasenarbeit vorbehalten.

Galenische Formulierung

Wenigstens die letzten Prüfungen (Mehrfachgabe) der frühen Phase I sind in der Formulierungsart vorzunehmen, die auch klinisch zur Anwendung kommen wird. Die Qualität der Formulierung muß durch Plamaspiegelmessungen dargelegt werden. Die Vergleichbarkeit mit Formulierungen aus vorangegangenen Prüfungen ist auf geeignete Weise glaubhaft zu machen, damit eine einheitliche Interpretation der Befunde möglich wird.

Schlußfolgerung

In der frühen Phase I(a) werden strategische Untersuchungen durchgeführt, die den erfolgreichen Wirksamkeitsnachweis in der Phase II ermöglichen sollen. Sicherheit über die Unbedenklichkeit des Wirstoffes kann nur eingeschränkt vermittelt werden. Modellorientiertes Arbeiten zur Beschreibung der Pharmakodynamik zum Wirkungsnachweis ist wünschenswert. Wenn systematische unerwünschte Wirkungen im Dosisbereich der Nutzwirkung auftreten, kinetische und/oder galenische Probleme bei enger therapeutischer Breite erkennbar werden, kann dies eine starke Empfehlung zum Projektabbruch sein.

Zu diesem frühen Zeitpunkt sind nicht in jedem Falle schlüssige Beweisführungen möglich. Diese werden parallel zu späteren Entwicklungsphasen erarbeitet.

Kostengünstig kann gearbeitet werden, wenn das Selbstverständnis der Entwicklung die eigene Aufgabenstellung nicht nur wissenschaftlich, sondern auch betriebswirtschaftlich begreift.

Der Bericht

L. Lange
Institut für Humanpharmakologie, Schering AG, Berlin

Aufgrund der Grundsätze für die ordnungsgemäße Durchführung und der europäischen GCP-Richtlinien steht außer Frage, daß es für jede begonnene klinische Prüfung einen Abschlußbericht geben muß. Schließlich möchte jede Behörde über den Umfang und die Ergebnisse des Entwicklungsprozesses eines neuen Arzneimittels unterrichtet werden und besteht auf einer vollständigen Darstellung. Ferner ist der Bericht zu einer Prüfung das Dokument, von dem aus geprüft wird, ob eine klinische Prüfung nachzuvollziehen ist.

Ein derartiger Bericht ist keine nach eigenem Gutdünken gestaltbare Leistung. In einer Arzneimittelentwicklung ist der Bericht Baustein für ein später bei den Behörden einzureichendes Zulassungsdossier. Er muß sich also in Form und Inhalt einer ganzen Reihe von äußeren Zwängen unterordnen, damit er später zu dem Gesamtwerk eines Zulassungsdossiers passen kann.

Formale Anforderungen

Hier sind zunächst die firmeninternen Vorschriften zu nennen, die sicherstellen müssen, daß am Ende eines Entwicklungsprozesses die Information den Behörden in einer einheitlichen Form und gut gegliedert präsentiert werden kann.

Um dieser Forderung nachzukommen, gliedern sich bei Schering die Berichte der gesamten biologischen Forschung in 3 verschiedene Bereiche, nämlich

1. Deckblätter, in denen die wesentliche Information zusammengefaßt ist,
2. den eigentlichen Bericht, in dem die Inhalte ausführlich dargestellt werden,
3. Appendices, die aufgrund der verschiedenen Anforderungen der Behörden gegliedert und gestaltet sind. Ein wesentlicher Gesichtspunkt ist, die Zusammenstellung so zu gliedern, daß eine Nachvollziehbarkeit der Prüfung ohne zu großen Aufwand möglich ist.

Die Deckblätter

Sie umfassen bei Schering 6 Seiten, die folgende Funktion haben:

1. Seite   Identifizierung, Archivierung und Darstellung der Problemstellung.
2. Seite   Kurzfassung des Berichtes.
3. Seite   Unterschriften der Mitarbeiter, die die Prüfung oder Teile zu verantworten haben.
4. Seite   pharmazeutische Daten,
5. Seite   chemische Daten.
6. Seite   Quality Assurance Statement für GLP oder GCP

Der Bericht

Er ist in typischer Weise gegliedert: Er beginnt mit der Einleitung im Sinne einer Problemstellung, stellt dann die Methode dar, der die Ergebnisse und die Diskussion folgen. Er endet mit einer Schlußfolgerung.

Da inzwischen moderne Textsysteme die Positionierung von Grafiken und Tabellen innerhalb der Texte erlauben, sollte diese Möglichkeit heute intensiv genutzt werden, um die Gestaltung des Inhaltes formal zu verbessern und damit sowohl für die Gutachter bei der Behörde als auch für die interessierten Kollegen innerhalb der eigenen Firma das Durcharbeiten eines Berichtes zu erleichtern.

Ein großer Vorteil der neuen EG-Richtlinien ist es, daß von allen Mitgliedsländern die englische Sprache akzeptiert wird. Dadurch kann die Sprachvielfalt der Archivierung beschränkt werden auf Englisch. Natürlich kommt in Japan noch die japanische Sprache hinzu und in Lateinamerika Spanisch.

Die Appendices

Sie sind aufgrund unterschiedlicher Behördenanforderungen immer umfangreicher geworden und sind so gegliedert, daß je nach Wünschen der Behörde mehr oder weniger Appendices eingereicht werden können. Sie gliedern sich in:

1. Zusammenfassende Tabellen und Grafiken
2. Prüfplan
3. Muster der Prüfbögen
4. Namen und Adressen der Prüfer
5. Lebensläufe der Prüfer
6. Statistischer Bericht
7. Dokumentation der Einzelwerte
8. Im Bericht zitierte Literatur

Layout

Zu der formalen Gestaltung des Inhaltes gehört außerdem, daß man das Layout im Hinblick auf Schriftwahl, Schriftgröße, Überschriften etc. festlegt. Eine Zielprojektion, wenn auch z. Zt. unrealistisch, ist eine so einheitliche Gestaltung der Seiten, daß das Dossier so einheitlich aussieht wie ein Buch. Es besteht kein Zweifel, daß derartige Forderungen nicht unrealistisch sind, wenn über viele Jahre konsequent elektronisch archiviert worden ist und dann einheitlich ausgedruckt werden kann.

Elektronisches Archiv

Da inzwischen moderne Textsysteme in der Lage sind, sehr große Volumina inkl. Grafiken und Tabellen zu verwalten, ergibt sich heute die Möglichkeit, mit einer elektronischen Archivierung zu beginnen und sich die Möglichkeiten der Datenverarbeitung bei der Zusammenstellung eines Dossiers zunutze zu machen. Die elektronische Speicherung und Verwaltung wird es außerdem erleichtern, sich auf die unterschiedlichen Anforderungen verschiedener Behörden einzustellen.

CANDA

Zur Zeit wird über die CANDA, die Computer Assisted NDA, intensiv diskutiert. Sie wird mit Sicherheit zum Standard bei allen größeren Behörden der Welt erhoben werden. Heute befinden wir uns noch im Experimentierstadium. Die Schrittmacher auf diesem Gebiet sind die FDA in den USA und das HPB in Kanada. Es wird argumentiert, daß die Begutachtung eines Zulassungsdossiers mit Hilfe einer CANDA schneller vorangehen würde. Dies ist zunächst verständlich, denn jeder Gutachter hat bei diesem Verfahren Zugang zu allen Dokumenten einer NDA inkl. case-report-forms, Einzeldaten etc. Tatsächlich wird der Aufwand auf der Seite des Einreichenden erheblich größer werden und die Auseinandersetzung mit den Behörden eher schwieriger. Denn die Gutachter

werden und wollen das Dossier so genau wie möglich prüfen. Dies ist ihr
Auftrag. Die Möglichkeiten zur Überprüfung der Daten und der Stimmigkeit
werden durch die DV-Unterstützung erheblich verbessert. Natürlich wird sich -
und muß sich auch - die einreichende Firma diese Tools zu Nutze machen, um
ihrerseits die Unterlagen vollständig und konsistent zusammenzustellen.

Vorbedingung derartiger DV-gestützter Systeme ist der Aufbau eines
elektronischen Archivs, in der sämtliche Berichte sowie Gutachten als Textdatei
abgespeichert sind. Dies ermöglicht dem Gutachter z.B. Teile für sein eigenes
Gutachten herauszukopieren, auch Recherchen mit modernen Methoden nach
bestimmten Begriffen über einen gesamten Text durchzuführen.

Die inhaltliche Gestaltung

Wichtig bei der inhaltlichen Gestaltung eines Berichtes ist sicherzustellen, daß
der Berichterstatter seine Arbeit nicht mit dem Schreiben einer Publikation
verwechselt. Der Adressat des Berichtes ist zum einen der Personenkreis, der an
dem Projekt innerhalb einer Firma direkt interessiert ist, vielleicht ein
Lizenzpartner, und, sollte das Projekt das Zulassungsverfahren erreichen, der
Gutachter bei der Behörde. Sie alle benötigen nur eine klare Darstellung des
Themas und eine Beantwortung der Problemstellung. Insbesondere
Spekulationen sollten nicht geäußert werden.

Im Hinblick auf die Ausführlichkeit kann es keine idealen Vorschriften geben.
Dies wird immer eine Geschmacksache der Verantwortlichen bleiben. Allerdings
sollte dem Leser die verwendete Methodik genau erklärt werden. Um Berichte
bei der Zusammenstellung eines Zulassungsdossiers gut verarbeiten zu können,
ist es vorteilhaft, Verweise auf andere Berichte möglichst zu vermeiden.
Verwiesen werden sollte nur auf methodische Arbeiten oder Berichte, die zum
gleichen Projekt erstellt wurden. Anderenfalls müßten sonst Berichte ins Dossier
aufgenommen werden, die mit dem Projekt selbst nichts zu tun haben und den
Gutachter ablenken könnten. Auch Zitate aus der Literatur sind nicht vorteilhaft,
weil sie später von der Behörde angefordert werden können und die
einzureichenden Unterlagen weiter vermehren. Damit ist der Bericht zu
beschränken auf die belegbaren Tatsachen. Idealerweise steht der Bericht für
sich allein ohne Beziehung zu anderen Berichten.

Endberichtskontrolle

Die Endberichtskontrolle durch die Qualitätssicherung hat sich im Rahmen von
GLP sehr bewährt. Es steht außer Frage, daß ein entsprechendes Verfahren im
Rahmen der GCP-Guidelines notwendig aber auch nützlich ist. Die externe

Kontrolle eines Berichtes inkl. der Appendices auf formale Richtigkeit hat sich bei Schering sehr bewährt. Diejenigen, die einen entsprechenden Bericht zusammenstellen und mit dem Thema und den Prüfungsunterlagen eng verbunden sind, sind offensichtlich für eine Fehlersuche ungeeignet. Um sich vor Überraschungen zu schützen, wenn die Nachvollziehbarkeit einer Prüfung überprüft werden soll, ist eine Endberichtskontrolle durch geübtes Personal unerläßlich. Eine derartige professionelle Überprüfung eines Berichtes ist ein mehrere Tage dauernder Prozeß, der sich bei größerem Umfang durchaus noch länger hinziehen kann.

Wer soll den Bericht schreiben?

In Deutschland ist es üblich, daß diejenigen, die eine Prüfung verantwortlich geleitet und durchgeführt haben, auch den Bericht schreiben. In Amerika hat man erkannt, daß die Effizienz von hochdotierten und gutausgebildeten Ärzten durch entsprechende Aktivitäten erheblich reduziert werden kann. Deshalb gibt es in den USA sog. "Scientific Writers". Dies sind gut ausgebildete Naturwissenschaftler, aber auch technisches Personal, das sich auf diesem Gebiet profiliert hat. Wir können diese Erfahrungen nutzen und uns entsprechend entlasten; besonders wenn es sich um Routinearbeit handelt. Hinzu kommt, daß sich in Zukunft eine Archivierung in Englisch anbietet und jede Übersetzung Mängel aufweist. Englische Texte, die von jemandem geschrieben wurden, dessen Muttersprache nicht Englisch ist, sind zwar lesbar und verständlich, jedoch für den Leser in vielen Fällen eine mehr oder weniger große Zumutung. Insofern ist man in Deutschland gut beraten, wenn man Naturwissenschaftler mit Muttersprache Englisch in der Erstellung von Berichten unterrichtet und derartige Aufgaben an sie weitgehend übergibt.

L. Lange, H. Jaeger, W. Seifert, I. Klingmann
(Hrsg.)

Good Clinical Practice I

Grundlagen und Strategie

Unter Mitarbeit zahlreicher Fachwissenschaftler

1992. VIII, 300 S. 49 Abb. 79 Tab.
(Konzepte der Humanpharmakologie)
Geb. DM 80,– ISBN 3-540-54912-9

Die Humanpharmakologie wendet heute differenziert
Modelle zur Abschätzung der Medikamentenwirksam-
keit an, sie liefert Kernaussagen zur Verträglichkeit, sie
standardisiert und optimiert Untersuchungsmethoden.
Das vorliegende Buch ist dem Schwerpunkt *Good Clini-*
cal Practice gewidmet. Die dazu kürzlich fertiggestellten
europäischen Richtlinien bieten sich durch die Vorgabe
einheitlicher Kriterien als Richtschnur für alle klinischen
Prüfungen an.

Folgende Aspekte werden
behandelt: Planung von
Studien, Kriterien für Good
Clinical Practice, rechtliche
und ethische Fragen, Probanden, Verarbeitung der gewonnenen Informationen. Für Mitarbeiter in der Arzneimittelforschung liefert das Buch eine
hochaktuelle Diskussions- und
Arbeitsgrundlage.

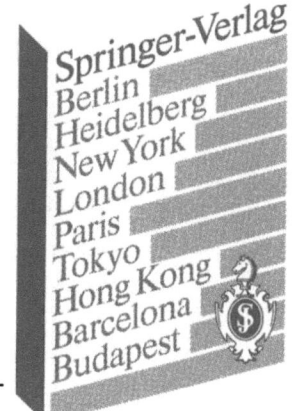

Springer-Verlag
Berlin
Heidelberg
New York
London
Paris
Tokyo
Hong Kong
Barcelona
Budapest

Springer-Verlag und Umwelt

Als internationaler wissenschaftlicher Verlag sind wir uns unserer besonderen Verpflichtung der Umwelt gegenüber bewußt und beziehen umweltorientierte Grundsätze in Unternehmensentscheidungen mit ein.

Von unseren Geschäftspartnern (Druckereien, Papierfabriken, Verpakkungsherstellern usw.) verlangen wir, daß sie sowohl beim Herstellungsprozeß selbst als auch beim Einsatz der zur Verwendung kommenden Materialien ökologische Gesichtspunkte berücksichtigen.

Das für dieses Buch verwendete Papier ist aus chlorfrei bzw. chlorarm hergestelltem Zellstoff gefertigt und im ph-Wert neutral.

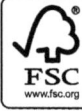

MIX
Papier aus verantwortungsvollen Quellen
Paper from responsible sources
FSC® C105338

If you have any concerns about our products,
you can contact us on
ProductSafety@springernature.com

In case Publisher is established outside the EU,
the EU authorized representative is:
**Springer Nature Customer Service Center GmbH
Europaplatz 3, 69115 Heidelberg, Germany**

Printed by Libri Plureos GmbH
in Hamburg, Germany